Carl-Auer

Wiltrud Brächter

Geschichten im Sand

Grundlagen und Praxis einer narrativen systemischen Spieltherapie

Zweite Auflage, 2016

Umschlaggestaltung: Uwe Göbel
Umschlagfoto: © Steffbiene – Fotolia.com
Satz: Verlagsservice Hegele, Heiligkreuzsteinach
Printed in Germany
Druck und Bindung: CPI books GmbH, Leck

MIX
Papier aus verantwortungsvollen Quellen
FSC® C083411
www.fsc.org

Mehr Bäume. Weniger CO_2.
www.cpibooks.de/klimaneutral

Zweite Auflage, 2016
ISBN 978-3-89670-744-4

Bibliografische Information der Deutschen Nationalbibliothek:
Die Deutsche Nationalbibliothek verzeichnet diese Publikation in der Deutschen Nationalbibliografie; detaillierte bibliografische Daten sind im Internet über http://dnb.d-nb.de abrufbar.

Carl-Auer Verlag GmbH
Vangerowstraße 14
69115 Heidelberg
Tel. +49 6221 6438-0
Fax +49 6221 6438-22
info@carl-auer.de

Inhalt

Vorwort

Eine der wunderbaren Möglichkeiten, die sich mit dem systemtherapeutischen Arbeiten eröffnen, ist die Nutzung unterschiedlicher Settingvariablen. In der systemischen Kinder- und Jugendlichentherapie lässt sich mit der ganzen Familie arbeiten, mit den Eltern allein, mit den Geschwistern allein (viel zu selten genutzt), mit der Kinder- oder Jugendlichengruppe und im Einzelkontakt mit einem Kind oder Jugendlichen. In der Einzel- wie in der Gruppenarbeit mit Kindern dominiert zumeist ein lösungsorientiertes Vorgehen. Die Bedeutung des Spiels als altersgemäße Handlungs- und Ausdrucksform des Kindes findet vor allem in hypnosystemischen Therapiemethoden Berücksichtigung. In anderen systemischen Konzepten wird das Ziel verfolgt, Eltern und Kinder (wieder) zu gemeinsamem Spiel zu befähigen und auf diese Weise das Erleben elterlicher Selbstwirksamkeit (wieder) aufzubauen.

Wiltrud Brächter stellt in diesem Buch ein Konzept narrativer systemischer Spieltherapie vor. Ihre Bedeutung und Berechtigung sieht sie vor allem darin begründet, dass Kinder keine Therapiekunden im Sinne von Steve de Shazer sind, sondern von ihren Eltern zur Therapie gebracht werden. Die Eltern definieren die Ziele, denen die Kinder bestenfalls zustimmen. Ob ihre eigenen Stimmen hinreichend gehört werden, bleibt oftmals fraglich. Dies ist ein vielfach vernachlässigtes ethisches Problem. Denn die Anliegen der Kinder sind oftmals sehr viel komplexer und »hintergründiger« als die der Eltern, die meist lediglich auf eine Symptomreduzierung fokussieren.

Reine Symptombehandlung geht deshalb in der Kindertherapie oft am »eigentlichen« Ziel der Verbesserung der Lebens- und Entwicklungsbedingungen des Kindes vorbei, insbesondere wenn die Therapie beispielsweise in manualisierter Form unter sehr verengter Zielorientierung erfolgt. Aber selbst wenn aus Achtung vor der Selbstregulation und Autonomie des Kindes die Kontrolle des Symptoms durch das Kind und nicht das Verschwinden des Symptoms als Therapieziel verfolgt wird, bleibt die Einengung auf das präsentierte Problem.

Spieltherapie eröffnet Kindern demgegenüber die Möglichkeit, die eigenen Geschichten zu präsentieren und im Dialog mit der Therapeutin zu entwickeln und weiterzuentwickeln. Kindern die Möglichkeit zu geben, sich im Spiel mitzuteilen, und sich an diesen Mitteilungen zu orientieren führt aus der Enge einer nur auf Symptombehandlung orientierten Psychotherapie heraus. Sie eröffnet zudem einen Zugang zu Themen, die Kinder aus Loyalität zu ihrer Familie kaum ansprechen: unausgesprochene Trennungsabsichten der Eltern, Sorge um kranke oder psychisch belastete Elternteile, eigene Misshandlungserfahrungen und anderes.

Spieltherapie ermöglicht zudem einen Zugang zu den inneren psychischen Repräsentationen der Erfahrungen des Kindes und damit – über die reale Änderung der Beziehungen hinaus – eine Veränderung dieser inneren Repräsentationen von Beziehungen und internalisierten Bildern der Realität. Indem den Eltern dabei die Teilhabe an dem therapeutischen Prozess ermöglicht wird, eröffnet diese ihnen Zugang zu der Sicht des Kindes und erweitert die Kommunikation der Familie um für das Kind zentrale Momente.

Wiltrud Brächter fasst die von ihr dargestellten Konzepte unter dem Namen einer narrativen systemischen Kindertherapie zusammen. Sie greift damit auf die bekannten, auf Michael White zurückgehenden Vorgehensweisen der Narrativen Therapie zurück, bei der die Therapeuten mit ihren Klienten die bislang Leid erzeugenden Narrationen dekonstruieren und alternative Geschichten entwickeln, die neue Optionen eröffnen und ungenutzte Ressourcen mobilisieren. Im Rahmen dieses therapeutischen Ansatzes wird sicher am häufigsten gerade mit Kindern und Jugendlichen die Methode der Externalisierung eingesetzt – in der Kindertherapie unter Nutzung kreativer Gestaltungstechniken wie Malen, Arbeiten mit Ton oder – wie von der Autorin – mit Sandspielskulpturen.

Die Autorin möchte aber über dieses auch von ihr geschätzte, vorwiegend therapeutengeleitete Vorgehen hinausgehen, indem sie narrative Kindertherapie in einen spieltherapeutischen Kontext einbettet. Sie wählt dabei einen aktiven therapeutischen Ansatz, den sie selbst so beschreibt: »Narrative Therapie greift die Geschichten der Kinder auf, die sie im Spiel präsentieren. Sie unterstützt sie dabei, ‚eingefrorene' Geschichten wieder in Gang zu bringen und Lösungen zu erspielen.«

Kindern wird ermöglicht, eigene Geschichten im Spiel zu entwickeln, in denen sie auch ihr emotionales Erleben handelnd ausdrücken können. Zu Beginn sind es zumeist Problemgeschichten, die die Therapeutin – je nach Medium: Sandspiel, Rollenspiel, Handpuppenspiel u. a. – im Dialog mit dem Kind dekonstruiert und umschreibt mit dem Ziel neuer Narrationen, die mehr Optionen und veränderte Selbstkonzepte eröffnen. Ein Bestätigen einengender Gefühle und Ideen zum Beispiel durch reines Spiegeln wird vermieden. Es geht also darum, neue Handlungsschritte zu erproben, neue Sichtweisen anzuregen, neue beziehungsweise andere Gefühlsqualitäten zu erleben, andere Beziehungsgestaltungen und neue narrative Zusammenhänge zu entwickeln.

Wichtig ist, dass die neue und reichhaltigere Geschichte nicht im geschlossenen Raum des Therapiezimmers verbleibt, sondern die Eltern in der Weise einbezogen werden, dass sie Einblick in die im Spiel entwickelten und symbolisierten Narrationen des Kindes gewinnen und einen neuen Zugang zur Sprache des Kindes finden.

Viele Kindertherapeuten werden Wiltrud Brächter freudig zustimmen, wenn sie ihre Therapievorschläge und -ideen »auch als einen Gegenentwurf zu einer auf Symptombehandlung ausgerichteten Psychotherapie« versteht. Denn: Kindern die Möglichkeit zu geben, sich im Spiel mitzuteilen und sich – als Therapeutin – an diesen Möglichkeiten zu orientieren sowie Eltern durch Einblick in deren Bilder und Geschichten ein neues Verständnis für ihre Kinder zu eröffnen, stimuliert selbstorganisierte Entwicklungsprozesse in der Familie, die weit über eine Symptombeseitigung hinausgehen.

Dr. Wilhelm Rotthaus

Einleitung

Mein Weg zur narrativen Kindertherapie

In diesem Buch stelle ich ein neues Konzept vor: eine systemisch orientierte Spieltherapie, die an die von Kindern in die Therapie eingebrachten Geschichten anschließt und mit ihnen arbeitet. Keine Methode entsteht im luftleeren Raum, und so möchte ich vorab kenntlich machen, welche Einflussfaktoren in mein heutiges Therapieverständnis eingegangen sind und in welchem Kontext sich meine Arbeit entwickelt hat.

Wenn ich zurückdenke, wie mein Weg zu narrativer Kindertherapie begonnen hat, fällt mir zunächst meine eigene Kindheit ein. Aufgewachsen bin ich in vielfältiger Weise mit Geschichten, als Kind mit einer erst spät diagnostizierten Kurzsichtigkeit vielleicht noch mehr als andere Kinder. Darunter waren Geschichten, die meine Ressourcen förderten und mir halfen, meinen Radius zu erweitern, aber auch solche, die mich beschränkten und auf das Selbstbild eines eher ängstlichen kleinen Mädchens festlegten.

Zu den ersten, förderlichen Geschichten gehörten jene, die mir mein Vater erzählte und von denen ich nie genug bekam. Sie handelten von einem Fuchs, der mit seinen Eltern in einem Park in unserer Nähe lebte, den es aber nie hinter den hohen Mauern hielt. Stets aufs Neue brach er aus, um Abenteuer zu erleben. Wenn er sich am Ende so weit von seiner bekannten Umgebung entfernt hatte, dass es ihm selbst unheimlich wurde, fand er durch einen glücklichen Zufall wieder gut zurück. Und immer freuten sich die Eltern, ihren Fuchs wieder wohlbehalten bei sich zu haben.

Ähnliche Abenteuer erlebte ich in der Identifikation mit Biegepuppen und Indianerfiguren – in unzähligen, selbst ausgedachten Geschichten, bevor es spannender wurde, sie im Rollenspiel mit anderen Kindern zu inszenieren. Ich war zwar einerseits ein Kind, das nicht gern in den Kindergarten ging, lange zur Schule gebracht werden musste und ungern mit Fremden sprach, aber auf der Fantasieebene war ich weit mehr als das. Von den Welten, in denen ich mich dort bewegte, hatten die anderen ja keine Ahnung.

Geschichten, die ich hasste, waren dagegen solche, die über mich erzählt wurden, wenn auch, wie von den meisten Eltern, in guter Absicht. Gesprächen darüber ausgesetzt zu sein, wie man ist und weshalb man sich wohl auf eine bestimmte Art verhält, ist mir als Kindheitserfahrung noch sehr präsent. Es ist eine Erfahrung, die ich Kindern in Therapiesituationen gern erspare.

Beide Aspekte, die erweiternde und die festlegende Kraft von Geschichten, haben meine heutige therapeutische Arbeit stark beeinflusst. Ihre erweiternde Kraft, indem ich der Imagination viel Raum gebe und Kinder dazu anrege, ihre eigenen Geschichten zu entwickeln. Gleichzeitig versuche ich, sie vor festlegenden Erzählungen darüber zu schützen, wie sie sind oder sein sollten. Das schließt natürlich ein, mit Eltern über Wünsche und Erwartungen an die Kinder zu sprechen und Therapieziele miteinander abzugleichen.

Meine Fokussierung auf die Kinderperspektive in der Therapie folgt auch aus späteren Erfahrungen im beruflichen Kontext. In autonomen Frauenhäusern wirkte ich daran mit, Kindern nach erlebter Gewalt einen stützenden Rahmen zu bieten und erste Verarbeitungsprozesse zu begleiten. Obwohl auch Kinder von häuslicher Gewalt betroffen sind, ist eine institutionelle Förderung entsprechender Angebote bis heute nicht befriedigend eingelöst. Arbeit mit Kindern im Frauenhaus bedeutete deshalb auch immer, stellvertretend ihre Perspektive einzunehmen und für ihre Interessen einzutreten.

In der Schwangerschaftsberatung beschäftigte ich mich anschließend mit pränataler Diagnostik, dabei auch mit ihrer kontrovers diskutierten Implikation, Behinderungen seien vermeidbar. Mir scheint es, dass der viel kritisierte Zwang zum »perfekten Kind« nicht ohne Auswirkungen auf die Erwartungen geblieben ist, die heute von Eltern an Kinder herangetragen werden. Die Sensibilisierung, die ich in diesem Arbeitsfeld gewonnen habe, hat bewirkt, dass ich an Idealnormen und Leistungsansprüchen orientierten Therapieaufträgen besonders kritisch gegenüberstehe. Nicht zuletzt darauf führe ich zurück, dass es mir sehr wichtig ist, Aufträge von Eltern nicht einseitig zu übernehmen, sondern auch Kinder in die Auftragsklärung einzubeziehen.

Ende der neunziger Jahre folgte für mich eine spannende Zeit. Ich begann fast gleichzeitig, spieltherapeutisch in einer kinder- und jugendpsychiatrischen Praxis zu arbeiten und mich im Rahmen einer Weiterbildung mit systemischen Konzepten auseinanderzusetzen.

Mit systemischer Therapie kam ich erst jetzt intensiver in Berührung; die asymmetrische Beziehungsgestaltung zur Zeit des »Mailänder Modells« hatte mich bei früheren Versuchen zunächst abgehalten.

Inzwischen waren in der systemischen Therapie konzeptionelle Veränderungen eingetreten, die meinen Vorstellungen entgegenkamen. Hatte ich in der systemischen Therapie ursprünglich nach Instrumenten für die Arbeit mit Eltern und Bezugspersonen gesucht, wurde es mir zunehmend wichtig, auch meine kindertherapeutische Arbeit lösungsorientiert auszurichten. Ich begann, Spieltherapie mit systemischen Ideen zu verbinden, und experimentierte damit, das einzeltherapeutische Setting für die Arbeit mit der Familie zu öffnen. Mich interessierten methodische Zugänge, die es Kindern erlauben, ihren Themen zu folgen und dabei neue Perspektiven zu gewinnen. Besonders faszinierten mich dabei die Möglichkeiten der Sandspieltherapie.

Aufgrund meiner Affinität zu Geschichten lag es nahe, Spieltherapie narrativ zu konzeptualisieren. Im Sandspiel, bei der Arbeit mit Handpuppen und im Rollenspiel kristallisierte sich ein Vorgehen heraus, das die von Kindern ins Spiel eingebrachten Geschichten aufgreift und mit ihnen arbeitet.

Zu diesem Buch

Meine eigenen praktischen Erfahrungsschritte fielen zusammen mit der »kindorientierten Wende« in der Familientherapie. Zunächst vereinzelt, später in immer schnellerer Folge wurden Vorschläge zu einer systemischen Arbeit mit Kindern publiziert. Beim Lesen stellte ich fest, dass ich mich mit meiner Arbeit auf einem Sonderweg befand: Während die meisten neueren Ansätze aus dem Familiensetting heraus versuchten, Kinder aktiver einzubeziehen, hatte ich mich systemischen Konzepten von der Spieltherapie her genähert. Gemessen an den Möglichkeiten, die dieser Zugang für Kinder bietet, schienen mir spieltherapeutische Konzepte im systemischen Bezugsrahmen noch eindeutig unterrepräsentiert.

Hier setzt meine Motivation an, dieses Buch zu schreiben. Ich freue mich, die Erfahrungen aus meiner jetzt fast zehnjährigen Praxis weitergeben und dazu beitragen zu können, dass sich Spieltherapie als weiteres Anwendungsfeld systemischer Therapie etabliert.

Die Arbeit im Einzelsetting verstehe ich dabei nicht als Gegenmodell, sondern als Ergänzung familientherapeutischer Ansätze. Auch meine narrative Herangehensweise sehe ich als *eine* Variante, Spieltherapie systemisch zu konzeptualisieren, der hoffentlich weitere folgen werden.

Wenn sich in Geschichten plötzlich Wendungen ergeben, neue Möglichkeiten auftauchen, Kinder ihren emotionalen Zustand verändern, entstehen in der Therapie oft »magische« Momente; sie mitzuerleben ist ein besonderes Ereignis. Ich hoffe, dass sich ein Stück dieser Faszination auch in diesem Buch vermitteln lässt.

Die Fallbeispiele habe ich nach Aspekten ausgewählt, die mir zur Veranschaulichung meiner Vorgehensweise wichtig waren. Aus einem komplexen, nichtlinearen Prozess mit Sprüngen und Umwegen werden dabei Ausschnitte wiedergegeben, in denen im Therapieverlauf etwas Entscheidendes in Bewegung geriet. Als »Konzentrat« einer real wesentlich längeren Zeitspanne sollten die Fallgeschichten beim Lesen wieder »verdünnt« werden. Um ihnen folgen zu können, empfehle ich daher, vor allem den letzten Teil des Buches nicht am Stück zu lesen, sondern von Zeit zu Zeit Pausen einzulegen.

Danksagung

Ein Buch über narrative Kindertherapie lässt sich nur entlang der Geschichten schreiben, die Kinder in der Therapie entwickelt haben. Sie sind die Autoren und Autorinnen dieser Geschichten. Ihnen und ihren Eltern möchte ich daher an erster Stelle danken; darüber hinaus allen Kolleginnen und Kollegen, die sich in Supervision und Intervision auf die Geschichten eingelassen und mir geholfen haben, in schwierigen Phasen Lösungen zu finden.

Besonders danken möchte ich meinem Mann, Peter Weissenfeld, der mich nicht nur ermutigt und unterstützt hat, dieses Buch zu schreiben, sondern mir seit vielen Jahren auf sehr befriedigende Weise die Gelegenheit bietet, meine Arbeit zu reflektieren und weiterzuentwickeln. Widmen möchte ich es unseren Söhnen, Janis und Marek, in Erinnerung an unzählige Stunden gemeinsamen Spiels.

Teil 1: Grundlagen

1 Zum Hintergrund narrativer Spieltherapie

Spieltherapie bezeichnet eine therapeutische Vorgehensweise, die das freie Spiel von Kindern als Medium nutzt. Mit Ausnahme einzelner direktiver Konzepte, die mit vorgegebener Methodik bestimmte Ziele verfolgen[1], wird dabei dem Kind die Führung des Spielverlaufs überlassen. Spieltherapie unterscheidet sich hierdurch von Formen der Kindertherapie, bei denen therapeutengeleitet Methoden an Kinder herangetragen werden. Frei von Vorgaben beginnt das Kind ein Spiel, an das sich die Therapeutin[2] anschließt.

Konzeptionell wird Spiel als Sprache verstanden, in der sich Kinder mitteilen und über die sich ein Zugang zu ihrem Erleben gewinnen lässt. Die Einbettung in eine therapeutische Beziehung gilt als Wirkfaktor, durch den sich Spiel im Kontext einer Spieltherapie von sonstigem Kinderspiel abhebt.

Wie auf das Spiel des Kindes Bezug genommen wird und welche weiteren Grundannahmen in die Spielbegleitung eingehen, ist darüber hinaus sehr unterschiedlich. Der Skizzierung einer narrativen Spieltherapie möchte ich daher einen Überblick voranstellen, wie Spiel in verschiedenen kindertherapeutischen Schulen aufgegriffen wurde. Mit Bezug darauf stecke ich anschließend das Feld ab, auf dem sich eine systemische Spieltherapie bewegen kann.

1.1 Zur Geschichte des Spiels in der Kindertherapie

Die Geschichte der Kindertherapie ist eng mit der Bedeutung verbunden, die dem Spiel für die Selbstentwicklung und Alltagsbewältigung von Kindern zukommt. Schon früh wurde eine therapeutische Wirkung des Spiels konstatiert (Lowenfeld 1935). Zulliger beschrieb die »heilenden Kräfte« im kindlichen Spiel (1963), Winicott den Zwischenraum des »Als-ob«, der im Spiel Raum zum Probehandeln bie-

1 Einen Überblick bieten u. a. Goetze (2002) und von Gontard (2007)

2 Da ich mich in diesem Buch auf meine Erfahrungen beziehe, verwende ich hier meist die weibliche Form, sonst dagegen aus Gründen der Lesbarkeit in der Regel männliche Endungen.

tet (1997). Ein Ziel von Therapie sah er darin, Spielfähigkeit herzustellen: »den Patienten aus einem Zustand, in dem er nicht spielen kann, in einen Zustand zu bringen, in dem er zu spielen imstande ist« (a. a. O., S. 49).

Im Gegensatz hierzu wurde die Praxis der Kindertherapie jahrzehntelang von einem Vorgehen bestimmt, das Spiel vor allem als Material triebtheoretischer Deutungen nutzte. In der *psychoanalytischen Spieltherapie* Melanie Kleins (1927) wird das Spiel von hochfrequenten Kommentaren begleitet, die in Spielhandlungen einen Ausdruck unbewusster sexueller Regungen vermuten: Lässt ein Kind einen Zug in einen Bahnhof einlaufen, »fährt (es) in die Mutti« (Klein 1930, S. 44; zitiert nach von Siebenthal 1987, S. 50).

Anna Freud (1970), die ein differierendes Konzept der *Kinderanalyse* vertrat, dem Spiel allerdings auch weniger Bedeutung zumaß, konnte sich in einer lang dauernden Kontroverse gegenüber Klein nicht durchsetzen. Angesichts der Schroffheit ihrer Deutungen und der fortgesetzten Unterbrechungen des Spielflusses scheint es aus heutiger Sicht kaum nachvollziehbar, wie lange sich die von Klein geprägten Konzepte halten konnten. Wie wenig Raum dem Spiel jenseits theoretischer Konstrukte gegeben wurde, zeigt eine Bemerkung Winicotts: Es sei »eigenartig, wenn wir herausfinden sollten, dass wir uns für eine gute Darstellung des Spielens an Autoren halten müssen, die Nichtanalytiker sind« (1997, S. 50).

Winicott bezog sich dabei auf *Margaret Lowenfeld*, die sich von einem deutenden spieltherapeutischen Vorgehen stark abgrenzte. Statt Spiel im Sinne psychoanalytischer Theorie zu interpretieren, suchte sie nach einem Instrument, »mit dem ein Kind seinen emotionalen und mentalen Zustand ohne [...] Intervention eines Erwachsenen durch Übertragung oder Interpretation mitteilen kann« (Lowenfeld 1939, S. 67; zitiert nach Mitchell u. Friedman 1997, S. 42). Mit der Sandspielmethode entwickelte sie einen Zugang zu vorsprachlichen Formen des Erlebens, der in der Spieltherapie noch heute von unschätzbarem Wert ist; mit ihren Ideen traf sie jedoch in psychoanalytischen Kreisen nicht auf Anerkennung.

Eine Rückbesinnung auf die Möglichkeiten freien Spiels fand bei Virginia Axline statt, die sich mit der *nondirektiven Spieltherapie* an den theoretischen Bezugsrahmen Rogers anlehnte. Spielhandlungen des Kindes werden von ihr nicht gedeutet, sondern gemäß der Einfühlung der Therapeutin spiegelnd reflektiert. Unter Annahme einer inneren persönlichen Wachstumstendenz geht Axline davon aus, dass Kinder Probleme selbst bewältigen können, wenn ihnen ein geeigneter Rahmen zur Verfügung steht. In einer Atmosphäre von Gewährenlassen und Akzeptanz soll daher vermieden werden, ihr Spiel zu beeinflussen oder zu beschleunigen. Grenzen werden nur gesetzt, um »die Therapie in der Wirklichkeit zu verankern und dem Kind seine Mitverantwortung an der Beziehung klar zu machen« (Axline 1972, S. 75). Innerhalb dieses Rahmens versucht die Therapeutin, seine Gefühle auf eine Weise zu reflektieren, »die es dem Kind möglich macht, Einsicht in sein Verhalten zu bekommen« (ebd.).

In der *klientenzentrierten Spieltherapie* (Schmidtchen 1974) wurde das nondirektive Vorgehen Axlines wieder zurückgenommen. Spieltherapie wird in ein lerntheoretisch hergeleitetes Konzept der Verhaltensmodifikation eingebunden; die Reflexion des Spielverhaltens durch den Therapeuten wird mit dem Konzept des operanten Konditionierens verknüpft. Gefordert wird ein »selektives Wahrnehmen und Herausgreifen« der Klienten-Verhaltensweisen, »die zum Ziel der Behandlung gemacht worden sind« (a. a. O., S. 62). Um die Wirkung der Therapeutenreaktion auf gewünschtes Verhalten zu verstärken, fungiert der Therapeut primär als »Empfänger«; als »Sender« beschränkt er sich auf »unspezifische Reize gemäß den Therapievariablen Akzeptierung und Freundlichkeit« (a. a. O., S. 63).

Unklar bleibt, wie eine solche Kommunikation mit einem »authentischen Therapeutenverhalten« in Deckung gebracht werden kann, das Stefan Schmidtchen an anderer Stelle einfordert (1987, S. 218). In dieser Zuspitzung wurde das Konzept inzwischen auch von Veränderungen innerhalb der Verhaltenstherapie überholt. Konzeptionelle Erweiterungen gegenüber Axline beziehen sich aktuell unter anderem darauf, wie über eine verbalisierende Spiegelung hinaus mit analogen Interventionen auf das Spiel Bezug genommen werden kann; daneben erfolgt eine Ausweitung des klientenzentrierten Ansatzes auf das Familiensystem (Schmidtchen 1999 u. 2001).

Als Modifikation stellte Herbert Goetze (2002) ein Prozessmodell der *personenzentrierten Spieltherapie* vor, das weniger an verhaltenstherapeutische Konzepte angelehnt ist. Nach einer nondirektiven Phase bringt sich die Therapeutin in der klientenzentrierten Phase aktiver in die Therapie ein. Statt dem Kind nur zu folgen, werden in der personenzentrierten Phase auch Momente von Konfrontation integriert. Mit Metaphergeschichten, Interaktions- und Rollenspielen kommen über die verbale Spielbegleitung hinaus Methoden zum Einsatz, die aus anderen Verfahren entlehnt sind. Da Goetze Spieltherapie als »Metaphertherapie« definiert, ergeben sich Anschlüsse an hypnotherapeutische und narrative Vorgehensweisen.

Violet Oaklander (1981) ergänzte die vorliegenden Konzepte aus Richtung der *Gestalttherapie*. Spiel von Kindern definiert sie als »Form von Selbsttherapie« (a. a. O., S. 203). In der Spielbegleitung verfolgt sie die Intention, Gefühle zu intensivieren, Kontaktfunktionen zu stärken und den Prozess des »Gewahrwerdens« zu fördern. Genutzt wird Spiel von Oaklander als *ein* Element neben kreativen, therapeutengeleiteten Interventionen, die sich mit nichtdirektiven Therapiephasen gut verbinden lassen.

Mit Bezug auf hypnotherapeutische Konzepte präsentierte Joyce Mills[3] die *StoryPlay® Therapy*, die sie als nichtdirektive klientenzentrierte Behandlungsform versteht. Unter dem Leitsatz »*Spiel* ist die Sprache von Kindern, und *Kreativität* ist die Sprache des Spiels« betont Mills eine Distanzierung von diagnostischem Labeling; gewürdigt werden vielmehr die »einzigartigen Fähigkeiten jedes Kindes« (ebd.). Die therapeutische Aufmerksamkeit ist auf den gegenwärtigen Moment gerichtet, um minimale Hinweise zu bemerken. Was das Kind verbal oder im Spiel präsentiert, wird nicht analysiert oder interpretiert, sondern utilisiert, um in Form eingestreuter Suggestionen Veränderungsprozesse zu befördern.

Die Unterschiede gegenüber anderen spieltherapeutischen Ansätzen verdeutlicht Mills an einem Beispiel, das ich zur Illustration hier wiedergebe:

> »Szenario: Ein siebenjähriger Junge, zur Spieltherapie vorgestellt, weil er schüchtern ist und bei Entscheidungen anderen den Vortritt lässt. Nach ein paar Minuten im Spielzimmer nimmt er ein Auto aus einer Kiste voll kleiner Autos und steht mit dem Auto in der Hand da.
>
> In einem direktiven Modell könnte der Therapeut sagen: ›Jose, lass uns das Auto auf den Fahrweg setzen und sehen, wohin es fährt.‹
>
> In einem nondirektiven, kindzentrierten Modell könnte der Therapeut sagen: ›Du hast ein Auto aus der Kiste genommen.‹

3 Mills, J. C. (2004/2005): How to Hug a Porcupine: StoryPlay Therapy for Working with Difficult and Challenging Children and Adolescents. Workshopunterlagen zur 5. Kindertagung der Milton Erickson Gesellschaft für klinische Hypnose, 2.11.2005, Heidelberg.

> In einem an Erickson orientierten, indirektiven StoryPlay-Modell würde der Therapeut sagen: ›Jose, es scheint, *du weißt, wie man wählt*, genau das richtige Auto für dich.‹
>
> In diesem Modell ist die indirekte Suggestion: ›*Du weißt, wie man wählt*‹ strategisch in die Antwort eingefügt. Daher dirigiert die Antwort das Kind weder dazu, etwas zu tun, noch spiegelt sie es einfach zurück. Stattdessen beabsichtigt die Antwort, den Heilungsprozess des Kindes auszuweiten, indem die Botschaft in einer klaren, verständlichen Art an sein Unbewusstes gerichtet wird.« (ebd., Übersetzung: W. B.)

Im Vorgriff auf mein narratives Modell könnte ich sagen: »Hm, ein Auto. Ich bin gespannt, wohin es fährt und wen es vielleicht trifft«.

Kinder selbst und ihre Aktionen nehme ich gern aus der Kommentierung durch Erwachsene heraus. Aktiver als nondirektive Therapeutinnen versuche ich, sie auf Spielhandlungen hin zu orientieren. Mit einer fremden erwachsenen Person in einem Spielzimmer zu sein und bei der Kontaktaufnahme mit dieser Umgebung beobachtet zu werden, empfinde ich als künstliche Laborsituation, die ich mir für Kinder nicht angenehm vorstelle. Meine Äußerungen zielen daher darauf ab, möglichst schnell einen gemeinsamen Wahrnehmungsfokus zu finden.

Die Wahl eines Autos durch einen als zurückhaltend beschriebenen Jungen würde mir zur Annahme reichen, dass er am ehesten mit ihm ein Spiel beginnen wird. Im Sinne einer »gerüstbauenden« Kommunikation (»Scaffolding Conversations«, White 2007) versuche ich in solchen Fällen, den Raum zum nächsten Handlungsschritt zu überbrücken. Hat das Kind begonnen zu spielen, beziehe ich Suggestionen anschließend auf die Geschichte, die sich im Spiel entwickelt – zum Beispiel auf den Fahrer des Autos, der genau zu wissen scheint, wohin er steuern möchte.

Ist heute von Spieltherapie die Rede, ist vor allem der klientenzentrierte Ansatz gemeint. Verhaltenstherapie und Psychoanalyse verfügen als derzeit anerkannte Richtlinienverfahren über keine eigenständige Konzeption einer Kindertherapie, die dem Spiel selbst therapeutische Wirkung beimisst. Aus den Reihen der Verhaltenstherapie wird die Wirksamkeit spieltherapeutischer Verfahren einerseits generell in Zweifel gezogen (Döpfner 2003). Klientenzentrierte Methodik wird andererseits integriert, um selbstexplorative Prozesse von Kindern zu fördern und Hypothesen über innerpsychische Prozesse bilden zu können, denen seit der kognitiven Wende auch in der Verhaltenstherapie Bedeutung zugeschrieben wird (von Aster 2006). Daneben dient Spiel vor allem dem »Aufbau eines Arbeitsbündnisses« und wird als »Verstärker für trainingsbezogene Therapieeinheiten« eingesetzt (a. a. O., S. 210).

In der analytischen Kindertherapie mussten angesichts der Ergebnisse der Säuglingsforschung (z. B. Dorness 1993) einige der ursprünglichen Konzepte revidiert werden. Die Spieltherapie Melanie Kleins hat an Bedeutung verloren; verstärkt wird demgegenüber auf Anna Freud Bezug genommen, deren Therapieverständnis Elemente von Nachreifung und Entwicklungsförderung einschließt. Auch in heutigen Konzepten dient »die Verwendung von Spielmaterial [...] nicht primär dem Spielen, sondern das Spiel wird als Ausdruck von Wünschen, Ängsten, Projektionen und Identifikation gedeutet« (Windaus 2007, S. 247). Analytische Ansätze gehen weiterhin davon aus, dass Spiel der Deutung bedarf, um wirksam zu sein; geändert hat sich nach dem Rückgang triebtheoretischer Modelle jedoch deren Inhalt.

In der Praxis hat sich »unter dem gesetzlich verordneten Dach der Tiefenpsychologie« (Weinberg 2005, S. 145) ein Vorgehen herausgebildet, das Methoden aus verschiedenen Therapierichtungen integriert. Ihr Selbstverständnis gewinnt Spieltherapie dabei aus der Bedeutung, die Spiel im Therapieprozess beigemessen wird. Benutzt wird es nicht »als Vehikel, in dem man eigentlich etwas ganz anderes transportieren will, z. B. Trainings, hypnotherapeutische Übungen, Entspannungsverfahren etc. Es dient nicht als Lockmittel, um Kinder bei der Stange zu halten, wenn es unangenehm wird. Es wird nicht als Belohnung für gute Mitarbeit eingesetzt. Für die Spieltherapie ist das Spiel die via regia zur Seele des Kindes und zu deren Genesung« (a. a. O., S. 147).

1.2 Spiel in der systemischen Therapie

Systemische Spieltherapie unterscheidet sich von anderen spieltherapeutischen Ansätzen durch bestimmte Prämissen, die der Bezug auf ein systemisches Grundverständnis mit sich bringt:

- Sie verwendet keine Deutungen, sondern orientiert sich an den theoretischen Konzepten des Konstruktivismus und der thera-

peutischen Position des »Nicht-Wissens« (Anderson u. Goolishian 1992).
- Sie verzichtet auf Konzepte zur Verhaltenssteuerung, da sie von der Nicht-Instruierbarkeit menschlicher Systeme ausgeht und anderen ethischen Werten folgt.
- Sie beschränkt sich nicht auf ein Zurückspiegeln der Aktivitäten des Kindes, sondern gestaltet den Kontakt aktiv als dialogischen Prozess.
- Sie setzt nicht auf ein gefühlsintensivierendes »Durcharbeiten« von Problemen, sondern legt den Fokus auf eine Anregung neuer Sichtweisen und auf Perspektivenerweiterung.
- Sie verortet Spieltherapie nicht in einem nach außen abgeschlossenen Einzelsetting, sondern versteht sie als Teil der Arbeit mit der Familie.

Systemische Spieltherapie verfolgt derzeit überwiegend den »Weg gemeinsamen Spielens« von Eltern und Kindern (Pleyer 2001); für die Einzelarbeit mit Kindern wurde sie noch nicht systematisch beschrieben. Meine Thesen verstehe ich daher als eine erste Positionsbestimmung, auf welchem Feld sich eine systemische Spieltherapie hier bewegen könnte. Mit ihnen möchte ich Raum lassen für Entwürfe, die Spieltherapie möglicherweise anders gestalten, als ich es nachfolgend in Anlehnung an narrative Konzepte beschreibe.

Dass spieltherapeutische Zugänge für die Einzeltherapie erst wenig erschlossen sind, folgt aus einer Kritik der Kontextbedingungen, unter denen Kindertherapie üblicherweise stattfindet: als Therapie hinter »verschlossenen Türen«, die durch die Art der Beziehungsgestaltung zum Kind die Gefahr birgt, die Eltern in Distanz zu bringen (a. a. O., S. 128). Während in einem dichten Setting zwischen Kind und Therapeutin neue Therapiesprachen entstehen, bleiben Möglichkeiten zu einer veränderten Kommunikation zwischen Eltern und Kind ungenutzt. In die Kindertherapie werden Eltern eher unsystematisch einbezogen; wird auch mit ihnen therapeutisch gearbeitet, sind in einem Parallel-Setting meist unterschiedliche Therapeuten für Eltern und Kind zuständig (Schmitt u. Weckenmann 2009). Inhalte der Spieltherapie werden Eltern dabei in der Regel nur in abstrahierter Form kenntlich gemacht; wichtige Mitteilungen in der Symbolsprache des Kindes gehen für die Eltern verloren.

In der systemischen Therapie besteht heute ein weitgehender Konsens darüber, dass bei Problemen von Kindern ein multi-systemisches Vorgehen angezeigt ist. Als Teil der Arbeit mit der Familie kommt dabei auch einem einzeltherapeutischen Setting Bedeutung zu. Die Arbeit mit Kind und Eltern aus einer Hand ermöglicht es, eine Übersetzungsfunktion einzunehmen, die der Lebenssituation von Kindern in der Familie gerecht wird.

In den vergangenen Jahren wurde Einzeltherapie mit Kindern verstärkt als Anwendungsfeld systemischer Therapie entdeckt. Dabei dominieren bisher lösungsorientierte, stärker strukturierte und interventionszentrierte Ansätze. Sie bieten viele hilfreiche Anregungen, wie sich Probleme »kinderleicht« auflösen lassen, die auch ich gerne aufgreife (z. B. Vogt-Hillmann u. Burr 1999). Solche Ansätze setzen jedoch die Definition eines Problems voraus, für das eine Lösung gesucht werden soll. Kinder können solche Probleme zu Therapiebeginn oft kaum benennen; im Spielverlauf können sie dagegen zeigen, worum es ihnen geht.

Andrea Brandl-Nebehay (2003) vergleicht den Unterschied zwischen lösungsorientierter und narrativer Therapie am Bild einer Reise: Während bei einem lösungsorientierten Vorgehen schon von Beginn an klar ist, wohin die Reise geht, ergeben sich bei narrativen Verfahren Ziele erst unterwegs oder können revidiert werden.

Für Kinder erscheint mir ein narrativer Ansatz besonders geeignet. Er ermöglicht ihnen, sich unabhängig von vorab definierten Zielen im Spiel mitzuteilen und eigene Anliegen zu formulieren. Durch die selbsttätige Arbeit an ihren Geschichten kommen Kinder in ihrer Entwicklung wieder voran; reicht der Rahmen der Einzeltherapie nicht aus, können ihre Themen in andere Settings transportiert werden.

1.3 Ausgangspunkte der narrativen Therapie

Narrative Therapie bezieht sich darauf, dass Menschen ihr Erleben in Form von Geschichten organisieren. Im episodischen Gedächtnis setzen sich Erinnerungsmomente zu Erzählbögen zusammen, die Ereignissen Sinn verleihen. Aus der Fülle möglicher Wahrnehmungen erfolgt dabei ein Auswahlprozess, der Komplexität reduziert. Welche Elemente in eine Erzählung eingehen, wird aus narrativer

Perspektive von Geschichten determiniert, die bereits zuvor gebildet wurden. Erzählungen entfalten eine strukturierende Kraft; sie lenken den Fokus der Wahrnehmung und weisen Erfahrungen Bedeutung zu. Dabei formen und bestätigen sie auch Vorstellungen über die eigene Identität.

Selbsterzählungen entstehen im sozialen Kontext. Sie nehmen Geschichten auf, die sich in der Familie und anderen Bezugssystemen über eine Person entwickelt haben. In ihnen spiegeln sich Interaktionsmuster, die für den Umgang mit Symptomen von Bedeutung sind. Unter ungünstigen Umständen verfestigen sich Problemerzählungen, die Handlungsmöglichkeiten von Menschen begrenzen können. Problemzustände folgen in narrativem Verständnis aus einer Internalisierung einschränkender Erzählungen: Defizitäre Beschreibungen werden der eigenen Person zugerechnet, bis zwischen Person und Problem nicht mehr unterschieden werden kann. Es entstehen dominante Geschichten, die selbstabwertende Prozesse festschreiben; alternative Erfahrungen werden aus der Wahrnehmung ausgeschlossen.

Den Ausgangspunkt narrativer Therapie fasst Michael White (1989) mit der bekannten Frage zusammen: »Welchen Geschichten erlaubst du, dein Leben zu regieren?«

Narrative Therapie bemüht sich darum, Problemerzählungen zu dekonstruieren. Auf der Suche nach »Öffnungen« folgt das therapeutische Vorgehen dabei eng den Geschichten der Klienten (Grossmann 2003). Reframings führen neue Perspektiven ein, eine Re-Kontextualisierung von Problemen hilft, generalisierende Problemzuschreibungen aufzulösen. Besondere Aufmerksamkeit erhält die Suche nach Momenten, die in den bisher dominierenden Erzählungen ausgeblendet wurden. Als »conversations that highlight unique outcomes« bezeichnet White (2007) Phasen des therapeutischen Gesprächs, die »einzigartigen« Ereignissen Raum geben. Alternative, mit Kompetenz und Anerkennung verbundene Erfahrungen werden in die Therapie zunächst in Form karger Beschreibungen eingebracht. Durch interessiertes Nachfragen entstehen detailliertere Schilderungen, aus denen sich im Therapieverlauf wieder reichhaltigere Geschichten entwickeln können.

Narrative Therapie versteht sich dabei als gemeinsamer Erzählvorgang von Klient und Therapeutin. Im Dialog werden alternative Geschichten konstruiert, die den Handlungsspielraum von Klienten erweitern und einen Zugang zu Lösungsressourcen ermöglichen. In Abgrenzung von dominanten Diskursen, mit denen ausdrücklich auch gesellschaftliche Bewertungsprozesse gemeint sind, wird die Autorenschaft über das eigene Leben zurückgewonnen (»Re-Authoring«). Die Therapiebeziehung ist getragen vom Bemühen um Egalität und »therapeutische Solidarität«; bezeichnet wird damit eine Position an der Seite des Klienten gegen das Problem (Grossmann 2009, S. 8).

Bekannt wurde narrative Therapie vor allem durch die Technik der Externalisierung, die auf eine Ablösung des Problems von der Person abzielt (White u. Epston 1993). Dem Problem wird dabei eine eigene Gestalt gegeben, die mit einem Namen bezeichnet wird. Während in der systemischen Therapie üblicherweise versucht wird, Symptome zu verflüssigen, gehen Externalisierungen einen umgekehrten Weg: Probleme werden verdinglicht, um sie wieder vom Klienten unterscheidbar zu machen; Internalisierungsprozesse, in denen defizitäre Zuschreibungen der eigenen Person zugerechnet wurden, werden rückgängig gemacht.

In der Familientherapie ermöglichen Externalisierungen einen neuen Umgang mit Problemzuständen. In einer spielerischen Art der Beschreibung kann untersucht werden, wie sich ein Problem auf die Beziehungen in der Familie ausgewirkt hat (Freeman, Epston u. Lobovits 2000); sehr geeignet ist hierfür auch eine Arbeit mit Sandbildskulpturen (vgl. 3.3). Ist ein Symptom als »Motzkopf« oder »trickreicher Hintern« enttarnt, fällt es Eltern leichter, sich mit ihren Kindern gegen dieses Wesen zusammenzuschließen (Retzlaff 2008, S. 209 ff.). Kinder werden von Vorwürfen und Schuldgefühlen entlastet; Eltern können sie bei der Erprobung neuer Umgangsweisen unterstützen.

In der systemischen Kindertherapie finden Externalisierungen vor allem als kreative Gestaltungstechnik Verwendung (Vogt 2007). Beim Malen oder in der Arbeit mit Ton werden Probleme gegenständlich dargestellt, sodass sich das Kind als von ihnen getrennt erleben kann. Mithilfe von Veränderungstechniken können die Problemfiguren anschließend ein Reframing erfahren (vgl. 7.3).

Für die Kindertherapie sind narrative Konzepte überwiegend in der oben beschriebenen Form erschlossen. Externalisierungen erfolgen dabei therapeutengeleitet im Rahmen methodischer Angebote, nicht eingebettet in Geschichten von Kindern. Narrative Kindertherapie kann über diese Anwendungsform weit hinausgehen, wenn man sie in einem spieltherapeutischen Kontext erschließt.

1.4 Narrative Spieltherapie: »Neu-Erspielen« der eigenen Wirklichkeit

Spiel von Kindern, das sich jenseits des festen Ablaufs von Regelspielen entfaltet, enthält die Struktur von Handlungssträngen. Auch ohne gesprochene Worte entwickeln sich Narrative, die durch die Spielhandlung geformt werden. Spiel ist als Form, in der sich Kinder ausdrücken, vergleichbar mit den Erzählungen Erwachsener. Im Spiel zeigt sich ihr Zugang zur Welt, zu ihnen wichtigen Themen, zu ihrem Selbstverständnis.

Manchen Kindern hilft erst der Rahmen der Spieltherapie, sich Spiel in einem solchen Verständnis anzunähern. Das Interesse der Therapeutin verleiht ihrem Spiel Gewicht; es unterstützt dabei, eigene Geschichten auszuformen und komplexer zu gestalten. Kinder können leichter bei einer Aktivität bleiben; Erzählbögen werden länger durchgehalten und nicht so schnell unterbrochen, wenn eine Geschichte ins Stocken gerät. Auch über schwierige Passagen hinweg wird nach Wegen gesucht, auf denen die Handlung weitergehen kann. Die Tendenz zu einem »guten Ende« kommt dabei einer Lösungssuche entgegen.

Daneben erlaubt Spieltherapie, sich unter einem gemeinsamen Aufmerksamkeitsfokus mit den Inhalten des Spiels auseinanderzusetzen.

Zu Beginn einer Therapie verstehe ich das Spiel eines Kindes als Problemerzählung; den problemauflösenden Dialogen der Erwachsenentherapie entspricht anschließend das »problemauflösende Spiel« in der Kindertherapie. In einer narrativ orientierten Herangehensweise interessieren mich dabei weniger die »hinter« dem Spiel liegenden Probleme, sondern das, was im Spiel des Kindes selbst problematisch ist. Ich achte auf negative Zuschreibungen und eine Begrenzung von Handlungsmöglichkeiten, aber auch auf Öffnungen, die in einer Geschichte zu erkennen sind. Werden auf Spielebene Veränderungen vorgenommen, wirken sie zurück auf Selbstbild und Gestaltungsraum, die dem Kind zur Verfügung stehen. Im spielerischen Dialog entstehen Erzählungen, durch die es sich und sein Leben auf neue Art betrachten kann; aus veränderten Selbstkonzepten ergeben sich erweiterte Handlungsoptionen.

Wie im Gespräch lassen sich auch im Spiel Probleme kontextualisieren und Reframings vornehmen; die Art der Interventionen richtet sich dabei nach dem vom Kind gewählten Medium. Im Sand gebaute Bilder können in Bewegung gebracht werden, wenn die in ihnen enthaltene Geschichte fortgesetzt wird; Problemgeschichten werden im Rollenspiel dekonstruiert durch die Suche nach Brüchen, ungewöhnlichen Ereignissen, neuen Interpretationszugängen und Lösungsperspektiven. Wie dabei im Einzelnen vorgegangen werden kann, macht den Hauptteil dieses Buches aus und wird in Methodenkapiteln ausführlich vorgestellt.

1.5 Mehr als »nur« Worte

Narrative Therapie steht in der Kritik, mit einer einseitigen Ausrichtung auf Sprache und kognitive Prozesse Problem*erzählungen* überzubetonen, die Ebene des Problem*erlebens* dagegen zu vernachlässigen.

Durch ihre Anbindung an Körpererleben und nonverbale Prozesse entzieht sich eine narrative Spieltherapie diesem Vorwurf. Geschichten entwickeln sich beim Spiel mit Handpuppen, im Sand oder im Rollenspiel. Spiel umfasst Handlungen, in die sich Kinder mit ihrer ganzen Person einbringen; je nach Methode ist es unterschiedlich stark körperbezogen. Weniger aktionsorientierte Verfahren wie die Sandspieltherapie eignen sich in besonderem Maße zum Ausdruck nicht verbalisierbarer Prozesse; emotionales Erleben fließt ein.

Meinen narrativen Ansatz stelle ich daneben auch in einen erweiterten theoretischen Zusammenhang. Welche Sicht auf das Leben sich herausbildet, folgt in meinem Verständnis nicht aus rein sprachlich vermittelten Prozessen. Zunehmend finden Körper und Emotionen Einzug in konstruktivistische Theorien (Levold 1997; Welter-Enderlin u. Hildenbrand 1998; Arnold 2009). Affekte und Wahrnehmungsmuster bestimmen mit, wie Lebensereignisse im Gedächtnis abgespeichert und zu Geschichten zusammengezogen werden. Während sich meine spieltherapeutische Praxis vor allem an den Konzepten Michael Whites orientiert, betrachte ich die Entstehung und Aufrechterhaltung von Problemgeschichten auch vor dem Hintergrund affekt- und bindungstheoretischer Überlegungen. Aus ihnen wie auch aus Ergebnissen der Säuglingsforschung ergeben sich interessante Perspektiven für eine narrative Spieltherapie, auf die ich vorab kurz eingehen möchte.

Daniel Stern (1998) beschreibt in seiner Auseinandersetzung mit dem »narrativen Selbst« eine Tiefenstruktur von Narrativen. Sie betrifft nicht die Oberflächenstruktur der explizit erzählten Geschichte, sondern hat damit zu tun, wie diese Geschichte gefühlt wird. Tiefenstrukturen von Narrativen zählt Stern zum Bereich des nonverbalen impliziten Wissens; zum Ausdruck benötigen sie die Ebene von Metaphern.

Narrative werden »*gemeinsam* konstruiert« (a. a. O., S. 7). Welche Narrative ein Kind bildet, hängt nach einer von Stern durchführten Studie davon ab, wie seine Erzählungen aufgenommen werden. Orientieren sich Mütter mehr an den vom Kind berichteten Tatsachen, bleiben seine Erzählungen begrenzter; interessieren sie sich mehr für die emotionale Erfahrung des Kindes, entstehen reichhaltigere Geschichten. Die »individuelle Art der Ko-Konstruktion« von Narrativen ähnelt dabei der interaktiven Regulation, die in anderen Bereichen stattfindet; Stern bezieht sich dabei auf die Spannungsregulierung beim Füttern, die Affektregulierung im Spiel und die Regulierung von Bindung (a. a. O., S. 9).

Spieltherapie stellt Bildebenen zur Verfügung, auf denen der *gefühlte* Teil von Geschichten dargestellt werden kann. Verbleiben die neu und »reichhaltiger« erzählten Geschichten nicht im geschlossenen Raum der Kindertherapie, erhalten Eltern einen Einblick, welchen emotionalen Gehalt ihr Kind mit seinen Spieläußerungen verbindet. Wurde in einer Familie bisher vorwiegend auf Tatsachenebene kommuniziert, können intensivere Austauschprozesse zwischen Eltern und Kind angeregt werden. Oft ergeben sich Effekte auf andere Ebenen der Beziehungsgestaltung.

Wenn ein Narrativ erzählt wird, malt man nach Stern ein Bild im Kopf eines anderen; der Pinsel, den man dazu benötigt, sind Worte. Während sprachliche Prozesse auf Metaphern angewiesen sind, um einen Zugang zu Ebenen des inneren Erlebens zu gewinnen, ist die Bildebene in der Kindertherapie ohnehin präsent. In der Spieltherapie müssen Metaphern nicht aus der Sprache herausgefiltert werden, um sie therapeutisch nutzen zu können. Man bewegt sich in einem

Raum von Bildern, in dem Veränderungen auf Metapherebene auch ohne Versprachlichung möglich sind. Metaphern werden räumlich inszeniert und umstrukturiert: Wird etwas im Sand aufbaut und anschließend verändert, sehen Kind und Therapeutin, was dort passiert. Perspektivwechsel können von Bild zu Bild erfolgen; eine Umwandlung äußerer Bilder verändert in einem analogen Prozess auch die inneren Bilder der Realität.

Veränderungsarbeit an Geschichten verschafft einen Zugang zu Fühl-, Denk- und Verhaltensmustern, in denen Affekten eine besondere Rolle zukommt (Ciompi 1998). In spieltherapeutischen Prozessen erfolgt diese Arbeit eng verknüpft mit der Erlebens- und Handlungsebene. Geschichten im Spiel neu zu konstruieren, bietet Möglichkeiten zu affektiver Regulation und zu korrigierenden Erfahrungen.

Mein Bezug auf Emotionen hat dabei gegenüber manchen Richtungen der Spieltherapie eine andere Akzentuierung. Im Gegensatz zu klientenzentrierten Konzepten verzichte ich weitgehend darauf, Spiel reflektierend zu begleiten. Spiegelt man die Handlungen und Gefühle des Kindes, fühlt es sich dadurch vermutlich verstanden; gleichzeitig schließt man sich jedoch seiner (Problem-)Sicht an. Problem-assoziiertes Spiel ist häufig generalisierend, eingefügt in ein System fester Glaubenssätze, geschlossen und »einstimmig« im Sinne eines Ausschlusses alternativer Möglichkeiten. Reproduziert man solche Spielhandlungen auf sprachlicher Ebene, werden ungünstige Sichtweisen bestätigt. Die Verbalisierung von Gefühlen kann Affekte verstärken, die den Raum vorstellbarer Lösungen zusätzlich einengen. Spiel reflektierend nachzuvollziehen, ohne Ideen zu einer Perspektivenerweiterung einzustreuen, hält Kinder in alten »Denkbahnen« fest.

Statt Gefühle zu spiegeln oder zu intensivieren, geht es mir darum, neue Fühl- und Wahrnehmungsmöglichkeiten anzustoßen. »Interesse und Neugier« verstehe ich dabei mit Tom Levold als wichtigsten »Basisaffekt«, der von Therapeutenseite in Veränderungsprozesse eingebracht werden kann (Levold 1998, S. 41). Spiel begleite ich in einer aktiven Haltung, um zu Sichtwechseln und experimentellem Handeln einzuladen. Ein direkter Bezug auf Gefühle des Kindes erfolgt dagegen eher in modulierender Weise. Starke Emotionen wie Wut und Verzweiflung versuche ich aufzufangen und auf ein Niveau herunterzuregulieren, auf dem einem Kind wieder Orientierungsmöglichkeiten zur Verfügung stehen. Ein vorsichtiges Explorieren neuer Handlungsschritte wird wertschätzend bestätigt und durch unterstützende Spielbeiträge sicher gerahmt.

Stärker als im therapeutischen Gespräch kann man sich in der Kindertherapie in die Handlungsebene einbeziehen lassen. Im Rollenspiel trete ich als Therapeutin ganzkörperlich in Aktion; bei anderen Methoden stehe ich dem Kind zur Seite und begleite es bei zum Teil stark gefühlsaktivierenden Prozessen. Parallel zur Konstruktion neuer Geschichten können vom Kind neue Erfahrungen auf Beziehungsebene gemacht werden. Die Veränderungsarbeit an Geschichten wirkt zurück auf die affektive Ebene und die innere Repräsentation von Bindungsgestaltung. Sie schafft Voraussetzungen, sich in Zukunft günstigere und erweiternde Geschichten zu erzählen.

Teil 2: Methodisches Vorgehen

Narrative Spieltherapie greift die Geschichten auf, die Kinder im Spiel präsentieren. Sie unterstützt dabei, »eingefrorene« Geschichten wieder in Gang zu bringen und Lösungen zu erspielen.

In den folgenden Kapiteln stelle ich dar, wie dies in Verbindung mit verschiedenen Methoden geschehen kann. Jeder methodische Zugang hat seine Eigenart und erfordert ein modifiziertes Vorgehen: Narratives Sandspiel nutzt Sandbilder als Ausgangspunkt für Geschichten; im Rollenspiel werden sie »live« neu inszeniert; das Handpuppenspiel stellt hierfür eine Bühne zur Verfügung. Unter Einbezug kreativer Gestaltungstechniken zeige ich im Anschluss, wie sich Methoden im Therapieverlauf variieren lassen und wie Spiel mit lösungsorientierten Interventionen kombiniert werden kann.

2 Sandspieltherapie

Sandspieltherapie, bei der mit Miniaturfiguren Szenen im Sandkasten gestaltet werden, geht zurück auf die Londoner Ärztin Margaret Lowenfeld. In einer von ihr gegründeten psychologischen Kinderklinik stellte sie Kindern Ende der 1920er Jahre Spielmaterial und eine Sandkiste zur Verfügung. Spontan entstand die Methode der »Welt«-Technik, bei der Kinder ohne thematische Vorgabe eine »Welt« aufbauen. Als sie den Eindruck gewann, dass diese Art des Spiels für die Kinder »von besonderer Wichtigkeit« war, wurde die Methode systematisiert und erforscht (Lowenfeld 1969, S. 442).

In Abgrenzung zu den kinderanalytischen Konzepten ihrer Zeit war Lowenfeld daran interessiert, Kindern einen authentischen Ausdruck ihres Erlebens zu ermöglichen. Um Verzerrungen durch Interpretationen zu vermeiden, ging sie so weit, den Bau der »Welten« von wechselnden Therapeuten begleiten zu lassen – in dieser Radikalität vermutlich ein Reflex auf die stark deutende, triebtheoretisch orientierte Praxis Melanie Kleins.

In ihren Arbeiten zur Selbstentwicklung von Kindern nahm Lowenfeld ein präverbal organisiertes, »primäres System« an, das dem Spracherwerb vorausgeht und parallel zu späteren Organisationsstrukturen des Selbst fortbesteht – ein Vorgriff auf neuere, aus der Säuglingsforschung abgeleitete Sichtweisen[4]. In der Sandspielmethode fand sie eine Mitteilungsmöglichkeit für das präverbale Erleben von Kindern, dass von ihnen sonst nicht kommunizierbar sei. Hierin sah sie auch einen entscheidenden therapeutischen Wirkfaktor. Die akzeptierende Haltung, mit der die vom Kind gestalteten Szenen aufgenommen werden, reduziere Ängste und gebe Sicherheit; überschüssige emotionale Energien fänden ein Ventil.

Bei der Anleitung zur »Welt«-Technik wurden Kinder zunächst aufgefordert, realistische Szenen darzustellen. Als sich zeigte, dass »etwas Neues und sehr aufregend Kreatives entstand, sobald die Therapeuten nichts Realistisches mehr erwarteten, keine Vorschläge mehr machten und nicht mehr in das Spiel der Kinder eingriffen«

---

4 Vgl. die Konzepte des auftauchenden Selbst, Kernselbst und subjektiven Selbst bei Stern (1992). – Mit dieser Sicht unterschied sie sich von Freud, der das Unbewusste als Produkt von Verdrängung konzeptualisierte.

(Anderson 1979, S. 280; zitiert nach Mitchell u. Friedman 1997, S. 36), änderte sich die Anweisung: In sehr offener Form wird das Kind gebeten, ein »Bild« im Sand zu gestalten, dazu darf es alle verfügbaren Figuren und Gegenstände nach seinen Vorstellungen nutzen. In der Begleitung des Aufbaus soll man sich »frei fühlen, die Szenen zu beobachten, so als ob das, was dort entsteht, eine direkte Kommunikation zwischen der inneren Welt des Kindes und dem Therapeuten wäre« (Mitchell u. Friedman 1997, S. 37).

Lowenfeld ging davon aus, dass die (in psychoanalytischen Konzepten wichtige) Übertragung auf die Therapeutin beim Sandspiel durch eine Übertragung auf den Sandkasten abgelöst wird, auf den sich die gemeinsame Aufmerksamkeit von Kind und Therapeutin richtet. Während des Bauens soll fortlaufend kommentiert werden, um dem Kind bewusst zu machen, was es gerade tut; anschließend sollen Fragen der Therapeutin dem Kind helfen, sein Bild zu verstehen. Die therapeutische Beziehung definiert Lowenfeld dabei ausgesprochen gleichrangig als Beziehung von »miteinander Forschenden« (a. a. O., S. 34).

Ende der 1950er Jahre wurde die Methode von Dora Kalff (1966; 1969) aufgegriffen, die Sandspieltherapie mit der Analytischen Psychologie Jungs und Elementen des Zen-Buddhismus verband. Kalff erweitert den Fokus um den Aspekt der Rückwirkung der verwendeten Symbole, die von ihr gemäß der Archetypenlehre Jungs gedeutet werden. Wasser steht beispielsweise für das Unbewusste, Schätze für den Selbstwert eines Kindes[5]. Besondere Aufmerksamkeit richtet Kalff auf Selbstsymbole, die in Sandbildern unter anderem in Form kreisförmiger Gestaltungen auftauchen können. Aus ihrer Sicht entfaltet Sandspieltherapie eine heilende Wirkung, wenn sich die Therapeutin in die Bedeutung der Symbole einfühlt.

Auch in Kalffs Anwendung der Sandspieltherapie bleibt ein Verzicht auf interpretierende Eingriffe in die Sandbilder erhalten. Die Gestaltung der Sandbilder wird von ihr nonverbal begleitet; eine Deutung der Symbole gegenüber dem Kind erfolgt erst zu einem späteren Zeitpunkt der Therapie. Wie bei Lowenfeld werden Sandbilder ohne Bewertung akzeptiert.

In ihrer Grundhaltung aufnehmender Offenheit ist Sandspieltherapie anschlussfähig an narrative Konzepte. Lowenfelds Bemühen,

5 Da ich mich nicht deutend auf Symbole beziehe, verweise ich zum Überblick auf Amman 1989; Mitchell u. Friedman 1997; von Gontard 2007.

Sandbilder nicht durch ein therapeutisches Raster zu filtern, nimmt eine Haltung des »Nicht-Wissens« vorweg, wie sie von Anderson und Goolishian (1992) bzw. Anderson (1999) formuliert wurde; mit ihrer Sicht der therapeutischen Beziehung beschreibt sie ein dialogisches Therapieverständnis.

Für die Praxis einer narrativen Kindertherapie eröffnet Sandspiel besondere Möglichkeiten. Sandbilder bieten einen Einstieg in Geschichten, in denen sich Kinder neue Perspektiven erschließen können. Sie erlauben einen Zugang zu Themen, die zwischen Eltern und Kind keinen Ausdruck finden konnten. Dies leitet in den Rahmen von Familientherapie über, für den ebenfalls Sandspielvarianten zur Verfügung stehen.

Beginnen möchte ich mit der Anwendung des Sandspiels in der Kindertherapie.

2.1 Bilder in Bewegung bringen

In der klassischen Sandspieltherapie, die heute vor allem auf Dora Kalff zurückgeht[6], bleiben Sandbilder nach dem Aufbau stehen. Da sie als Selbstausdruck des Klienten verstanden werden, verbietet es ihr theoretisches Konzept, zu Veränderungen in den Bildern anzuregen. Nach einem Austausch über die fertige Gestaltung wird in der folgenden Stunde ein neues Sandbild gebaut; im Verlauf einer Sandspieltherapie entsteht so eine Serie von Sandbildern, in der eine Entwicklung zum Ausdruck kommen kann.

In Verbindung mit einem narrativen Ansatz lässt sich ein solcher Prozess beschleunigen. Sandbilder können in Bewegung gebracht werden, wenn man auf die in ihnen enthaltene Geschichte fokussiert.

Sandbildern nähere ich mich dabei von einem anderen theoretischen Bezugspunkt: Ich verstehe sie als Ausdruck des Problemerlebens, das ein Kind in die Therapie einbringt. Eine systemische Sicht auf das Selbst ist interaktions- und kontextbezogen; narrative Ansätze sehen es als sozial konstruiert, mitgeformt durch Geschichten, die

6 Unter Sandspieltherapie wird heute im Allgemeinen Sandspieltherapie nach Kalff verstanden. Sandspieltherapeuten dieser Orientierung sind in der ISST (Internationale Gesellschaft für Sandspieltherapie) organisiert, die Fortbildungen veranstaltet und Forschung betreibt. Der in seinem Verzicht auf Deutungen offenere, seiner Zeit weit vorausgreifende Ansatz Lowenfelds wird dagegen weit weniger rezipiert.

über eine Person erzählt werden. In der Therapie sind dies zunächst problem-assoziierte Geschichten über Ungelöstes und Schwieriges im Leben von Klienten.

Kinder bauen solche Erzählungen in den Sand. Versteht man ihre Sandbilder analog zu Problemerzählungen Erwachsener, liegt es nahe, auch die Möglichkeiten narrativer Therapie auf den Sandkasten zu übertragen. Geschichten lassen sich öffnen, indem Problembilder in Bewegung gebracht werden; wie dies geschehen kann, zeigt zunächst ein Fallbeispiel.

»Der Stein des Lebens«

Leon, sieben Jahre alt, zur Therapie vorgestellt wegen starker Trennungs- und Versagensängste, beginnt sein erstes Sandbild vom Schoß seiner Mutter aus. Damit legt sich die angespannte Erwartung der Mutter, ob sich ihr Sohn am Gespräch beteiligt oder dies, wie so oft in einer fremden Umgebung, verweigert. Gebannt von der Möglichkeit, mit blauer Folie Wasser darzustellen, lässt Leon im Sandkasten ein Schiff in Seenot geraten. Bedroht wird es von einem hungrigen Hai. Die Szene nimmt Leon so gefangen, dass ich ihm die weiteren Utensilien nicht mehr aus dem Regal anreichen muss: Er verlässt seinen Platz und gestaltet ein Ufer mit einem Dorf und einem Hafen, dessen Kaimauer dicht an das Schiff heranreicht: Es ist nicht mehr ganz allein auf hoher See.

In der klassischen Sandspieltherapie wäre der Prozess mit der Fertigstellung des Sandbilds an dieser Stelle abgeschlossen. Unter narrativer Perspektive interessiere ich mich dafür, wie die im Bild enthaltene Geschichte weitergeht. Danach gefragt, entwickelt Leon blitzschnell den Fortgang der Handlung: Der Hai bringt das Schiff zum Kentern, die Menschen treiben im Wasser. Vom Ufer aus nähert sich jedoch ein Rettungsboot mit Haifutter, das Leon aus Knete selbst herstellt. Während sich der Hai am Futter satt frisst, werden die Menschen gerettet und das Schiff in den sicheren Hafen gebracht. Für die Kinder wird ein Teil des Meeres abgetrennt, in dem sie ohne Gefahr schwimmen lernen können.

In der nächsten Stunde ist es für Leon möglich, den Therapieraum ohne seine Mutter zu betreten. Aus allem Sand, den der Kasten zu bieten hat, baut er mit großem Körpereinsatz den »unzerbrechlichsten Berg« (Abb. 1). Von hohen Meereswellen umspült, sind seine Hänge vom Abrutschen bedroht und mit Barrieren gesichert, damit die Bewohner nicht ins Meer stürzen. Nach rechts führt eine Brücke in ein sichereres Land. Bewacht von einem Ritter, kostet es viel, hinüberzugehen. Die Menschen waren schon einmal dort, um sich Lampen gegen die Absturzgefahr in der Dunkelheit zu kaufen. Auf der Insel herrscht stets ein starker Wind. Nur eine kleine Mulde ist so geschützt, dass man nicht von ihm erfasst und ins Meer geweht wird. Aus dem Hafen können die Boote nie in See stechen. Ein Soldat hält Ausschau nach Feinden.

Nachdem sich Leon lange mit den Gefahren der Insel beschäftigt hat, reichen ihm zum Schluss wenige Minuten, um ein gutes Ende zu erfinden: Ein Mann, der großen Durst hat, legt an der Insel an und bittet um Wasser. Ihm wird erlaubt, Meerwasser abzusaugen. Das Meer beruhigt sich, der Meeresspiegel sinkt, und ein »Stein des Lebens« kommt zum Vorschein: Solange er zu sehen ist, muss sich auf der Insel niemand Sorgen machen. Die Bewohner können sich frei bewegen, ihre Boote endlich auslaufen. Die Insel wird zur »beliebten, viel besuchten Urlaubsinsel«.

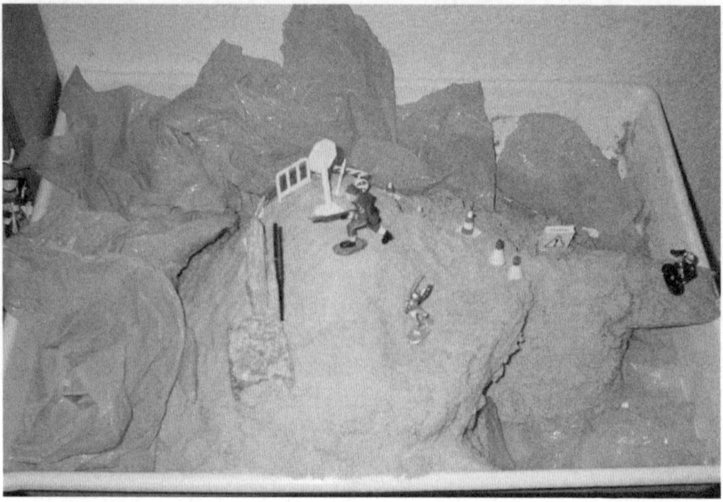

Abb. 1: Der unzerbrechlichste Berg

Auf dem Weg zur achten Stunde fragt Leon, warum er noch zur Therapie kommt, wo seine Ängste doch verschwunden seien – eine Entwicklung, die seine Eltern weitgehend bestätigen. In seinem letzten Sandbild filmt ein Arbeiter, der lange Zeit verschüttet war, seine eigene Befreiung.[7]

Mit Sandspieltherapie geht eine eigene Erlebnisqualität einher. Das Berühren des Sandes weckt Erinnerungen an frühere (Spiel-)Erfahrungen, während des Bauens entsteht eine Art Selbstvergessenheit: Man taucht in die Szene ein, die man erschafft.

7 Das Fallbeispiel wurde zusammen mit grundlegenden Gedanken zur Konzeption narrativer Sandspieltherapie zuerst veröffentlicht in Brächter 2009. – Namen und identifizierbare Details wurden in allen Fallbeispielen verändert.

Eine besondere Wirkung schreibt Lowenfeld dem Moment zu, in dem man sich mit seinem fertigen Sandbild konfrontiert. Während man mit einem Teil seiner Person noch von der gerade geschaffenen Szene gefangen genommen ist, kann man sie gleichzeitig von außen betrachten. »In dieser Konfrontation liegt eine außerordentliche Kraft« (Lowenfeld 1939, S. 87–88, zitiert nach Mitchell u. Friedman 1997, S. 42). Das Zusammentreffen von hoher emotionaler Aktivierung und Außenperspektive erzeugt eine besondere therapeutische Situation, die ich zur Anregung einer Fortsetzungsgeschichte nutze.

Viele Sandbilder wirken wie Geschichten, die in einem Problemzustand eingefroren sind. In der narrativen Anwendung des Sandspiels bleiben sie so nicht stehen. Allein die Frage, wie die Geschichte weitergehen könnte, löst die Problemtrance auf, mit der auf das Bild geblickt wird; es wird zur Momentaufnahme in einer Geschichte, die sich in die Zukunft öffnet. Feste innere Bilder geraten in Bewegung, wenn im Sandkasten neue Erzählungen inszeniert werden. Lösungswege, vom Kind selbst in Szene gesetzt und wirkungsvoll geankert, wirken zurück auf die Handlungsmöglichkeiten im Alltag – wie bei Leon oft in erstaunlichem Tempo.

Sandspieltherapie kombiniert in dieser Variante viele therapeutisch wirksame Elemente: Eine akzeptierende, wertschätzende Haltung, Zutrauen in die eigene Gestaltungsfähigkeit, die Konstruktion einer alternativen Geschichte, die in eindrucksvollen Bildern haften bleibt. Werden im Sandkasten vom Kind selbst Problembilder aufgelöst, bewirkt dies eine nachhaltige Veränderung innerer Bilder der Realität.

2.2 Mehr als »nur« Spiel – Hilfen zum Einstieg in die Sandspieltherapie

Sandspieltherapie bietet faszinierende Möglichkeiten; aus Geschichten wie Leons wird jedoch noch nicht deutlich, was die Therapeutin dabei tut. Es scheint eher dem Zufall und der Fantasie des Kindes überlassen, wie sich die therapeutische Situation entwickelt. Kollegen, die Sandspiel neu in ihr Repertoire aufnehmen, beklagen häufig, dass der Sandkasten von Kindern anders genutzt wird, als es die therapeutischen Konzepte vorsehen. Eine erste Anwendungsfrage bezieht sich bereits darauf, wie man dazu anregt, ein Sandbild zu bauen, statt beispielsweise ein Auto durch den Sand fahren zu lassen und sich sofort der nächsten Aktion zuzuwenden. Im Folgenden möchte ich deshalb Revue passieren lassen, wie ich (in meiner inneren Reflexion und im äußeren Handeln) einen Sandspielprozess begleite.

Um eine Geschichte zu konstruieren, die an tiefere Erlebnisebenen anknüpft, muss sich zunächst eine konzentrierte Atmosphäre ausbreiten können. Verwendet ein Kind die Sandspielfiguren wie Spielsachen, mit denen es flüchtig hantiert, unterscheidet sich dies nicht von dem, was auch sonst in seinem Spiel geschieht.

Ein Unterschied zu beiläufigem Spiel kann durch die Art einführt werden, wie der Sandkasten präsentiert wird. Ich erkläre, dass man darin etwas »aufbauen« kann. Bevor Gegenstände in den Sand gestellt werden, gebe ich einen Überblick über die Figuren im Regal und Materialen, die zur Verfügung stehen: blaue Folie, um Wasser darzustellen, rotes Krepppapier, falls Feuer oder Lava benötigt werden, Steine und Äste, die im Maßstab des Sandkastens wie Felsen oder Baumstämme wirken. Schon dieser Einstieg wirkt entschleunigend.

Um in die besondere Stimmung überzuleiten, die sich beim Sandspiel einstellen kann, fordere ich anschließend dazu auf, Kontakt zum Sand aufzunehmen. Wie in der Sandspieltherapie nach Kalff üblich, biete ich zwei Kästen – einen mit trockenem und einen mit nassem Sand – an. Vor einer Auswahl von Figuren schlage ich dem Kind vor, die Qualität des Sandes zu erkunden und zu entscheiden, in welchem der beiden Kästen es bauen will. Weiterhin kündige ich an, ein Foto zu machen, wenn das Sandbild fertig ist. Die Aussicht, die Fotos zu erhalten und sich daraus später ein eigenes Buch zusammenzustellen, fördert die Motivation, länger beim Bauen zu verweilen. Auch Kinder, die ihr Sandbild zunächst schnell für fertig erklären, wenden sich ihm noch einmal intensiver zu, bevor es im Bild festgehalten wird.

Wie bei anderen spieltherapeutischen Verfahren überträgt sich der Zugang, den man als Therapeutin zur Methode hat, auf die Klienten. Hat man selbst erfahren, welche Wirkung Sandbilder haben können, lässt sich leichter vermitteln, dass im Sandkasten etwas Bedeutendes geschehen wird. Um Kinder an Sandspiel heranzuführen, empfehle ich, eigene Erfahrungen mit Sandbildern zu sammeln.

Den Bau der Sandbilder begleite ich schweigend, in einer Atmosphäre von Zeitlosigkeit und Gewährenlassen. Durch meine Präsenz zeige ich Interesse am Prozess der Gestaltung, ohne dazu Fragen zu stellen. Will ein Kind kommentieren, was im Sandkasten passiert, fordere ich dazu auf, das Bild erst einmal fertigzustellen. Damit versuche ich zu verhindern, dass die ruhige Stimmung durchbrochen und zu schnell an einer vordergründigen Handlungsebene festgehalten wird. Fehlt ein Gegenstand oder treten gestalterische Probleme auf, biete ich meine Hilfe an. Solange das Kind die Regie über das Bauen behält, helfe ich gern dabei, Tunnel abzustützen oder abrutschende Berghänge zu sichern.

Manche Kinder ziehen es vor, Sandbilder zu bauen, ohne dass ich dabei zuschaue. Sind sie an die Methode gewöhnt, tut es der Intensität keinen Abbruch, wenn ich mich währenddessen mit etwas anderem beschäftige, das sich auch auf die Sandbilder bezieht. Ich nutze die Zeit, um Bilder zu sortieren und die Geschichten der Kinder für sie zu dokumentieren – ein wichtiger Beitrag zur Sicherung alternativer Erzählungen, der im engen Zeitrahmen der meisten Praxisfelder sonst kaum möglich wäre.

Sich festen Boden bereiten

In der Begleitung von Sandspielprozessen ist zu Beginn vor allem Geduld erforderlich. Für jüngere Kinder kann es sehr wichtig sein, sich im Sand eine feste Basis zu schaffen, bevor sie sich einer Ausgestaltung mit Figuren zuwenden. Als Therapeutin bin ich zunächst gefragt, Wasser zu beschaffen, anzuerkennen, mit welcher Ausdauer und Kraft hier gearbeitet wird und den Sand zusammenzufegen, der im Eifer des Bauens über den Rahmen fällt. Dauert diese Phase sehr lange, streue ich Kommentare ein, die solche »Bodenarbeiten« als Vorbereitung späterer Geschichten werten. Statt »Dir ist es wichtig, den Sand festzuklopfen«, stelle ich zum Beispiel fest: »Es scheint ja wichtig zu sein, dass der Boden dort in dem Land ganz fest wird.«

Ist ein Kind engagiert bei der Arbeit, gehe ich davon aus, dass es etwas für sich Wichtiges tut, auch wenn ein Sinn für mich noch nicht erkennbar ist. Wie lohnend das Warten sein kann, hat mir das Beispiel von Jens gezeigt:

Jens, fünf Jahre alt, ist leicht irritierbar, wenn im Alltag gewohnte Abfolgen geändert werden. In seiner Sprachentwicklung verzögert, fällt es ihm schwer zu erfragen, wann im Kindergarten bestimmte Angebote stattfinden, oder sich zu empfundenem Unrecht zu äußern. Oft bricht er für die anderen unvermittelt in Tränen aus und ist nur schwer zu beruhigen.

In der Spieltherapie arbeitet Jens unter großem Körpereinsatz im Sand. In den ersten Stunden ist er ausschließlich damit beschäftigt, nassen Sand festzuklopfen, zuerst am Boden des Kastens, später, nachdem er ihn zu einem Berg aufgetürmt hat. In weiteren Stunden erprobt er, ob sich durch den Berg ein Tunnel bauen lässt und die dabei entstehende Brücke auch wirklich hält. Nach und nach stellt Jens Tiere und Gegenstände in seine Bilder: Absperrungen zeigen, dass man eine Brücke noch nicht betreten darf; Dinosaurier versperren den Weg auf den Gipfel. Von Beginn an werden die Sandgebilde von mir fotografiert, jedem Bild wird eine Bedeutung zuerkannt.

In der vierzehnten Stunde baut Jens ein Sandbild, das alle vorausgegangenen Elemente in sich vereinigt: Ein Ritter bricht auf, um in einer Burg einen Schatz zu finden; sie ist von einem Wassergraben umgeben, der nur mit einer Leiter überquert werden kann. Um die Leiter zu finden, muss der Ritter zunächst an gefährlichen Dinosauriern vorbei auf einen Berg steigen. Begleitet von starken Raubtieren, zieht er schließlich über die Leiterbrücke in die Schatzburg ein. Im Vordergrund stehen viele Menschen und verfolgen das Ereignis.

Nach diesem Sandbild ist der Sandkasten für Jens nicht mehr von Interesse. Während der Therapiestunden, in denen er ununterbrochen geredet hat, ist seine Sprache klarer geworden; im Kindergarten findet er sich besser zurecht.

Innehalten und dialogisches Erkunden

Ist ein Sandbild fertiggestellt, gebe ich Zeit, das Bild wirken zu lassen. Sandbilder entziehen sich bei ihrer Entstehung der Kontrolle durch bewusstseinsnähere Instanzen; Kinder können davon überwältigt sein, was sie selbst in Szene gesetzt haben. Gemeinsam ein Sandbild zu betrachten, stiftet eine tragfähige therapeutische Allianz. An der Seite der Kinder zu sein und die Gestaltungen anzunehmen, ohne zu bewerten und »schwierige« Themen zurückzuweisen, stellt einen Rahmen zur Verfügung, in dem sich Inhalte bearbeiten lassen.

Ein Sandbild erst einmal wirken zu lassen gibt mir die Möglichkeit, nonverbale Reaktionen des Kindes zu beobachten. Es schafft Raum, auch eigene Empfindungen zu registrieren und mit Bezug zum Sandbild zu reflektieren. Gibt es Dinge, die mich abstoßen, irritieren oder anziehen? Wie ordnet sich das Bild in das ein, was das Kind bisher in der Therapie gezeigt hat? Wie passt es zu dem, was ich von seiner Geschichte und seinem Lebenskontext weiß? Ich achte auf eigene Veränderungsimpulse, um sie als Übertragungsgefühle verfügbar zu haben.

Die Auseinandersetzung mit der Kybernetik 2. Ordnung[8] hat in der systemischen Therapie ein Verständnis dafür geschaffen, dass man als Mitglied des Therapiesystems Lösungen befördern und behindern kann. Mir ist es daher wichtig, mich bereits vor ersten Fragen an das Kind im Sandbild zu orientieren. Um mögliche Lösungsperspektiven nicht zu blockieren, versuche ich, eigene Hypothesen über die im Sandkasten abgebildete Szene zu bilden. Dabei achte ich vor allem darauf, wo im Bild Ressourcen oder Möglichkeiten zu Perspektivwechseln zu erkennen sind.

Dora Kalff (1966) schreibt der Einfühlung der Therapeutin in die Gestaltung des Kindes heilende Wirkung zu; Alexander von Gontard (2007) spricht von einem gemeinsamen Übertragungsraum des Sandkastens. Durch die Art, wie ich mich einem Sandbild zuwende, bestimme ich mit, welchen Verlauf die therapeutische Bearbeitung nimmt und welche Geschichte sich aus dem Bild entwickeln kann. Durch Körpersignale, Tonfall und Gesten wird auch der Raum abgesteckt, der dem Kind in folgenden Sandbildern zur Verfügung steht: Was es im Sand zeigt, hängt damit zusammen, was es mir als Therapeutin glaubt zumuten zu können.

Noch stärker als meine nonverbale Haltung wirken Fragen als Interventionen. Fragen, die zu einem Sandbild gestellt werden, haben einen großen Einfluss darauf, wie das Kind sein Bild einordnet und welche Veränderungsimpulse gesetzt werden. Aufgrund der Selbstoffenbarung, die mit dem Bau von Sandbildern einhergeht, wird in der Sandspieltherapie eine zurückhaltende Haltung im Umgang mit den Bildern eingenommen. Nach Lowenfeld sollen Fragen ein Kind dabei unterstützen, sein Bild zu verstehen. Die narrative Therapie hat herausgearbeitet, wie ein solches Verständnis im Gespräch entsteht und dabei bereits neue Bedeutung geschaffen wird.

Im Bewusstsein meines Anteils an der Ko-Konstruktion von Erzählprozessen richte ich meine Beiträge an der Maxime aus, Perspektivmöglichkeiten des Kindes zu erweitern (von Foerster 1993). Weiterhin versuche ich, nicht nur »Tatsachen« abzufragen, die sich auf die Oberflächenebene der Gestaltung beziehen, sondern auch im Bild verkörperte Tiefenstruktur-Narrative zu erschließen. Eine langsame, ruhige Gesprächsführung, die Pausen zum Hinspüren lässt,

8 vgl. von Schlippe u. Schweitzer 1998.

trägt dazu bei, dass Kinder einen möglichst großen Teil der »emotionalen Geschichte« zu ihrem Sandbild erzählen können.

Bei den ersten Fragen, die ich zu einem Sandbild stelle, geht es um die Erkundung, wie das Bild auf das Kind wirkt und welche Bedeutung es ihm zuschreibt. Ich lasse mir erklären, was im Sandkasten passiert; dabei beziehe ich mich auch auf Elemente des Bildes, die vom Kind nicht erwähnt werden. Anschließend frage ich, wie das Kind sein Bild findet und welchen Namen es ihm geben würde.

Neben der Handlungsebene interessiere ich mich für Gefühle, Absichten und Motive der Figuren. Häufig erfahre ich dabei etwas über die Vorgeschichte der aufgebauten Szene, das meine Wahrnehmung des Sandbilds verändern kann. Hoch aufgerüstete Kampfverbände können sich zum ersten Mal formiert haben, um einem übermächtigen Herrscher zu begegnen. Einem Fuchs, der aus seinem Versteck hinter einem Baum Tiere beobachtet, geht es vielleicht nicht um Beute, sondern darum, endlich Freunde zu finden. Vieles wird erst durch den Kontext verständlich, in den das Bild durch die Erzählung gestellt wird. Hieraus ergeben sich Hinweise, in welche Richtung eine vom Kind gewünschte Veränderung unterstützt werden kann.

Ein orientierendes Gespräch über das Sandbild bietet eine erste Möglichkeit, generalisierende Sichtweisen aufzulösen. Greift man die Formulierungen auf, mit denen ein Kind sein Sandbild vorstellt, und fügt ihnen Worte wie »noch« oder »bisher« hinzu, werden Problemzustände gegenüber der Zukunft abgegrenzt. *Noch* hindert der Wind die Menschen daran, sich auf Leons Insel frei zu bewegen; *bisher* konnten ihre Schiffe nicht in See stechen. Durch minimale sprachliche Variationen erhalten die Schilderungen eine andere Nuancierung; scheinbar Unveränderliches wirkt plötzlich veränderbar (Prior 2009).

Entscheidung über die Weiterarbeit mit dem Sandbild

Die Verwandlung von Sandbildern in Geschichten ist keine Standardintervention. Durch Sandbilder geben Kinder einen Einblick in das, was sie beschäftigt. Wird etwas offenbart, was noch nie erzählt wurde und mit Scham besetzt ist, könnte ein Vorschlag zur Veränderung als Abwertung verstanden werden. Er könnte die Botschaft transportieren, das vom Kind Präsentierte nicht mit ansehen oder mit aushalten zu wollen. Ob die Anregung zu einer Fortsetzungsgeschichte stimmig ist, kann nur im Dialog mit dem Kind erspürt und entschieden werden.

Geschichten wie Leons, die schnell zu einem guten Ende führen, bezeichnet Grossmann als »Erzählungen der Progression« (Grossmann 2003, S. 61). Nicht immer gelingen Entwicklungen so leicht:

> *Timo,* sieben Jahre alt, beginnt seine Therapie mit dem Sandbild einer »gefährlichen Oase«: Wo früher ein Meer war, steht jetzt ein abgestorbener Baum, dessen Wurzeln nicht mehr genug Wasser bekamen. Hier leben Indianer, die von Cowboys angegriffen werden. In langen Kämpfen werden fast alle getötet, nur wenige überleben. Während einer Dürreperiode müssen auch sie das Land verlassen.
>
> Lange Zeit später erforscht ein Kundschafter, ob das Land wieder bewohnbar ist. Anschließend beginnt der Zyklus von Neuem: Das Land wird besiedelt und für kurze Zeit fruchtbar gemacht, neue Kämpfe brechen aus, das Land wird überflutet oder verdorrt.
>
> Timos Mutter musste aufgrund schizophrener Episoden mehrfach stationär psychiatrisch behandelt werden, seine Eltern leben in einer konfliktreichen Beziehung. Über lange Zeit enden seine Geschichten mit dem Bild einer Wüste, in der nur ein Dinosaurierknochen an früheres Leben erinnert.

Unter schwierigen Lebensbedingungen entstehen »Überlebenserzählungen« (ebd.). Sandbilder lassen einen in solchen Fällen an der Atmosphäre von Szenen teilhaben, die solche Lebenssituationen spiegeln und nicht einfach »lösbar« sind. Kindern angesichts belastender Lebensumstände emotional beizustehen, sehe ich als Kernstück der protektiven Rolle, die ein außenstehender Erwachsener in der Therapie übernehmen kann (Brächter 2005).

Auch aus anderen Gründen kann es angezeigt sein, Sandbilder nicht in Geschichten zu überführen. In manchen Sandbildern machen Kinder auf Probleme aufmerksam, die in einem größeren Kontext behandelt werden müssen; Sandbilder fungieren dann als »Brücke«, über die ihre Anliegen in andere Settings transportiert werden können (vgl. 3.1). Ergeben sich Hinweise, dass die Beziehung zwischen Eltern und Kind sehr angespannt ist, hat eine Konfliktklärung auf Realebene Vorrang vor einer Fortführung des symbolischen Spiels. Spieltherapie braucht einen sicheren Rahmen.

Wenn Sandbilder belastende Erinnerungen transportieren, müssen sich Kinder oft schnell von ihnen abwenden. Meist ist es nicht sinnvoll, aus solchen Bildern heraus nach Lösungen zu suchen, sondern durch traumatherapeutische Interventionen zunächst für Sicherheit zu sorgen. Kinder können sich wieder in der Gegenwart verankern, indem sie ein Bild aus ihrer heutigen Lebensrealität malen. Stehen zwei Sandkästen zur Verfügung, kann im anderen Kasten ein sicherer Ort gebaut werden:

> *Corinna,* zehn Jahre alt, wurde über längere Zeit von einem Bekannten der Familie sexuell missbraucht. In ihrem Sandbild stellt sie dar, wie ein Ritterpferd von einem hohen Turm springen soll und stirbt. Es ist nur mit auf den wackligen und einsturzgefährdeten Turm gestiegen, weil sonst einem anderen Pferd etwas passiert wäre.
>
> Während Corinna mir dies erzählt, beginnt sie nebenbei, im zweiten Sandkasten eine Landschaft zu formen. Nach einigen anderen Tieren wird auch das Ritterpferd hinübergesetzt.
>
> Ich mache Corinna darauf aufmerksam, dass das Pferd offensichtlich doch überlebt hat. Sie bejaht das: Es sah nur am Anfang so aus, als sei das Pferd gestorben. Ich erfahre, wie kräftig das Ritterpferd ist und wie geborgen es sich bei den Tieren fühlt, die es im neuen Land umgeben. Besonders eng schmiegt es sich an das Pferd an, das zuvor bedroht wurde. Aus den Steinen des Turms entsteht ein Parcours, über den die Pferde laufen können; ein Graben hat die genau richtige Breite, um mit Freude hinüberzuspringen.
>
> Im ersten Kasten wird anschließend aus den restlichen Steinen ein Gefängnis für den Täter gebaut; das Ritterpferd sieht sich an, wie gut es bewacht ist.

Bilder, die einen Schritt in der Selbstentwicklung eines Kindes abbilden und seine Stärken spiegeln, entstehen meist erst im weiteren Therapieverlauf. Solche Ressourcenbilder werden ebenfalls nicht in Geschichten überführt. Sie implizieren keinen Veränderungsbedarf, sondern sollten stehen bleiben und wirken können.

Kommt es im Sandkasten zu keiner symbolischen Darstellung, an die sich anknüpfen ließe, kann es sinnvoll sein, die Methode zu wechseln. Für ein Kind, das den Sandkasten ausschließlich dazu nutzt, in einer Atmosphäre von Einsamkeit und Verzweiflung flüchtig Gebautes zu zerstören, kann das Kontaktangebot eines Rollenspiels passender sein (vgl. 5.1: »Der liebe Teufel«). Auch übervolle Sandkästen, die den Figuren keinen Bewegungsraum lassen, regen zur Überprüfung an, ob das Kind von einem strukturierteren Therapieangebot zunächst mehr profitiert (8.1).

2.3 Vom Sandbild in eine Geschichte finden

Wenn es mir nach den vorab skizzierten Überlegungen passend erscheint, frage ich das Kind, ob es seine Geschichte »weiterspielen« möchte. Ich fotografiere das Ausgangsbild und kündige an, auch den Verlauf der Handlung auf Fotos festzuhalten.

Wie bei Leon reicht oft die Frage, wie die Geschichte weitergehen könnte, um Kinder aus ihrer auf das Sandbild gerichteten Problemtrance herauszulösen: Das Sandbild wird zur Momentaufnahme in einer Erzählung, deren Ausgang wieder offen erscheint. Wie leicht Lösungsideen entstehen, sobald ein Kind eine Fortsetzungsgeschichte in Angriff nimmt, erinnert an die »Operatorwirkungen«, die Affekte auf das Denken haben (Ciompi 1998). Begreift ein Kind sein Sandbild als veränderbar, ändert sich fast augenblicklich der affektive Zustand, in dem es die Szene zuvor betrachtet hat; die veränderte Affektlage stellt wiederum Denk- und Handlungsmöglichkeiten zur Verfügung, die zuvor verschlossen blieben.

Manche Kinder benötigen eine aktivere therapeutische Unterstützung, um ihr Sandbild in eine Geschichte überführen zu können.

Ist eine Gestaltung sehr voll und unübersichtlich, erkunde ich zunächst, wer in ihr eine »Hauptrolle« spielt. Oft zeigt die Antwort, mit welchen Figuren sich das Kind besonders identifiziert. Erfahre ich, welche Figur es am liebsten wäre und was es ihr wünschen würde, erhalte ich einen Hinweis auf die vom Kind angestrebte Veränderungsrichtung.

Um die Öffnung zu einer Geschichte zu erleichtern, frage ich nach im Sandbild angedeuteten Bewegungsimpulsen: Was würde geschehen, wenn eine Figur einen von ihr eingeschlagenen Weg weiterginge? Wem würde sie begegnen und wie könnte die Begegnung verlaufen? Antworten auf solche Fragen vermitteln einen Eindruck, welchen Schwierigkeiten sich das Kind bei anstehenden Handlungsschritten gegenübersieht; sie leiten über zu einer Suche nach passenden Unterstützungsinterventionen.

Meine Rolle als Therapeutin sehe ich darin, einen Veränderungsprozess zu initiieren und in Bewegung zu halten, seine inhaltliche Ausrichtung überlasse ich dem Kind. Konkrete Lösungswege gebe ich nicht vor. Mit meinen Fragen stelle ich auch keine Lösungsideen in den Raum, die sich *gegen* Teile des Sandbilds richten. Es ist nicht zu überschauen, was einzelne Bildelemente – auf unbewusster

Ebene – für das Kind bedeuten können; möglicherweise repräsentieren sie Teile seines »inneren Teams« (vgl. 2.5).

Beschreibt ein Kind die im Sandbild angelegten Entwicklungsmöglichkeiten, lassen sie sich mit sprachlichen Mitteln näher an die Realität heranrücken. Auf hypothetische Fragen hin schildern Kinder in der Regel im Konjunktiv, was passieren könnte; ihre Aussagen wiederhole ich anschließend im Indikativ: Ein Mädchen *könnte* an einer gefährlich aussehenden Schlange vorbeigehen, weil es mit anderen Kindern spielen will; es *geht* an der Schlange vorbei und kommt bei den Kindern an. Nimmt das Kind die Figur zur Hand und setzt sie in Bewegung, ergeben sich Möglichkeiten, die Handlung noch detailreicher zu kommentieren, den Mut und die Entschlossenheit des Mädchens hervorzuheben. In Identifikation mit der Figur bezieht das Kind solche Aussagen auch auf sich. Von hypothetischen Möglichkeiten knüpft sich eine Verbindung zu individuell vorstellbaren Handlungsalternativen.

Hypnotherapeutisch betrachtet, versetzt die intensive Arbeit an den Sandbildern Kinder in einen Trancezustand, in dem sie für Suggestionen besonders ansprechbar sind: für zukunftsorientierte Fragen, für die Suche nach Ressourcen und Hilfsfiguren und für Kommentare, die den Selbstwert stärken. Allein die Frage nach Wünschen bewirkt einen Suchprozess in Richtung möglicher Lösungen. Noch bevor sich die Figuren im Sand bewegt haben, werden Veränderungen imaginiert; eine »andere Welt« erscheint plötzlich möglich.

Ressourcen, Hilfsfiguren und Reflecting Teams

Auf der Suche nach Ressourcen beginne ich bei den Figuren, die dem Kind besonders wichtig scheinen, dabei interessieren mich deren besondere Fähigkeiten. Wird ein Löwe als kräftiges Tier beschrieben, liegen seine Stärken auf der Hand. Als alter Löwe verfügt er möglicherweise über große Erfahrung, als junges Tier über Neugier und Unerschrockenheit, um sich Herausforderungen zu stellen. Zu einer genauen Beschreibung angeregt, entdecken Kinder Handlungsmöglichkeiten ihrer Figuren, die ihnen bisher verborgen blieben. Es entstehen Ideen, wie sie im Sinne eines Lösungsversuchs eingesetzt werden könnten.

Wirken Sandbilder sehr ausweglos und begegnet ihnen ein Kind in einer resignierten Stimmung, erkundige ich mich, wer zur Hilfe kommen könnte. Anregend wirkt dabei das Angebot an Figuren, die in Griffweite im Regal stehen. Auf der Suche nach Helfern fällt der Blick vielleicht auf einen Zauberer, der einer Geschichte eine Wendung geben könnte. Oft sind auch im Sandbild selbst Figuren präsent, die sich als Ratgeber nutzen lassen:

Carla, zwölf Jahre alt, war lange Zeit dafür zuständig, den Haushalt der Familie aufrechtzuerhalten und ihre jüngeren Geschwister zu versorgen. Bevor »das Jugendamt« kam, musste sie die Wohnung putzen, statt in die Schule zu gehen. Carla erlebte nicht nur Gewalt zwischen ihren Eltern, auch die Kinder wurden misshandelt. Dabei sorgte sich Carla vor allem um ihre jüngeren Brüder. Seit einigen Monaten sind die Kinder in einer Wohngruppe untergebracht.

In ihrem ersten Sandbild baut Carla eine Wüste, am rechten Bildrand entstehen ein Wald und eine Wasserstelle. Während dort ein Elefantenmädchen geboren wird, mit seinen Eltern von den Zweigen frisst und Wasser trinkt, steht links im Bild ein Erdmännchen auf einem Hügel und hält Wache, ein zweites kauert am Fuß des Hügels (Abb.2)

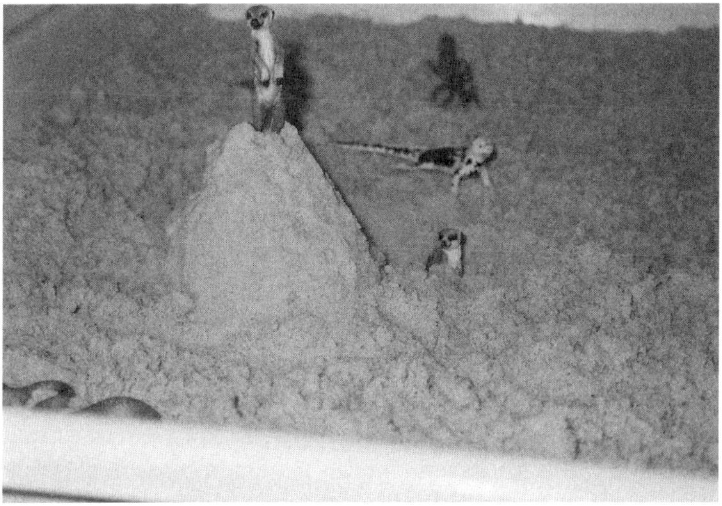

Abb. 2: In der Wüste

In Carlas Beschreibung der Erdmännchen spiegeln sich die posttraumatischen Symptome von Anspannung und erhöhter Wachsamkeit: Ständig halten sie Ausschau nach Feinden. Sie erschrecken sogar, wenn ein Insekt vorbeikommt; dabei gibt es laut Carla in der Wüste gar keine gefährlichen Tiere.

Auf meine Frage, ob nicht eins der anderen Tiere dies den Erdmännchen erklären könnte, bezieht Carla den Elefantenvater als Hilfsfigur ein. Es entwickelt sich eine Rettungsgeschichte, die mir Carla im Anschluss diktiert:

»Da ging der Vater der Elefanten zu den Erdmännchen und fragte, warum sie sich immer erschrecken: ›Weil wir Angst haben!‹

›Wovor denn, hier in der Wüste gibt es doch nichts, wovor man Angst haben muss?!‹

›Ja, wir sind ja auch nicht so stark wie du.‹

›Dann zieht doch einfach mit uns und setzt euch auf unsere Rücken.‹ Und so setzten sie sich auf ihre Rücken und zogen mit ihnen fort bis in ihre letzten Tage.« (Abb. 3)

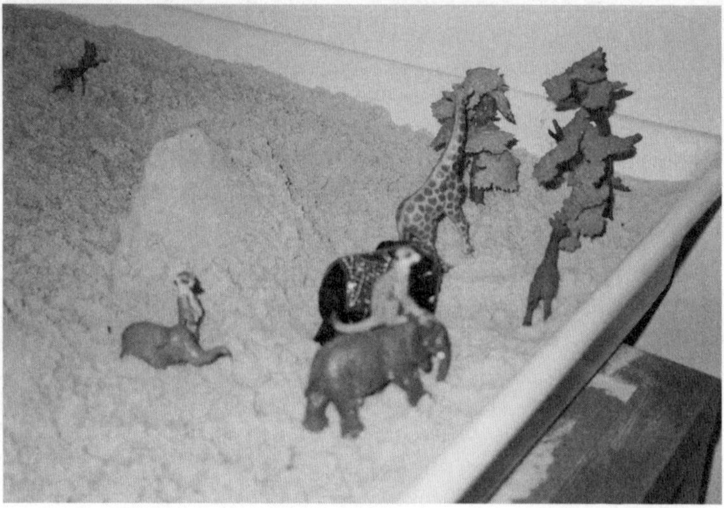

Abb. 3: Und so zogen sie mit ihnen fort bis in ihre letzten Tage

Nicht immer werden starke Tiere als Helfer gewählt, es kann auch eine »listige Fliege« sein, die über dem Sandkasten kreist und zurückmeldet, was sie in verborgenen Regionen gesehen hat. Es lohnt sich, darauf zu achten, aufgrund welcher Qualitäten Hilfsfiguren ausgesucht werden. Eigenschaften, die das Kind ihnen zuschreibt, stehen oft in Verbindung zu Fähigkeiten, die es selbst noch nicht ausreichend entwickeln konnte. Die »listige Fliege« wies beispielsweise auf Schwierigkeiten eines Jungen hin, sich in der Kommunikation mit anderen zu orientieren und deren Absichten zu entschlüsseln – später wurde ein Asperger-Syndrom diagnostiziert. Behält man solche Qualitäten im Blick, kann versucht werden, Fähigkeiten im Therapieverlauf gezielt zu fördern.

Um Lösungsideen anzuregen, lässt sich auch aus einer Metaposition über das Sandbild reflektieren. Im Selbstgespräch überlege ich, was passieren müsste, damit die Geschichte eine gute Wendung nimmt. Lieblingstiere oder Idole des Kindes lassen sich als imaginäre Ratgeber nutzen; in Form eines Reflecting Teams[9] können Sandspielfiguren Perspektiven einbringen. Dabei lasse ich Randfiguren einer Geschichte in einen Austausch darüber treten, wie sie die Situation wahrnehmen und welche Handlungsmöglichkeiten sie für die Hauptfiguren sehen. In einem Splitting kann ein Teil von ihnen auf die Seite der Veränderung gehen und zu Lösungsschritten ermutigen, während andere die guten Gründe betonen, sich zurückzuhalten und Risiken zu vermeiden. Kinder hören solchen Reflexionen meist interessiert zu und greifen für sie passende Vorschläge auf.

Die Kontextualisierung von Symptomen

Wichtig ist mir in meinen Kommentaren eine Berücksichtigung der schwierigen Umstände, denen die Figuren einer Geschichte ausgesetzt sind. Um einer generalisierenden Problemzuschreibung entgegenzuwirken, hebe ich hervor, dass sie angesichts ihrer Lage kaum anders handeln können, als sie es auf dem Sandbild tun. Dass die Menschen auf Leons Insel (S. 37) in einer geschützten Mulde Schutz suchen, statt mit ihren Booten aufs aufgewühlte Meer hinauszufahren, sagt nichts darüber aus, dass sie unter anderen Bedingungen keine mutigen Fischer wären. Ihre Angst wird kontextualisiert; ihr Verhalten würdige ich als bestmöglichen Lösungsversuch, bevor durch eine Perspektivenerweiterung noch einmal andere Ideen ins Spiel gebracht werden.

Weitere Interventionsideen und die Grenzen der Lösungssuche

Normalerweise reichen die beschriebenen Interventionen aus, um Kinder zum Weiterspielen ihrer Geschichte anzuregen.

Findet ein Kind keinen Weg aus einem Problembild, kann ihm vorgeschlagen werden, ein Wunschbild aufzubauen: einen Zustand, in dem das Problem gelöst ist und es allen gut geht. Analog zu einer Timeline-Arbeit (Schindler 1995) lässt sich die Geschichte anschließend von ihrem Ende her erzählen. Aus dem Wunschbild heraus

9 Ursprünglich wird ein Reflecting Team durch Therapeuten gebildet, die einen Therapieprozess beobachtend verfolgen und ihn in Form reflektierender Gespräche durch Ideen bereichern. Dabei werden überwiegend offene Fragen formuliert (Andersen 1990).

kann eine Figur berichten, wie sie es geschafft hat, dorthin zu gelangen. Möglicherweise kommt dem Kind dabei die Idee zu einem ersten Schritt, der im Problembild verändert werden könnte (vgl. auch die Technik der »Drei-Zustands-Bilder«, 7.5).

Wichtig ist mir, in der Spielbegleitung eine Lösungssuche nicht zu forcieren, sondern Anregungen zu formulieren. Narrative Arbeit mit Sandbildern ist dann wirksam, wenn Probleme des Kindes auf der Ebene innerer Repräsentationen angesiedelt sind, wenn sie seine Sicht auf sich selbst und seine Umwelt betreffen. Geschichten, die aus Problemszenen herausführen, können dabei helfen, einschränkende Selbstbilder aufzulösen und zu neuen Handlungsschritten zu ermutigen. Gelingt es einem Kind nicht, eine solche Geschichte zu konstruieren, liegen seine Probleme womöglich auf einer anderen Ebene.

Unlösbare Situationen in Sandbildern verstehe ich als Hinweis, zu überprüfen, ob sich in ihnen real unlösbare Lebenssituationen spiegeln, die ich bisher übersehen hatte. Sie fordern dazu auf, den äußeren Lebenskontext des Kindes noch einmal genauer in den Blick zu nehmen und zu reflektieren, ob eine weitere spieltherapeutische Arbeit das Setting der Wahl ist.

Nicht alle Geschichten sind darüber hinaus darauf ausgerichtet, Lösungen für die Zukunft zu entwickeln. Sandbildgeschichten werden auch dazu genutzt, sich die Vergangenheit neu zu erzählen und sie in einen anderen Zusammenhang zu stellen. Sandbilder, die im Verlauf solcher Rekonstruktionen entstehen, können Erinnerungsbilder überdecken und verändern. Kinder finden zu neuen Beschreibungen ihrer Geschichte; eine Aussöhnung mit schwierigen Lebensphasen kann möglich sein (vgl. 9.6).

2.4 Die Inszenierung der Sandbildgeschichte

Hat das Kind eine Idee gewonnen, wie es die im Sandbild enthaltene Geschichte weiterführen kann, beginnt die Phase der Lösungsinszenierung. Während das Sandbild vom Kind ohne mein Zutun gestaltet wurde, bleibe ich in dieser Phase an seiner Seite und begleite die Schritte, die sich im Sandkasten ereignen. Das Sandbild, in einer dichten Atmosphäre gebaut und während des Betrachtens längere Zeit stehen gelassen, gerät in Bewegung; der Sandkasten verändert sich zu einer Bühne, auf der gehandelt wird. Das Kind ist Regisseur und Akteur der sich entwickelnden Aufführung: Es bewegt die Figuren, führt Dialoge, unterlegt die Handlung mit Geräuschen. Als Therapeutin bin ich Zuschauerin und Zuhörerin der im Sandkasten inszenierten Geschichte; dabei werde ich Zeugin der dort ablaufenden Veränderungsprozesse.

Sandbildgeschichten haben oft den Charakter einer Uraufführung, bei der neue Handlungsmöglichkeiten erkundet werden. Stellvertretend agieren Figuren in einer Weise, die das Kind von sich noch nicht kennt. Ihr Handeln unterscheidet sich nicht nur von der bisherigen Selbstwahrnehmung des Kindes, sondern auch von Beschreibungen, durch die es in seinem Umfeld charakterisiert wird. Einer »dominanten Geschichte« darüber, wie ein Kind ist und wie es nach den Vorstellungen der umgebenden Systeme vielleicht auch zu sein hat, werden neue Erzählungen gegenübergestellt. Unterscheiden sie sich stark von den Erwartungen der Familie, ist eine intensive Arbeit mit dem Herkunftssystem unverzichtbar.

Narrative Therapie sucht nach Öffnungen in problem-unterstützenden Geschichten und versucht, bisher Ausgelassenes hervorzuheben. Eine davon inspirierte Neugier erlebt das Kind als Interesse, Zutrauen in die Entwicklungsmöglichkeiten von Figuren bezieht es auf sich. Während der Inszenierung von Sandbildgeschichten ist die Aufmerksamkeit des Kindes intensiv auf den Sandkasten fokussiert, in der so induzierten Trance sind Suggestionen besonders wirksam. In der Hypnotherapie werden Klienten »Stellvertreter« angeboten, durch die neue Erfahrungen in indirekter Weise miterlebt werden können; beim Sandspiel stehen solche Stellvertreterfiguren vor dem Kind im Sand. Mithilfe hypnotherapeutischer Sprachmuster lassen sich Kommentare zum Spielgeschehen so formulieren, dass sie sich gleichzeitig an eine Spielfigur und an das Kind richten (Revenstorf u. Peter 2001). Hier ergeben sich viele Möglichkeiten, »über Bande« zu spielen: den Mut einzelner Figuren zu bewundern, bedeutsame Veränderungsmomente zu markieren, Selbstbeschränkungen infrage zu stellen.

Sandbildgeschichten ermöglichen Erfahrungen von Erstmaligkeit, in ihnen finden sich »unique events« (White 2007), die einschränkende Selbsterzählungen erweitern können. »Einzigartige Ereignisse« werden in der narrativen Therapie aktiv erfragt, um ihnen ein größeres Gewicht zu verleihen (White u. Epston 1993; Freeman, Epston u. Lobovits 2000); im Sandspiel geschieht eine solche Bekräftigung bereits durch die Art der Methode. Ausnahmeerfahrungen werden nicht nur erzählt, sondern gespielt; Handlungsalternativen werden vom Kind in Aktion gesetzt. Durch das »Spielen« der Figuren nimmt es zu ihnen Verbindung auf, in Identifikation erlebt es die Geschichte mit.

Aufgabe der Therapeutin kann es sein, die Dichte der Inszenierung zu verstärken. Versetzt ein Kind die Figuren schweigend, kommentiere ich deren Aktivitäten und bewundere mutige Handlungsschritte. Um den Blick für Ressourcen zu schärfen, lasse ich mir vom Kind beschreiben, wie solche Schritte gelingen konnten. Besondere Momente hebe ich hervor, indem ich anbiete, sie durch ein Foto festzuhalten. Die Handlung wird an wichtigen Stellen angehalten, die Geschichte durch Höhepunkte strukturiert. Die Spannung lässt sich steigern, indem man vor möglichen Gefahren warnt, mit den Handelnden »mitgeht«, ihre Gefühle und Empfindungen zum Ausdruck bringt.

Mills und Crowley (1998) beschreiben, wie beim Erzählen von Geschichten verschiedene sensorische Ebenen miteinander verknüpft werden können, um einen Zugang zu blockierten Wahrnehmungskanälen freizulegen und Eindrücke stärker haften zu lassen. Bei der Arbeit mit Sandbildern ist der visuelle Sinneskanal ohnehin aktiviert, ebenso die taktile Ebene durch den Kontakt mit Figuren und Sand. In meiner Kommentierung versuche ich, weitere Wahrnehmungsebenen einzubeziehen und Abläufe sinnlich-konkret zu beschreiben, um ein assoziiertes Erleben von Veränderungsschritten zu ermöglichen.

Probehandeln im Sand

Die Inszenierung von Sandbildgeschichten ermöglicht ein Probehandeln, das Handlungsalternativen in der Realität vorbereitet. Hypnotherapeutische Ansätze nutzen seit Längerem die Möglichkeiten der Imagination; neue Forschungen bestätigen die Wirksamkeit innerer Vorstellungsbilder (Hüther 2006). Danach macht es für die Verarbeitungsweise des Gehirns keinen Unterschied, ob Handlungen real ausgeführt oder in einem emotional aktivierten Zustand imaginiert werden. Erprobt ein Kind im Sandspiel neue Lösungswege, bahnen sich auf neuronaler Ebene Verknüpfungen, auf die in Alltagssituationen zurückgegriffen werden kann. Damit sich solche Strukturen festigen können, müssen die neuen »Wege« allerdings häufiger »begangen« werden. Vor diesem Hintergrund kann es sinnvoll sein, wenn ein Kind in seinen Sandbildgeschichten ein bestimmtes Handlungsschema in immer neuen Varianten wiederholt.

Ein Probehandeln bezieht sich in der Spieltherapie nicht nur auf die Ebene innerer Vorstellungsbilder. Parallel zur Erweiterung ihrer Geschichten erproben Kinder auch in der Spielsituation selbst neue Handlungsweisen. Beim Sandspiel zeigt sich dies zunächst in der Art, wie im Sand gebaut wird: Kinder greifen kraftvoller zu und sind entschlossener bei der Figurenwahl; der Sand wird plastischer gestaltet, Sandbilder werden ausdrucksvoller.

Sind im Sand die ersten Schritte getan, wagen sich viele Kinder an Spiele, die intensivere Formen der Interaktion beinhalten. Kinder, die bisher im Kontakt zu Fremden zurückhaltend waren, nutzen den Sandkasten als Übergangsmedium, von dem aus weitere Spielmöglichkeiten erkundet werden. Bereits den Therapieraum allein zu betreten bildet für viele von ihnen ein Übergangsritual, das neue Handlungsräume eröffnet. Oft haben Kinder ein gutes Gespür dafür, wann neue Erfahrungen leichter in Abwesenheit der Eltern möglich sind. Ist die erste Hürde genommen, fordern sie den Entwicklungsraum einer Einzeltherapie manchmal regelrecht ein:

> *Lenas* Eltern sorgen sich sehr um ihre Tochter, die im Alter von fünf Jahren außerhalb der Familie kaum spricht und viele Ängste zeigt. Auch zu mir nimmt Lena bei der Begrüßung keinen Kontakt auf, folgt mir jedoch in den Therapieraum. Da sie die Sandspielfiguren interessiert betrachtet, rate ich, dass sie damit gern etwas aufbauen würde. Auf die gleiche Art finde ich auch heraus, welche Figuren sie »mitspielen« lassen möchte und wohin ich sie im Sandkasten stellen soll. Mit meiner Hilfe entsteht eine Szene mit zwei Protagonistinnen: Ein Mädchen winkt seinem Vater nach, der zur Arbeit geht; ein größeres Mädchen hat auf dem Schulweg eine Schlange vor sich liegen.
>
> In der zweiten Stunde nimmt Lena die Gestaltung des Sandbilds schon selbst in die Hand: Diesmal durchquert ein Mädchen den Sandkasten, um mit anderen Kindern Hasen zu betrachten; der Vater filmt die Stelle, an der es unterwegs an einer Schlange vorbeigehen muss. Lena spielt den Ablauf mit den Figuren durch und beginnt dabei zu sprechen.
>
> Im dritten Sandbild formt Lena zum ersten Mal die Oberfläche, bevor sie Figuren in den Sand stellt. In einer bergigen Landschaft ist das Mädchen aus der letzten Geschichte bereits bei den anderen Kindern angekommen. Im Hintergrund nehmen währenddessen Ritter, vom Vater

> gefilmt, den Kampf gegen die Schlangen auf. Die Mutter wird von ihnen weggeschickt: Beim Bekämpfen der Schlangen würde sie nur stören.
>
> In der folgenden Stunde kann Lena auch über andere Medien mit mir in Kontakt treten. Mit kräftiger Stimme teilt sie mir mit, dass sie etwas malen möchte. Mithilfe von Klappbildern, bei denen wir abwechselnd Hüte, Köpfe, Körper und Beine zeichnen, entstehen zwei Pappfiguren, »Herr Pfeifenkopf« und »Frau Zauberkettenhut«. Mit großem Spaß entwickeln wir anschließend die Geschichte eines Matrosen, der auf seiner ersten Fahrt übers Meer aus seiner Hose herauswächst. Beim Kauf einer neuen Hose trifft er eine Zauberin, mit der er sich anfreundet und tanzt.
>
> Nach diesem Spiel macht Lena ihre ersten Schritte in Geschäfte, um für ihre Familie Brötchen zu holen. Bei einer Aufführung im Kindergarten übernimmt sie eine wichtige Rolle.

Um gegenüber lange eingeprägten, dominanten Geschichten bestehen zu können, brauchen Ausnahmeerzählungen ein starkes Gewicht. Spieltherapie stellt nicht nur einen experimentellen Raum bereit, der neue Erfahrungen ermöglicht. Gearbeitet wird auch mit Methoden, die einen starken Eindruck hinterlassen. Wie in Lenas Geschichte lassen sich neue Entwicklungsschritte mit allen Sinnen aufnehmen und verankern. Ausnahmegeschichten können als »Glanzmomente« inszeniert werden, sodass sich neben der »problemgesättigten« eine »alternative Geschichte« entwickeln kann (Freeman, Epston u. Lobovits 2000, S. 88–89).

> Lena bewegt im Spiel selbst die Puppe des Matrosen, der sich von seiner Mutter verabschiedet und in See sticht. Im Bild der zu klein gewordenen Hose formuliert sie die Idee, dass ein Aufbruch in ferne Gegenden mit Wachstum in Verbindung steht. Die Rolle des Matrosen nutzt sie zum Probehandeln für den Alltag, indem sie in Geschäften nach einer passenden Hose fragt. Schließlich feiert sie ihre Erfolge, indem sie den Matrosen mit der Zauberin tanzen lässt und singt.

Wünscht ein Kind, dass ich in seiner Geschichte mitspiele, verstärkt sich der Effekt des Probehandelns. In der von ihm gewählten Rolle handelt und spricht das Kind in Ich-Form. Es kann ein Gefühl dafür entwickeln, wie überzeugend ihm dies gelingt, und erhält Rückmeldungen durch die Reaktionen meiner Spielfigur. Damit das Kind *seine* Geschichte entwickeln kann, ist es mir dabei wichtig, an seiner Seite zu bleiben, sein Tempo und seine Lösungsideen zu respektieren; für meine Figur lasse ich mir Regieanweisungen geben. Rollenspiele in

Sandbildgeschichten sind eine Ausnahme, die meisten Kinder bleiben auf der überschaubareren Ebene der Bühneninszenierung.

2.5 Hintergrundkonzepte zur Orientierung in Sandbildern

Sandbildgeschichten nehmen meist eine Entwicklung, die Kindern neue Perspektiven eröffnet. Parallel zur selbsttätigen Arbeit an den Geschichten gelingt es ihnen, Blockaden aufzulösen und in ihrer Entwicklung wieder voranzukommen.

Nicht alle Geschichten münden jedoch in eine Richtung, die für ein Kind hilfreich ist. Da ich einschränkende Muster nicht verfestigen möchte, ist es mir wichtig, ihre Entstehung auch kritisch zu begleiten. Um Kindern als Dialogpartnerin zur Verfügung zu stehen, halte ich eine eigene Sicht auf das Sandbild für eine wichtige Voraussetzung.

Vor diesem Hintergrund möchte ich Interpretationszugänge vorstellen, die in der Sandspieltherapie nach Kalff entwickelt wurden. Sie können als Hintergrundkonzepte hilfreich sein, um in Sandbildern angedeutete Konflikt- und Entwicklungspotentiale abzuschätzen und sich einem Verständnis aus verschiedenen Perspektiven zu nähern. Ob hieraus abgeleitete Annahmen zutreffend sind, ist im Gespräch mit dem Kind zu überprüfen.

Deutungsebenen in der Sandspieltherapie

In Anlehnung an Traumdeutungskonzepte Jungs unterscheidet von Gontard (2007) vier Deutungsebenen von Sandbildern:

1. Akute »Auslöser« wie einen Zoobesuch am Vortag, der vom Kind nachgespielt wird
2. »Längerfristige Einflüsse der Umwelt«, darunter alltägliche Szenen und Traumata
3. Deutungen auf der »Objektstufe«, bei der die verwendeten Symbole für andere konkrete Objekte stehen (von Gontard 2007, S. 138)
4. Deutungen auf der »Subjektstufe«: Dabei »werden alle Aspekte des Sandbildes auf den Patienten selbst bezogen und stellen symbolisch Anteile, Kräfte und Energien des Unbewussten dar« (a. a. O., S. 139).

Sandbilder verstehe ich als Ausdruck der inneren Repräsentation von Lebens- und Beziehungserfahrungen, die ein Kind gemacht hat. Thematisieren sie Konflikte aus seinem sozialen Umfeld, bietet sich an, Sandbildern mit objektstufigem Verständnis zu begegnen. Ein Anhaltspunkt für eine solche Interpretation ist gegeben, wenn sich ein Kind erkennbar mit einer der handelnden Figuren identifiziert.

> Carlas Geschichte der Erdmännchen (S. 49) ist ein Beispiel für Sandbilder, die ein objektstufiges Verständnis nahelegen. Im Erdmännchen auf dem Hügel, das für die anderen Wache hält, sehe ich Carla in ihrer Schutzfunktion für die jüngeren Geschwister. Starke Elefanten führen die Erdmännchen in ein sicheres Land: Diese Tiere wählte Carla in einer Familienskulptur auch für Mitarbeiter des Jugendamts, die ihren Eltern jetzt im Rahmen einer Intensivmaßnahme zur Verfügung stehen.
>
> Sandbilder haben immer einen Überhang an Symbolischem, Figuren lassen sich nicht eins zu eins in reale Personen übersetzen. Das Elefantenmädchen, das auf der sicheren Bildhälfte aufwächst, während die Erdmännchen ängstlich in der Wüste stehen, thematisiert möglicherweise Carlas Sehnsucht nach einer behüteten Kindheit; vielleicht auch aktuelle Geborgenheitserfahrungen in ihrer Wohngruppe. Es kann auch auf gute Momente hinweisen, in denen sich Carla von ihren Eltern versorgt fühlte.

Häufig lassen sich einzelne Figuren in einem Sandbild konkreten Personen zuordnen, während andere Bildelemente die Handlung atmosphärisch unterstreichen. Gelingt den »Hauptfiguren« einer Geschichte ein Entwicklungsschritt, können im Hintergrund Tierherden der Zukunft entgegenlaufen. Um solche Bildelemente wirken zu lassen, sollte vermieden werden, ihnen durch ein zu kognitiv ausgerichtetes Nachfragen ihre Kraft zu nehmen.

Sandbilder als Geschichten des »inneren Teams«

Bilder haben gegenüber Geschichten den Vorteil, nicht der linearen Struktur von Sprache unterworfen zu sein. Geschichten, die aus Sandbildern entstanden sind, unterscheiden sich aufgrund ihres Ursprungs von Geschichten, wie sie Kindern beispielsweise in der Hypnotherapie erzählt werden (Wirl 1999). Sie folgen nicht dem klassischen Schema eines Protagonisten, der Hindernisse überwindet und verändert daraus hervorgeht, sondern enthalten noch die »vieldimensionale Natur« der Sandbilder (Lowenfeld 1969, S. 444): In Leons Geschichte des hungrigen Hais werden nicht nur die Menschen im

Boot gerettet, auch der Hai wird satt und bleibt in Freiheit; die Kinder lernen schwimmen (S. 37).

In ihrer Struktur entsprechen viele Sandbildgeschichten dem therapeutischen Konzept des »inneren Teams« (Schwartz 1997; Schmidt 2004), bei dem es darum geht, Persönlichkeitsanteile in ein neues Gleichgewicht zu bringen. Leon gelingen Lösungen, weil er in seinen Geschichten einen solchen Ausgleich vollzieht. Auch seine Geschichte vom »Stein des Lebens« legt einen subjektstufigen Interpretationszugang nahe. Sie geht gut aus, weil eine neu ins Spiel gebrachte Figur ihre Bedürfnisse anmeldet:

> Indem der durstige Mann sich Wasser beschafft, befreit er die Inselbewohner von ihrer Angst, ins Meer geweht zu werden; der (erlebnis-)hungrige Teil muss wachsen, damit sich die Wellen legen können und die Angst zurückgehen kann. Die Angst zu bekämpfen wäre ein Lösungsversuch, den die Menschen auf Leons Insel schon immer erfolglos betrieben haben. Im experimentellen Raum des Sandkastens verbindet sich Leon mit seinen expansiven Bedürfnissen. Wenn er ihnen Raum gibt, löst sich die Angst auf.

Versteht man Bildelemente als Ausdruck von Persönlichkeitsanteilen eines Kindes, erscheint es bedenklich, wenn Lösungsversuche *gegen* Teile von Sandbildern unternommen werden. Als Therapeutin rege ich solche Ideen nicht an.

Um dies zu verdeutlichen, möchte ich mich noch einmal auf Leons Sandbild beziehen, in dem ein Boot vom Hai bedroht war. Um die Menschen im Boot zu retten, könnte es naheliegen, Interventionsideen gegen den Hai zu richten. Vorschläge, ihn zu fangen oder womöglich zu töten, hätten jedoch Leons Lösungsidee blockiert. Der Hai (als Symbol für neu zu entwickelnde Seiten an Leon) wäre von mir abgelehnt worden, möglicherweise hätte Leon diese Seiten später nicht mehr gezeigt.

Mit Blick auf ein subjektstufiges Verständnis von Sandbildern wähle ich offenere Formulierungen. Die Frage, ob noch irgendetwas passieren könnte, um die Menschen an Bord zu retten, gibt auch Leons Lösungsgeschichte Raum. Lösungen im Sinne eines »inneren Teams« können meist gut angeregt werden, indem man nach Bedürfnissen der Figuren fragt. Leons Hai ging es nicht darum, gezielt Menschen zu töten, er war offensichtlich hungrig. Die Gefahr für die Menschen wurde von Leon gebannt, indem er sich auf dieses Bedürfnis bezog; der Hunger wurde durch Haifutter gestillt.

Richten sich Kinder in ihren Geschichten selbst gegen Teile ihres Sandbilds, kann es angezeigt sein, zu intervenieren und die Lösungsrichtung zu hinterfragen (vgl. 2.6).

Raumsymbolische Deutungsmodelle für das »Lesen« von Sandbildern

In der Sandspieltherapie nach Kalff wurden verschiedene Deutungsschemata entwickelt, denen zufolge die Positionierung von Figuren in einem Sandbild Anhaltspunkte für ein Verständnis geben kann. Die Zuordnungen sind zum Teil weit von dem entfernt, worauf ich mich in Sandbildern beziehe[10]; einzelne Aspekte schließe ich jedoch in meine Orientierung ein. Unter anderem achte ich darauf, in welcher Richtung Figuren unterwegs sind, wie die Ecken besetzt sind und was im Zentrum eines Bildes steht.

Entwicklungsrichtung von links nach rechts

In der westlichen Kultur, in der von links nach rechts geschrieben und gelesen wird, hat sich aus Sicht kunsttherapeutischer Interpretationsansätze eine Darstellungsweise herausgebildet, in der die Vergangenheit links und die Zukunft rechts angeordnet ist. In Filmszenen, Comics und Bildern wird auf dieses Schema zurückgegriffen. Ist im Sandkasten eine Bewegung von links nach rechts angedeutet, lässt sich vermuten, dass es sich um eine Bewegung in Richtung Zukunft handelt.

Geht eine Bewegung von links unten nach rechts oben, folgt sie einer »Entwicklungsachse«: Im unteren, vom Kind aus vorderen Teil des Kastens wird der Bereich des unbewussten Erlebens lokalisiert, im oberen Teil der Bereich des Bewusstseins und Intellekts.

Meine Erfahrung mit Sandbildern deckt sich weitgehend mit den beschriebenen Hinweisen. Schätze, die gesucht werden, sind bevorzugt am rechten oberen Bildrand versteckt. Leons Brücke in das »sicherere Land« führt in die Zukunftsrichtung, auch Carlas Erdmännchen werden von den Elefanten nach rechts getragen. Hindernisse sind dagegen oft quer zur Entwicklungsachse angeordnet. Beobachte ich, wie sich Figuren immer wieder mühevoll zur rechten Bildseite durchkämpfen, kann die Zukunftshypothese helfen, den Geschichten geduldiger zu folgen.

---

10 So wird unter anderem die Frage erörtert, in welchem Quadranten sich üblicherweise ein Mutter- oder Vaterarchetyp zeigt (von Gontard 2007, S. 139 ff.).

Daneben registriere ich, an welchen Stellen im Bild bestimmte Symbole auftauchen und wie sich diese Bildregionen im Verlauf von Sandbildern verändern. Oft lässt sich auch hieran eine Entwicklung ablesen:

> In *Maltes* Sandbild durchqueren Tiere einen Fluss, weil auf der gegenüberliegenden Seite ein Spielplatz sein soll. Ein Krokodil und eine Schildkröte wollen den Weg erkunden und später ihre Kinder nachholen, um dort mit ihnen zu spielen. Sie sind auf der »Entwicklungsachse« unterwegs: Ihr Ziel liegt in der oberen rechten Ecke des Sandbilds, der Fluss verläuft quer zu ihrer Zielrichtung. Dort, wo sie den Spielplatz erwarten, ist jedoch ein roter Feuerblitz eingeschlagen. Es brennt, nur eine kleine Stelle am anderen Flussufer ist nicht von Flammen bedeckt. Dort könnten die Tiere an Land gehen.
>
> Malte lässt sein Sandbild unverändert stehen: Es braucht noch Zeit, bis das Feuer niedergebrannt ist. Er ist aber überzeugt, dass das Land später nutzbar sein wird und man auf dem Spielplatz spielen kann. Bevor er sich vom Sandkasten abwendet, lässt er einen kleinen Rochen durch einen Feuerring ans Ufer springen: Eine Kinderfigur geht den Eltern voraus.
>
> In Maltes nächstem Sandbild steht dort, wo der Rochen ans Ufer sprang, ein Pinguin in einem See. Wo der Blitz eingeschlagen war, sieht man die Folgen eines Vulkanausbruchs. Der Vulkan ist erloschen, aber die Lava noch heiß. Wind weht Lava in den See des Pinguins. Er springt rechtzeitig zur Seite, die Lava kühlt im Wasser ab. Zusätzlich beginnt es zu regnen. Hinter dem Pinguin stehen weitere Tiere. Auch sie warten, bis der Boden so weit abgekühlt ist, dass sie ihr Ziel auf der rechten Bildseite erreichen können.
>
> Direkt anschließend baut Malte ein Sandbild, dessen Oberfläche von Wasser bedeckt ist. Eine Gruppe von Tieren schwimmt vorbei, um für einen Seehund ein größeres Land zu finden. Diesmal warten die Tiere nicht ab, sondern setzen sich aktiv in Bewegung. Eine Insel haben sie übersehen, aber die wäre dem Seehund ohnehin zu klein gewesen. Sie schwimmen nach rechts, der Zukunft entgegen. Malte ist sich sicher, dass sie dort ein gutes Land finden werden.

Gefährliche Stellen, Löcher, in die man fallen, oder Seen, in denen man ertrinken kann, finden sich gehäuft am linken Bildrand, auf der Vergangenheitsseite von Sandbildern. Gerät eine Stellvertreterfigur des Kindes dort in Gefahr und wird von den Eltern gerettet, ergeben sich Möglichkeiten zur Aussöhnung mit schwierigen Lebensphasen. Manchmal gelingen in Sandbildern Szenen, die an Konzepte einer »Nachbeelterung« erinnern (vgl. 5.5):

Vincent, acht Jahre alt, hat in den letzten Jahren einen großen Teil seiner Sehkraft verloren, erst in jüngster Vergangenheit haben ihm Operationen wieder zu klarerem Sehen verholfen. Zusammen mit einer hohen Impulsivität und schnellem Tempo bewirkten seine Wahrnehmungsprobleme, dass er in Schule und Familie häufiger »aneckte«.

Im Sandkasten baut Vincent aus blauer Folie einen großen See. Er füllt ihn mit Wasser und schüttet Sand hinein, um das Wasser einzutrüben. Einen großen Teil der Therapiestunde verbringt er anschließend damit, durch Rohre Luft ins Wasser zu pusten, damit es wieder klar wird. Symbolisch setzt er sich mit der Behinderung und Heilung seiner Sehkraft auseinander.

Am linken Bildrand ist während des Bauens ein Loch entstanden, aus dem Vincent Sand für das Eintrüben des Wassers genommen hat. Er umstellt es mit Warnschildern, damit niemand »aus Versehen« hineinfällt (Abb. 4).

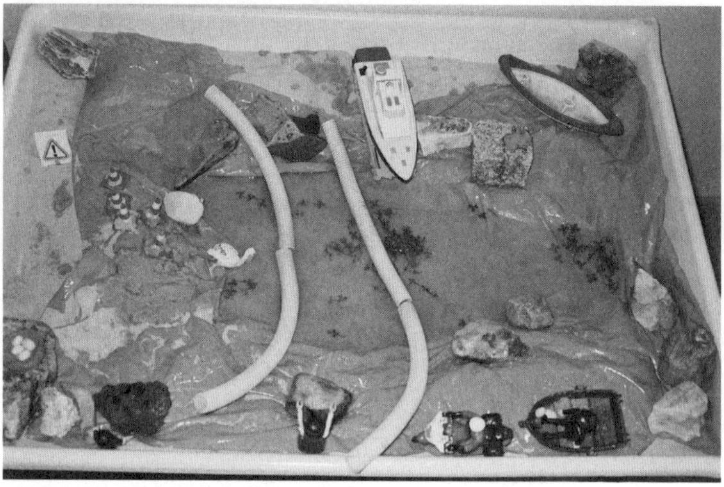

Abb. 4: Ein gefährliches Loch

Die Szene, die ich schließlich auf dem Foto festhalten soll, zeigt noch eine weitere Gefahr: Ein Kind ist aus einem Boot gefallen und droht im See zu ertrinken.

Vincent gibt seiner Geschichte ein gutes Ende: Die Eltern sind rechtzeitig zur Stelle, um das Kind zu retten und wieder ins Boot zu ziehen. Auf dem Abschlussbild sitzen sie neben dem gefährlichen Loch, an den linken Rand des Sandkastens gelehnt. Noch erschöpft und mit Sand beschmiert halten sie ihr Kind auf dem Schoß (Abb. 5).

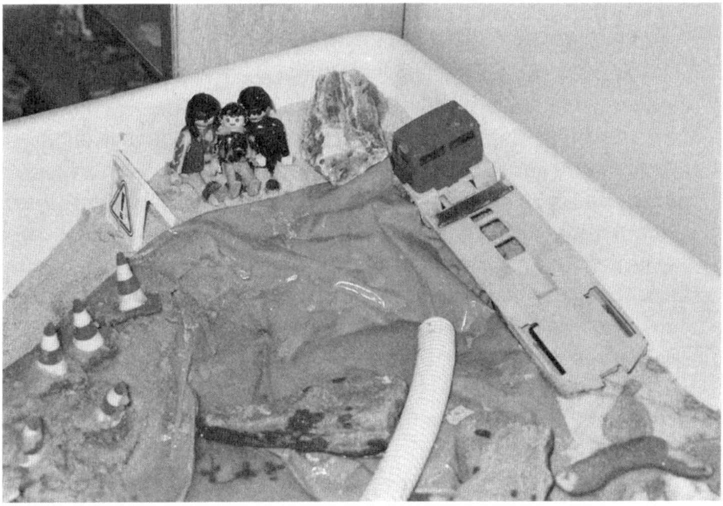

Abb. 5: Das Kind wird gerettet

Sich gegenüberstehende Polaritäten

Ein weiteres raumsymbolisches Deutungsschema beschreibt, dass Polaritäten und Gegensätze häufig in gegenüberliegenden Ecken des Sandkastens angeordnet werden (von Gontard 2007, S. 145). Nach diesem Konzept kann es sinnvoll sein, auf die Ecken von Sandbildern zu achten. Stehen sich Figuren diagonal gegenüber und ist diese Anordnung betont, kann dies auf einen Konflikt hindeuten. Mich interessiert dabei vor allem, wie sich ein Kind in einer solchen Konstellation verortet. Identifiziert es sich mit einer Figur außerhalb der beiden Ecken, achte ich darauf, wie sie zu den Konfliktparteien positioniert ist und wie es ihr in diesem Spannungsfeld ergeht:

Markus wählt in einer Sandbildskulptur für sich das Bild eines Löwen, der allein in der Wüste steht. Er blickt abwechselnd zum Wald, wo Vater und Bruder als Affen leben, und zu einem See, wo die Mutter als Delfin Abkühlung sucht. Die Orte von Vater und Mutter liegen weit auseinander in entgegengesetzten Ecken des Bildes, er steht zwischen ihnen und weiß nicht, zu wem er sich hinwenden soll. An seinem Platz findet der Löwe keine Ruhe, er springt von einer Seite zur anderen. Dabei wird ihm so heiß, dass er sich im Sand eingraben muss.

Markus, zwölf Jahre alt, ist in der Schule wegen aggressiver Verhaltensausbrüche aufgefallen. Zu Hause fühlt er sich für seine Mutter verantwortlich, die vor Kurzem eine schizophrene Episode durchlebt hat; das Verhältnis zwischen den Eltern ist angespannt.

Markus nennt sein Sandbild »Drei Lebensräume«. Beim Betrachten entwickelt er Empathie für den Löwen, dem es in der einsamen Position zwischen den Eltern nicht gut geht. Nach seinem Wunschbild gefragt, lässt Markus aus einem Felsen beim Wald eine Quelle entspringen; ohne dies bewusst zu benennen, zeigt er, von wo er sich eine Lösung erhofft. Aus dem Gebiet des Vaters fließt ein Fluss zum See der Mutter; er stellt eine Verbindung her, die ermöglicht, dass die Familie zusammenfindet. Der Delfin kann den Fluss hinaufschwimmen, die Affen kommen aus dem Wald. Markus ist aus dem Spannungsfeld zwischen den Eltern herausgenommen: Der Löwe kann trinken und sich endlich abkühlen.

Auch wenn eine solche Entwicklung in der Realität nicht leicht umzusetzen ist, hat Markus durch die Skulptur ein verändertes Selbstbild gewonnen. Das wilde Verhalten des Löwen wurde in einen Kontext gestellt. Er springt nicht herum, weil dies seinem Wesen entspricht, sondern weil er sich zurzeit auf schwierigem Gelände befindet. Die weitere Therapie kann hieran anknüpfen.

Zentrierung und Kreissymbolik

In der Sandspieltheorie wird besonders auf Bildinhalte im Zentrum eines Sandbilds geachtet. Steht dort eine einzelne Figur, die sich gegenüber den anderen heraushebt, wird ihr eine besondere Bedeutung zugeschrieben. Dies gilt auch für symbolische Handlungen, die sich im Zentrum eines Bildes vollziehen. Wird dort eine Brücke überquert, gilt dies als Hinweis auf einen wichtigen Übergang in der Selbstentwicklung des Kindes.

Bilder, die sich durch eine besondere Zentrierung und Kreissymbolik auszeichnen, entstehen meist erst im späteren Verlauf und sind in der Orientierungsphase von Sandspielprozessen weniger von Bedeutung. Als typische Abschluss- und Ressourcenbilder möchte ich sie daher an anderer Stelle vorstellen (vgl. 2.6).

2.6 Sandspiel im Therapieverlauf

Baut ein Kind im Therapieverlauf mehrere Sandbilder, lässt sich in ihnen meist eine Entwicklung ablesen, die Erweiterung und Wachstum beinhaltet. Oft tritt ein Grundmotiv zutage, das sich durch die Bilder zieht. Bei Leon (S. 37f.) zeigt sich ein solches Motiv in dem Wunsch, Wasser zu einem sicheren Element werden zu lassen. Nach der Rettung vor dem Hai können Kinder in einer abgegrenzten Ecke des Meeres schwimmen lernen; als sich das Meer beruhigt hat und der »Stein des Lebens« aufgetaucht ist, können Boote in See stechen. In späteren Sandbildern tritt die Freude am Wasser noch stärker in den Vordergrund: Kinder entdecken im Gebirge eine Öffnung zum Meer, aus der sie über eine Rutsche ins Wasser gleiten; Leon nennt diese Geschichte »Das Erwachen des Frühlings«.

Häufig findet sich in einer Serie von Sandbildern eine Figur, die einen Wachstumsprozess durchlebt. Ein Frosch kann immer deutlicher zeigen, was er mit seinem Quaken ausdrücken möchte; ein Baum kann grüne Blätter bekommen. Dabei entstehen Metaphern, die sich auch im Leben des Kindes außerhalb der Therapie gut nutzen lassen.

Sandbilder können auch untereinander in Beziehung gesetzt werden. Gerät ein Prozess ins Stocken, kann man Lösungen aus früheren Sandbildern heranziehen. Hilfsfiguren, die im Verlauf der Geschichten Bedeutung erlangt haben, lassen sich einsetzen, um Lösungsschritte auf den Alltag zu übertragen. Ein Frosch, der lange ruhig sitzen kann, um im genau richtigen Moment seine Beute zu fangen, kann auf dem Pult in der Schule daran erinnern, dass hier die Zeit zum »Sitzen« gekommen ist.

Die Überprüfung der Lösungsrichtung

Im Therapieverlauf können sich Perspektiven auch verengen, Sandbildgeschichten können in immer gleichen Mustern verharren. Meist geht eine solche Stagnation mit Kämpfen einher, in denen eine wirkliche Lösung nicht zu finden ist.

Mit Hinblick auf ein subjektstufiges Verständnis von Sandbildern bin ich vorsichtig, wenn von einem Kind eine Seite seines Bildes »verteufelt« wird. Kämpft es einen Gegner brutal nieder, verletzt es möglicherweise eigene, abgewertete Anteile. Einer Lösungsbewegung, die von destruktiven Emotionen getragen wird, schließe ich mich nicht an, ohne meine Distanzierung kenntlich zu machen.

Bildteile, gegen die sich ein Kind richtet, können auch als Externalisierung eines Problems verstanden werden. Aus dieser Sicht hat im Sandbild eine Aufteilung stattgefunden: Dem Protagonisten des Kindes stehen Figuren gegenüber, die sein Problem symbolisieren.

In der Geschichte der narrativen Therapie hat sich der Umgang mit externalisierten Problemen verändert. Wurden in der Anfangszeit Probleme als »Monster« bekämpft, wandelte sich dies zu einer Haltung, die auf Kooperation und Verständnis gerichtet ist. Wichtige Veränderungsimpulse lassen sich aus der Frage gewinnen, welche Bedürfnisse auf »Monsterseite« nicht befriedigt sind, die zu seinen Aktionen Anlass geben. Aufgegriffen wird dies in der Idee, Problemfiguren durch Geschenke freundlicher zu stimmen (so in der Cartoontherapie; vgl. 7.3).

Begleite ich Kinder in einem Prozess, der sich in der oben beschriebenen Art gegen Teile des Bildes richtet, fokussiere ich auf die Bedürfnisebene. Ich versuche, herauszubekommen, weshalb sich die vom Kind favorisierte Seite gezwungen sieht, destruktiv gegen ihre Kontrahenten vorzugehen. Gleichzeitig frage ich auch danach, worum es der Gegenseite gehen könnte. Kann das Kind dies nicht formulieren, steuere ich Ideen bei.

Eine Einfühlung in beide Seiten kann die Lösungsrichtung entscheidend ändern. Sie ist auch hilfreich, wenn sich ein Sandbild objektstufig verstehen lässt und Konflikte im Beziehungsgefüge des Kindes thematisiert. Fragen fördern eine Versprachlichung aggressiver Impulse und können Lösungsideen nahelegen:

> *Janniks* Sandbild zeigt ein Rhinozeros, das im Wasser auf einen Wal eintritt und ihn mit seinen Vorderbeinen auf den Meeresboden drückt. Ich erfahre, dass das Rhinozeros von Seeigeln zur Hilfe geholt wurde, weil der Wal sie nicht mehr im Meer dulden will. Die kleinen Fische stehen auf der Seite der Seeigel, sie fühlen sich von ihnen nicht gestört.
>
> Ich schließe mich zunächst Janniks Lösungsidee an: Ohne die Hilfe des Rhinozerosses hätten die Seeigel gegen den Wal keine Chance gehabt. Gleichzeitig bedaure ich, dass sich Seeigel und Wal nicht auf andere Art verständigen konnten: Vermutlich sprechen sie unterschiedliche Sprachen.
>
> Jannik weist mich darauf hin, dass Seeigel gar nicht sprechen können. Es entsteht die Idee, dass das Rhinozeros ihnen auf andere Art helfen könnte. Mit ihm als »Übersetzer« spricht Jannik aus, was die Seeigel dem Wal gern gesagt hätten: Sie haben das gleiche Recht dort zu leben wie er, es ist genug Platz für alle da.
>
> Im Familiengespräch benennt Jannik kurz darauf Punkte, in denen er sich von seinen Eltern übergangen und aufgrund seiner Symptome abgelehnt fühlt. Gemeinsam treffen sie eine Übereinkunft, durch die im Alltag ein respektvollerer Umgang etabliert werden kann.

Wenn sich im Therapieverlauf keine Entwicklung abzeichnet und Sandbildgeschichten ungünstige Muster verfestigen, kann es nötig sein, sich gegen die Lösungsrichtung eines Kindes zu stellen. Ich teile dem Kind meine Gefühle mit und beschreibe, warum es mir schwerfällt, die von ihm gespielten Geschichten mit anzusehen. Manchmal verlasse ich dabei auch die Symbolebene. Ich äußere meine Bedenken und formuliere, welche Bezüge ich zum familiären Hintergrund des Kindes sehe.

Mario, zehn Jahre alt, lässt in seinen Sandbildern regelmäßig einen besonders mächtigen Anführer auf eine Gruppe von Gegnern treffen. Das Blatt wendet sich zu deren Gunsten; der Angreifer wird auf brutale Weise niedergemacht. Er wird in den Sand gestampft, auf ihm wird herumgetrampelt, bis nichts mehr von ihm zu sehen ist.

Marios Vater hat nach gewaltsam eskalierten Auseinandersetzungen die Familie verlassen. In der Beschreibung der Mutter wird die Gewalt personalisiert; im Kontext von Abwertung und Streit begangene Handlungen werden dem Vater als Wesensart zugeschrieben. Ohne die miterlebten Szenen in der konfliktreichen Trennungsphase der Eltern verorten zu können, wird jede heutige Annäherung des Vaters von Mario als bedrohlich empfunden. Da es keine Besuchskontakte gibt, kann er nicht überprüfen, ob sich sein Vater in einem anderen Kontext anders verhalten würde. Die fehlende Unterscheidung zwischen Handlung und Person und zwischen damals und heute birgt die Gefahr einer Retraumatisierung, sobald Mario dem Vater begegnet.

In Marios Sandbildern reproduziert sich dieses Wahrnehmungsmuster.

Als sich ein Ritter einem Indianerstamm nähert, um auszukundschaften, ob die Indianer Schätze gefunden haben, und dabei sofort vernichtend geschlagen wird, teile ich Mario mit, dass mich die Situation des Kundschafters an seinen Vater erinnert. So wie er sich für die Schätze der Indianer interessiert, möchte sein Vater vielleicht wissen, wie sich sein Sohn entwickelt hat, wenn er auf Mario zukommt.

Darüber hinaus stelle ich infrage, wie sich die Indianer sicher sein konnten, dass der Ritter in feindlicher Absicht kam: Sie haben als Erste auf ihn geschossen. Mario antwortet, der Häuptling habe früher schon einmal schlechte Erfahrungen mit ihm gemacht. Die meisten Indianerstämme schlossen sich daraufhin dem Kampf an, nur ein Stamm ist ihm fern geblieben: Er hat selbst nichts Schlechtes mit dem Ritter erlebt.

In den folgenden Sandbildern versucht ein Dinoskelett, eine Mauer in der Mitte des Sandkastens einzurennen. Sobald es durch die Mauer bricht, wird es beschossen. Diesmal bringt Mario beiden Seiten Verständnis entgegen; er erkennt Wechselwirkungen in ihren Handlungen. Die Menschen schießen auf das Dinoskelett, weil sie vor ihm erschrecken. Weil es beschossen wird, geht es zum Kampf über. Wieder liegen am Ende viele Leichen im Sand.

Anschließend überlegen wir, wie man eine solche Eskalation verhindern könnte. Ich erfahre, dass der Dino einen in Ruhe ließe, wenn man »nur dumm rumsitzt«. Auf meine Aufforderung hin spielt Mario auch diese Variante der Geschichte. Als »Rumsitzer« wählt er dafür eine möglichst muskulöse Soldatengestalt. Im Kontakt mit dem Dino entwickelt sich ein von beiden Seiten gewünschter Spaßkampf, wie ihn Mario vielleicht gern mit seinem Vater erleben würde.

Umgang mit nicht endenden aggressiven Kämpfen

In der Sandspieltherapie wird gefordert, Sandbilder ohne Bewertung zu akzeptieren. Nach Lowenfeld können »überschüssige emotionale Energien im symbolischen Spiel ein Ventil finden«; es ermögliche, sich »des nicht-realistischen Charakters seiner aggressiven Impulse« zu versichern (Lowenfeld 1931, S. 226, zitiert nach Mitchell u. Friedman 1997, S. 38).

Auch bei einer narrativen Anwendung des Sandspiels verbleiben aggressive Impulse im begrenzenden Rahmen des Sandkastens. Sie erhalten jedoch einen anderen Ausdruck, wenn sie nicht nur im Bild angedeutet sind, sondern in Handlungen überführt werden. In der Begleitung von Sandbildgeschichten kann man mit Tötungsszenen konfrontiert werden, die mit einer Geräuschkulisse aus Computerspielen unterlegt sind. Dies »bedingungslos« (ebd.) zu akzeptieren, ist mir nicht möglich. In der Massivität der Darstellungen liegt jedoch auch die Chance, an das Erleben des Kindes Anschluss zu finden.

Nicht endendes aggressives Spiel kann mit Traumaerleben assoziiert sein. Kinder können in Aggressionen verharren, weil ihnen dies aufgrund biografischer Erfahrungen größtmögliche Sicherheit bietet. Es entstehen aversive Gefühle von Ärger und Langeweile, die wohl den meisten Kindertherapeuten bekannt sind.

> »Das Kind hat uns auf die Opferseite gebracht – aber wir wollen verständlicherweise nicht spüren, wie sich das anfühlt. Therapeuten neigen in dieser Situation zu Ausweichmanövern wie Kompromissverhandlungen, Vorschlägen, Ablenkungen, Strukturierungen, womöglich moralisierenden Äußerungen … Aber all das führt in eine Sackgasse, weil das Kind über kurz oder lang doch immer wieder gedrängt ist, sein inneres Drama zu inszenieren.« (Weinberg 2005, S. 215)

Therapeutische Zugangsmöglichkeiten setzen voraus, sich auf die Figuren affektiv einzulassen, die in solchem Spiel auf der Opferseite stehen. Ihre Gefühle von Machtlosigkeit und Ausgeliefertsein ins Spiel einzuführen, kann starre Wiederholungen unterbrechen. Möglich sind Selbstgespräche in der Rolle der Figuren (»Jetzt sitze ich hier im dunklen Keller. Was hat er wohl vor? Ich habe solche Angst ...«) oder in einer Metaposition (»Du, mal gerade Spielstopp. Ich merke, wie grausam das für die Sanne ist ...«). Beide Interventionsformen (a. a. O., S. 216) konfrontieren Kinder mit bisher abgewehrten Anteilen des Erlebens, ihre Anwendung setzt daher therapeutische Sicherheit voraus.

Kampfhandlungen zu spielen kann tranceinduzierend wirken. Lassen sie monoton Gegner auf Gegner aufeinandertreffen, haben sich Kinder von der Entwicklung einer Geschichte weit entfernt. Es ist eine Situation entstanden, wie ich sie in der Kindertherapie gern vermeiden möchte: Das Kind spielt beziehungslos vor sich hin.

Der Einstieg über eine Sandbildgeschichte ermöglicht es, ein Kind wieder an den Beginn der Handlung zurückzuholen. Ich frage es, ob es seine Geschichte noch in der Hand hat, oder ob sich im Sandkasten eine »Kriegslogik« breitgemacht hat, in der niemand mehr sein Handeln selbst bestimmt. Der Bezug auf ihr Autonomiebedürfnis motiviert viele Kinder, wieder in die Rolle des Regisseurs zurückzukehren. Die Entwicklungsrichtung der Geschichte kann reflektiert werden, oft wird sie auf neue Art weitergeführt.

Bleiben Kinder dabei, Kampf zu inszenieren, ist es meist sinnvoll, den Sandkasten zu verlassen und die Spielebene zu wechseln:

David, neun Jahre alt, hat den Sandkasten mit Figuren vollgestellt, die sich zum Kampf gegenüberstehen. Fragen zum Hintergrund bleiben ohne Antwort, stattdessen führt er mir vor, wie Tiere und Menschen im Zweikampf sterben. Abwechselnd wirft er Getötete beider Seiten in einen Korb; mit Einfühlung in die Opfer kann ich David nicht erreichen.

Mit dem Hinweis, dass ich die Situation unerträglich finde, interveniere ich mit einer »höheren Macht«. Ich lasse Engel und einen Zauberer im Kriegsgebiet landen. Obwohl sie von mir als unzerstörbar definiert wurden, verschwinden sie sofort getötet im Korb.

Damit bin ich bei einem Gefühl von Hilflosigkeit angelangt, das ich David auch mitteile. Auf die Frage, ob es irgendetwas gibt, was das Töten stoppen könnte, fällt sein Blick auf die Handpuppen: Es müsste etwas Größeres sein.

Vom Sandbild gehen wir zur Begegnung mit Handpuppen über; David tritt aus der Einsamkeit des Sandspiels heraus. Rollenspiele thematisieren Traumatisierungen in Davids Familiengeschichte, doch in diesen Spielen ist er nicht mehr allein. In einer Zeitreise verhindern wir als Ritter Taten der Vergangenheit, Wunden werden symbolisch geheilt. Auch im Rollenspiel sind immer wieder Kämpfe nötig; aus stereotypem »Spiel« sind jedoch Geschichten geworden.

Die Beendigung von Sandspielprozessen

Damit ein Kind seine Beschäftigung mit einem Sandbild »rund« abschließen kann, ist ein gutes Timing wichtig. Wenn Kinder ihre Sandbilder noch ausschmücken, aber eine zentrale Aussage bereits zu erkennen ist, erinnere ich an die Zeit. Ich weise rechtzeitig darauf hin, dass sie zum Ende kommen müssen, wenn sie die Geschichte noch weiterspielen wollen. Möchte ein Kind sein Sandbild zeigen, muss auch dafür ausreichend Zeit eingeplant werden.

Das Ende der Sandbildgeschichte halte ich auf einem Foto fest. Anhand meiner Aufzeichnungen vergewissere ich mich, ob ich alles dem Kind Wichtige erfasst habe. Bei komplexen Geschichten kann es sinnvoll sein, den Hauptstrang der Handlung gemeinsam zu rekonstruieren. Manche Kinder diktieren mir anschließend eine Version zum Mitschreiben, mit der aus Märchen bekannten Einleitung »Es war einmal ...«. Günstig wirkt sich aus, dass die Handlung sprachlich in die Vergangenheit verlegt wird; auch die Problemsituation des Ausgangsbilds wird in Vergangenheitsform geschildert.

In der narrativen Therapie wird der »Absicherung alternativen Erzählens« großer Wert beigemessen (Grossmann 2003, S. 118). In der Sandspieltherapie entstehen neue Erzählungen nicht nur flüchtig im Raum, sondern können durch Fotos und Texte gesichert werden. Um ihnen über die Therapie hinaus Bedeutung zu verleihen, stelle ich für jedes Kind eine Mappe zusammen, in der seine Bilder und Geschichten gesammelt sind.

Abschluss- und Ressourcenbilder

Während einer Therapie verändern sich die Sandbilder, sie schließen an frühere Lösungen an oder bearbeiten Themen auf einer neuen Entwicklungsstufe. Betrachtet man Sandbilder im Therapieverlauf, bilden sie zusammen eine große Geschichte. Auch sie hat einen Abschlussteil.

Geht ein therapeutischer Prozess seinem Ende zu, ist dies an den Sandbildern abzulesen. Es finden sich Rückblicke auf Situationen, die gut ausgegangen sind: Bei Leon filmte ein lange verschütteter Arbeiter, wie seine Rettung gelang (S. 38). Oft stellen sich Figuren wie für ein Abschiedsfoto auf, nachdem ihre Arbeit getan ist. Dabei zeigt sich der Stolz auf eine bewältigte Entwicklungsphase:

> *Max,* sieben Jahre alt, hat in seiner Therapie viele Ängste überwunden. Sein letztes Sandbild zeigt Pumuckl, der in den Wald reitet und dort wilden Raubtieren begegnet. Früher hat er gegen diese Tiere gekämpft, jetzt sind sie seine Freunde geworden. Die letzte Szene zeigt ihn im Kreis der neuen Freunde, der Kamera zugewandt.

Sandbilder, in denen ein Kind seine Stärken präsentiert, weisen darauf hin, dass über ein Ende der Therapie nachgedacht werden kann. Im Anschluss an einen Sandspielprozess wenden sich Kinder häufig kreativen Medien zu, in denen sie ihre neu gewonnenen Ressourcen noch einmal bekräftigen. Werden nach einer intensiven Sandspielphase nur noch Regelspiele ausgewählt, werte ich dies als Indikator, dass zurzeit keine weiteren Themen zur Bearbeitung anstehen.

Oft entstehen gegen Ende einer Sandspieltherapie Bilder, die durch eine besondere Zentrierung gekennzeichnet sind. In der Sandspieltherapie nach Kalff wird in dieser Phase auf Symbole geachtet, die eine »Selbstmanifestation« zum Ausdruck bringen. Als Selbstsymbol gilt ein Kreis, daneben alle Figuren, die Gegensätze wie weibliche und männliche Aspekte in sich verbinden. Kalff ging davon aus, dass »das ›Selbst‹ des Kindes sich erst im Kleinkindesalter vom ›Selbst‹ der Mutter ablöst und konstelliert« (von Gontard 2007, S. 81). Sie nahm an, dass eine solche »Konstellation des Selbst« in Sandbildern nachgeholt werden könne, falls sie aufgrund schwieriger Entwicklungsbedingungen zuvor nicht möglich war.

Aus heutiger Sicht sind diese Annahmen Kalffs nicht haltbar. Zentrierte oder kreisförmige Darstellungen können dennoch einen Hinweis darauf geben, dass sich ein Kind innerlich mehr zentriert und seinen Mittelpunkt gefunden hat. Sie können ausdrücken, dass es seine Grenzen besser spürt und besser schützen kann. Möglicherweise stellt es sich selbst mehr in den Mittelpunkt, erlebt sich stärker als Akteur und weniger den Handlungen anderer ausgeliefert:

Murat stellt einen König in die Mitte einer kreisförmigen Burganlage, die von Wasser umgeben ist. Um ihn herum stehen in zwei Ringen Ritter zu seiner Verteidigung bereit.

Murat braucht einen solchen geschützten Ort, da er sich in der Vergangenheit gegen Angriffe von Mitschülern nicht wehren konnte. Dass er an »innerer Sicherheit« gewonnen hat, zeigt sein Kommentar zu den Booten, die außerhalb der Insel im Wasser schwimmen: Dabei handelt es sich nur zum Teil um Feinde; in einigen Booten nähern sich auch Freunde des Königs.

Wenn Kinder nicht mit größeren Problemen belastet sind, können sich zentrierte Sandbilder mit Selbstsymbolik auch schon zu Beginn einer Therapie zeigen:

Vanessa, acht Jahre alt, befürchtet, im Schlaf von den Wänden ihres Zimmers erdrückt zu werden. Während einer hoch fiebrigen Grippe hatte sie zum ersten Mal die Wahrnehmung, dass sich die Wände auf sie zu bewegen. Seitdem ist das abendliche Zubettgehen für sie mit der Angst verknüpft, dies erneut zu erleben. Da ihre Schilderungen auf die Eltern bedrohlich wirken, wird sie zur Therapie vorgestellt.

Vanessa ist von den Möglichkeiten des Sandspiels sofort fasziniert. Bei ihrem Umgang mit dem Sand stellt sich das ein, was in der Sprache von Sandspieltherapeuten als numinose Qualität bezeichnet wird. In der ersten Stunde gestaltet sie schweigend ein symmetrisch aufgebautes Bild mit einer starken Betonung der Mitte: In allen vier Ecken entstehen Wälder, in denen Zwerge leben; im Zentrum befindet sich ein kreisrunder Berg, der eine tiefe Höhle enthält. In sein Inneres führen vier Eingänge, in jedem Eingang steht ein Zwerg. Im Berg graben die Zwerge nach Schätzen, hinter ihnen sieht man die schon gefundenen Edelsteine.

Vanessas zweites Sandbild zeigt erneut einen Berg voller Schätze. Davor stehen im Halbkreis Elefanten, die die Schätze bewachen. Vor dem Berg sitzt eine Katzengestalt, deren Augen »funkeln«. Allein mit ihrem Blick gelingt es der Katze, Diebe auf Abstand zu halten (Abb. 6).

In der dritten Therapiestunde malt Vanessa die beiden Sandbildszenen. Wir sprechen darüber, wie gut die Katze mit ihrem Blick die Wände in Vanessas Zimmer auf Abstand halten könnte; auch die Elefanten könnten sich gegen die Wände stemmen. Vanessa will sich beim Einschlafen vorstellen, wie sich ihr Zimmer in einen Zoo mit vielen unterstützenden Tieren verwandelt. Ich mache sie darauf aufmerksam, dass ihre Augen ähnlich funkeln wie die Augen der Katze, wenn sie von ihren Ideen erzählt. Nach dieser Stunde ist eine Weiterführung der Therapie nicht mehr nötig.

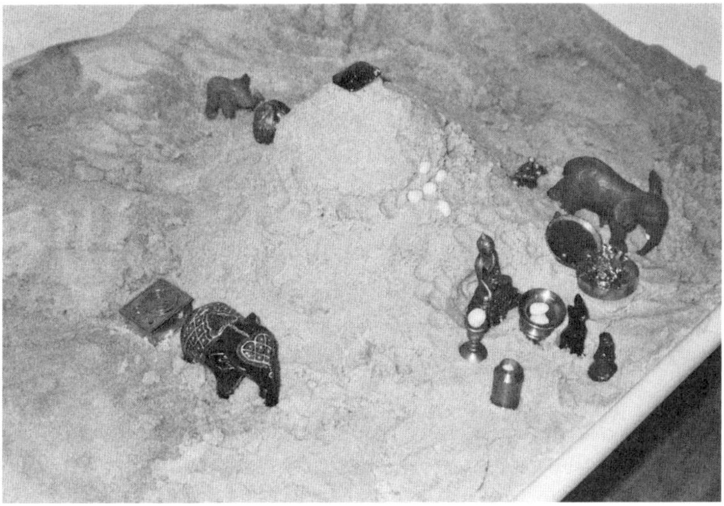

Abb. 6: Die Katze mit den funkelnden Augen

2.7 Die Veröffentlichung der Sandbilder und die Grenze zum Elternsystem

In der Kindertherapie gilt traditionell die Regel, dass über die Inhalte von Therapiestunden Verschwiegenheit zu wahren ist; Themen werden nur in abstrahierter Form an die Eltern herangetragen. Aus systemischer Sicht wird angeregt, die Verschwiegenheitsregel umzudrehen und als Leitlinie *Transparenz* einzuführen (u. a. Schmitt u. Weckenmann 2009). Das Kind soll dabei »das in Einzelstunden Erzählte zum Geheimnis erklären, wovon es gerne hätte, dass darüber geschwiegen wird«; das Vorgehen »impliziert, dass alle zusammenhalten und gemeinsam nach Lösungen suchen« (a. a. O., S. 185).

Auch ich orientiere mich in meiner Arbeit an der Transparenzregel, die der Lebenssituation von Kindern aus meiner Sicht eher entspricht als die Etablierung einer künstlichen Grenze zwischen Kind und Familie. Dies betrifft auch den Umgang mit Sandbildern, die den Eltern in der klassischen Anwendung von Sandspieltherapie möglichst nicht gezeigt werden sollen: »Viele Eltern verstehen die ausgedrückte Symbolik ihrer Kinder nicht, fühlen sich dadurch bedroht und angegriffen, werten das Spiel ab oder kritisieren ihre Kinder direkt« (von Gontard 2007, S. 154).

Ich lasse Kinder in der Regel selbst entscheiden, ob sie ein Sandbild zeigen möchten oder nicht. Aus Stolz auf die ausdruckstarken Gestaltungen öffnen viele von ihnen die Tür des Therapieraums; es entsteht ein Prozess, an dem die Eltern teilhaben. Ich schätze ihn sehr als Möglichkeit, zwischen Eltern und Kind einen vertieften Austausch zu initiieren.

Stellt ein Kind sein Sandbild vor, frage ich, was es zu ihm erzählen möchte. Damit mache ich deutlich, dass es in seiner Entscheidung liegt, wie weit es sich gegenüber den Eltern öffnen möchte. Eltern sind Gäste in der Therapiestunde des Kindes und Zuhörer seiner Geschichte. Die konzentrierte Stimmung der Stunde ist auch für die Eltern zu spüren; nur selten sind begrenzende Interventionen notwendig. Viele Kinder wünschen, die aus dem Bild entwickelte Geschichte von mir zu hören. Beim Erzählen lassen sich wichtige Momente noch einmal hervorheben; ich bekomme einen Eindruck davon, wie die Geschichte von den Eltern aufgenommen wird.

Sandbilder wirken auf einer tiefen Ebene nach. Mir ist es daher wichtig, es zum Abschluss einer Stunde beim Zuhören und Betrachten zu belassen. Versuche, das Bild zu analysieren, unterbreche ich und stelle ein Elterngespräch in Aussicht. Dies gilt besonders, wenn Eltern das Kind fragen, was es mit dem Bild gemeint hat und wen die einzelnen Figuren darstellen sollen. Im Beisein des Kindes halte ich Kommentare zum Sandbild auf Symbolebene; Parallelen zu seiner Lebenssituation behalte ich für mich oder suche den Austausch im Elterngespräch. Zu früh einen Bezug zwischen Spiel- und Realebene herzustellen beschneidet das Kind in seinen Ausdrucksmöglichkeiten. Wichtige Bearbeitungsprozesse können versperrt werden, wenn es sich aus Loyalität zur Familie in der Darstellung zurückhält.

Zeigen Sandbilder Konfliktthemen, ist es möglich, sie parallel zur Spieltherapie in einem anderen Setting zu bearbeiten. Im Kreis der Familie kann zum Beispiel eine Skulptur erstellt werden, die sich zur Lösungssuche nutzen lässt (vgl. 3.2). Wichtig ist es bei parallel laufenden Settings, die Ebenen klar auseinanderzuhalten. Erfährt ein Kind, dass es heute nicht zur Spieltherapie kommt, sondern man sich aus einem bestimmten Grund mit der ganzen Familie trifft, hat dies in der Regel keine störenden Auswirkungen auf den therapeutischen Prozess. Da sich Setting und Methoden unterscheiden, kann die Arbeit im Symbolspiel in einer anderen Stunde fortgesetzt werden.

Neue Geschichten zwischen Eltern und Kind

Bei den Eltern kann durch den Einbezug in die Sandspieltherapie ein Prozess angestoßen werden, in dem sie ihr Kind auf neue Art wahrnehmen. Gerade, weil Sandbilder keine einfachen Interpretationen zulassen, wird ihre Aufmerksamkeit auf die Frage gelenkt, was ihr Kind auf der »Tiefenstruktur«-Ebene seiner Gestaltungen (vgl. 1.5) beschäftigt. Wenn Verhaltensprobleme im Vordergrund standen, wächst wieder ein Interesse daran, wie sich das Kind selbst in seinem Beziehungskontext sieht und von welchen Bedürfnissen es angetrieben wird.

Sandbilder zu zeigen bewirkt eine Musterunterbrechung, die Kinder vor Eskalationen schützen kann. Bei vielen Eltern wird ein Suchprozess ausgelöst, welche Botschaft an sie in den bildhaften Mitteilungen enthalten ist. Oft erkennen sie sich in Figuren wieder und suchen die Möglichkeit, sich im Elterngespräch darüber auszutauschen. Gemeinsam kann reflektiert werden, welche Aspekte des elterlichen Verhaltens für das Kind möglicherweise schwierig sind. Oft werden Themen berührt, die ein Kind ohne Zugang über die Bildebene kaum hätte einbringen können. Dabei geht es um Fragen der Bindungsgestaltung, um Passungsprobleme und um scham- und schuldbehaftete Themen, die sich einer verbal orientierten Auftragsklärung entziehen.

Joscha, sechs Jahre alt, beginnt seine Spieltherapie mit einer Sandbildskulptur: Er sitzt als grüner Frosch in einem kleinen Teich, der Vater als brauner Frosch in einem anderen Teich, die Mutter als Igel auf einem Asthaufen und der jüngere Bruder als Insekt auf einem Stein.

Von Joscha erfahre ich, dass der kleine Frosch komisch herumquakt. Keiner versteht, was er sagen will. Die Igelmutter kommt herbei, der Frosch erschrickt aber über ihre Stacheln und hüpft über sie hinweg. Er landet am Ufer des zweiten Teiches, doch auch der braune Frosch versteht ihn nicht. Als »andere Sorte Frosch« spricht er eine andere Sprache. Der Vaterfrosch sieht jedoch, dass der Sohn Hilfe braucht.

Neben verschiedenen Ängsten wurde Joscha zur Therapie angemeldet, weil er zurzeit öfter stottert. Das Sandspiel nutzt er intensiv zur Produktion von Geschichten, die seine Beziehung zu den Eltern thematisieren. Parallel lassen sich die Eltern, Joscha sehr zugewandt, darauf ein, anhand der Sandbilder ihr Verhalten zu reflektieren.

Im nächsten Sandbild sitzt der grüne Frosch auf einem Seerosenblatt in einem See; er hat mehr Raum bekommen. Von dort aus sieht er, wie am Ufer ein Felsbrocken in Bewegung gerät und beinah andere

Tiere überrollt. Zusammen mit ihnen stemmt sich der Frosch gegen den Stein und hält ihn auf. Der Stein war ins Rollen gekommen, weil er verzaubert wurde; der Frosch springt auf ihn und saugt die Zauberkraft aus ihm heraus. Jetzt verfügt er selbst über Zauberkraft (Abb. 7).

Joschas Vater bezieht das Bild des rollenden Steins auf sich. Im Elterngespräch zeigen sich Temperamentsunterschiede in der Familie. Der Vater, schnell in seinen Reaktionen und mit lauter Stimme sprechend, nimmt sich vor, sich bewusster auf das Tempo seines Sohnes einzustellen.

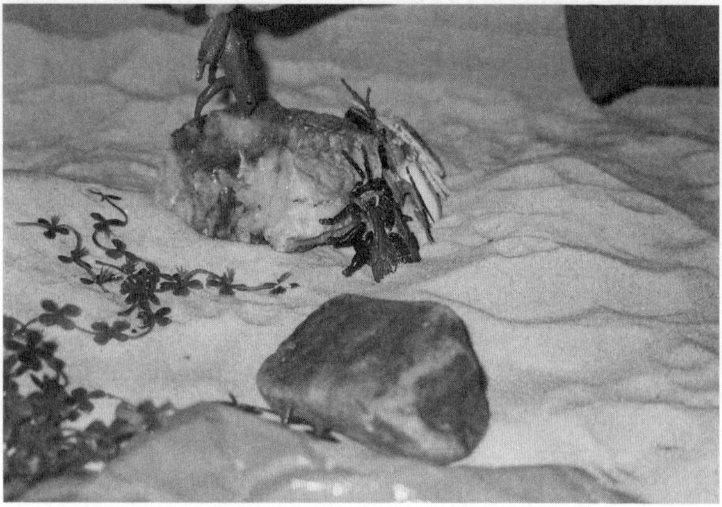

Abb. 7: Der verzauberte Stein

Das nächste Sandbild zeigt, dass die Bemühungen des Vaters bei Joscha angekommen sind: Eine kleine Maus sitzt verbuddelt in einer Felshöhle, sie lebt in der Wüste unter dem Sand. Ihre Eltern bewegen sich in anderen Sphären, sie sind Vögel. Da es ihnen wichtig ist, zu ihrer Maus zu kommen, begeben sie sich auf deren Ebene. Die Vögel graben einen Tunnel und gelangen zu ihrem Kind; nur so können sie es erreichen.

Für die Eltern ist es beruhigend zu erleben, dass die Figuren in Joschas Sandbildgeschichten an Stärke gewinnen. Dies hilft ihnen, weniger angespannt zu reagieren, wenn er vor Fremden erneut ins Stottern gerät. Ich empfehle den Eltern, sich in solchen Situationen ein Ressourcenbild zu vergegenwärtigen, das den Sohn in einer entspannten Haltung zeigt.

Später wagt sich Joscha noch expliziter an die Beziehungsgestaltung im Kontext des Symptoms heran; für die Beziehung zum Vater imaginiert er dabei ein gutes Ende:

Wieder sitzt ein Frosch in einem Teich. Ihm nähern sich Raubtiere. Sie sind wütend auf den Frosch, weil er manchmal die Zunge herausstreckt. Sie denken, er mache das extra, um sie zu ärgern. Der Tiger mit dem »grimmigsten Gesicht« kommt dem Frosch dabei bedrohlich nahe. Joscha erklärt mir, dass die Raubtiere einfach nicht genau genug hingeguckt haben. Sie verstehen erst, dass der Frosch Fliegen fängt, als eine »superdicke Monsterfliege« in Spiel kommt. Kurz darauf fliegt ein ganzer Fliegenschwarm auf den grimmigen Tiger zu, sodass ihm schwarz vor Augen wird. Um wieder sehen zu können, schnappt er nach den Fliegen. Jetzt hat er selbst Fliegen gegessen und versteht den Frosch: Die beiden werden Freunde.

Sandbilder im geschützten Raum der Kindertherapie

Nicht immer können Themen aus der Einzeltherapie in die Familie getragen werden; es gibt Fälle, in denen ein sorgfältig geschützter therapeutischer Raum dringend nötig ist. Ob Kinder ihre Sandbilder präsentieren, kann diagnostische Hinweise auf die Situation des Kindes in der Familie geben:

Sven, acht Jahre alt, lebt nach schwierigen Startbedingungen bei seinen Eltern seit längerer Zeit in einer Pflegefamilie. Sven hinterlässt mit der Figur eines Bauarbeiters tiefe Fußabdrücke im nassen Sand, damit die Polizei seiner Spur folgen kann. Die Fußabdrücke enden bei einem gefährlichen Loch, in dessen Nähe er arbeiten soll. Zusätzlich ist die Baustelle mit roten Fahnen markiert, damit die Polizei den Arbeiter findet. Sven ist es wichtig, auf dem Foto des Sandbilds mit abgebildet zu werden, seinen Pflegeeltern soll ich es aber auf keinen Fall zeigen.

Die Sandbildgeschichte nimmt ein gutes Ende: Eine Hilfsfigur schüttet so viel Wasser in das Loch, bis es zum Rand gefüllt ist. Es weitet sich aus zu einem See, der Bauarbeiter steigt in ein Boot und rudert davon. Svens eigene Geschichte geht ähnlich gut aus: Von dieser Stunde an berichtet er immer offener über Misshandlungen in der Pflegefamilie. Nach dem Wechsel in eine andere Einrichtung geht es ihm deutlich besser.

Manche Kinder möchten ihr Sandbild nur zeigen, wenn beide Eltern gemeinsam anwesend sind. Diese Variante wird vor allem dann gewählt, wenn Eltern zerstritten sind und ein Kind deutlich machen möchte, wie es sich in diesem Streit positioniert.

Sandbilder können helfen, sich der Koalition mit einem Elternteil zu verweigern und Loyalität zu beiden Eltern auszudrücken. Eine solche Botschaft ist für Kinder leichter in einem Bild zu übermitteln.

Der Weg über das Elterngespräch bietet einen Rahmen, in dem emotionale Reaktionen der Eltern aufgefangen werden können.

> *Justus* lebt mit seiner Familie im Haus der Großeltern, die in einer hoch strittigen Trennungsphase auf der Seite ihrer Tochter stehen. Ihm fällt es schwer, angesichts der massiv geäußerten Ablehnung seine Verbundenheit zum Vater auszudrücken. In Zentrum seines Sandbilds entsteht ein Naturschutzgebiet, in dem Justus am liebsten wohnen würde. Zu erreichen ist es von einer Bahnstation aus, die den Berufsbereich des Vaters markiert.
>
> Anders als sonst möchte Justus seine Mutter, die im Wartezimmer auf ihn wartet, zum Abschluss nicht hereinholen. Er beauftragt mich aber, das Foto beim kommenden Elterngespräch zu zeigen.

Bei vielen Kindern ist es sinnvoll, den Entwicklungsraum der Einzeltherapie zunächst geschlossen zu halten. Wie alles Neue sind die »Ausnahmeerzählungen« ihrer Sandbilder zu Beginn noch sehr störanfällig. Sie brauchen eine gute Verwurzelung, um gegenüber eingeschliffenen Wahrnehmungsmustern bestehen zu können. Dies gilt besonders, wenn ein Elternteil – in der Praxis meist der Vater – dem Therapieerfolg skeptisch gegenübersteht.

Manche Kinder nutzen den geschützten Raum der Therapie für längere Zeit, bevor sie ihre Sandbildgeschichten veröffentlichen. Es kann nötig sein, Veränderungsschritte zu stabilisieren, bevor sich ein Kind mit ihnen zeigt:

> *Can,* acht Jahre alt und neben Enuresis wegen verschiedener Ängste in Therapie, baut im Sand eine »Mutbahn«. Zwei Männer im Kampfanzug machen sich auf, die dort wartenden Gefahren zu überwinden: Sie müssen durch einen Sumpf waten, durch ein Labyrinth finden, eine Piratin überwältigen und einen Dinosaurierkäfig durchqueren. Während die Männer sich den Aufgaben stellen, wird jede der Etappen von einem Kameramann gefilmt (Abb. 8). Zum Schluss sitzen die beiden vor einer riesigen Leinwand und betrachten den Film, einen Siegespokal vor sich und ein Glas Bier in der Hand.
>
> Wie seine Sandbilder behält Can auch seine Fortschritte in Alltagskontakten zunächst lieber für sich. Dass er kaum noch einnässt, verbirgt er, indem er seine Hosen mit Wasser benetzt. Ihm ist es jedoch wichtig, sich in der Therapie seiner neuen Verhaltensschritte zu versichern. Wir halten sie fest, indem er in einem Säckchen »Mutmünzen« sammelt (Brächter u. Fleming 2009). Er freut sich schon jetzt darauf, den Vater später damit zu überraschen. Bis dahin bleiben Cans Erfolge in seiner Mappe für ihn dokumentiert.

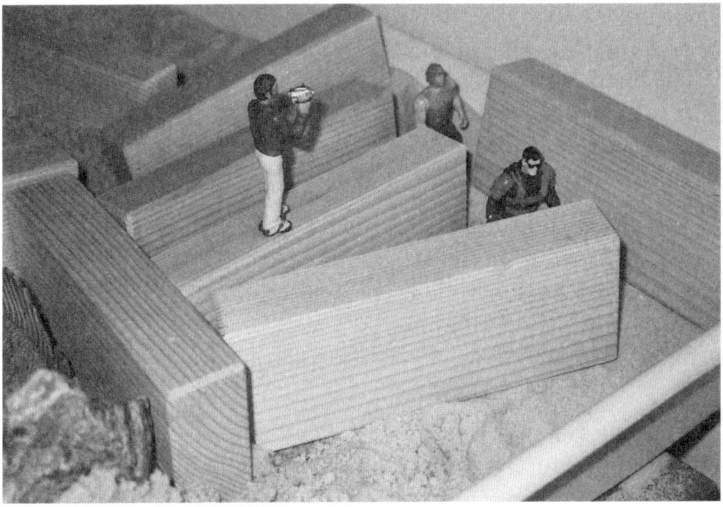

Abb. 8: Die Mutprobe

Erwachsene hinken ihren Kindern im Tempo möglicher Veränderungen oft hinterher. Cans Einzeltherapie ersetzt nicht eine Arbeit mit den Eltern, die ihnen einen neuen Blick auf den Sohn ermöglicht. Vorübergehend kann es jedoch sinnvoll sein, »dominante Geschichten« im Herkunftssystem zu unterlaufen, bis auch dort neue Sichtweisen verankert worden sind.

2.8 Ausstattungsfragen und Therapiegestaltung

In einer systemisch orientierten Anwendung des Sandspiels reicht ein relativ kleines Figurenrepertoire aus. Ich biete Sandspiel als einen von mehreren therapeutischen Zugangswegen im gleichen Raum an, in dem auch Eltern- und Familiengespräche stattfinden.

Meine Figuren passen in ein Regal, in dem sie übersichtlich präsentiert werden, daneben gibt es Kästen für Materialien, mit denen sich Landschaften gestalten lassen. In einer Figurensammlung sollten verschiedene Elemente vertreten sein: wilde und zahme Tiere, Kämpfer und normale Bürger, Polizei und Feuerwehr, Zauberer, Prinzessinnen, Engel und andere spirituelle Symbole, nach Möglichkeit jeweils in beiden Geschlechtern. Wichtig sind Schaufeln, Schubkarren und Fahrzeuge, Arztkoffer und Kameras, daneben Bauklötze, Möbel und Feuerstellen, um Häuser zu bauen und sich zu versorgen. Glitzersteine können Schätze verkörpern. Um Wasser darzustellen, eignen sich blaue Mülltüten in verschiedenen Zuschnitten; als Feuer halte ich rote Papierflammen bereit.

Ich arbeite mit zwei Sandkästen, die eine Grundfläche von jeweils 72 auf 52 Zentimetern haben und 7 Zentimeter hoch sind. Als Standardmaß ist diese Größe geeignet, weil die Kästen gut zu überblicken sind und die Begrenzung durch den Rahmen Halt gibt. Verwendet man nassen Sand, sollte daneben auch trockener Sand vorhanden sein, da manche Kinder feuchten Sand nicht gern berühren und jeweils andere Gestaltungen möglich sind. Im nassen Sand kann man sich festen Boden bereiten und dreidimensional gestalten, während auf der zarteren Oberfläche des trockenen Sandes allenfalls Hügel angedeutet werden können. Einer meiner Kästen steht auf Rollen, damit ich ihn bei Familiengesprächen in die Mitte des Raums ziehen kann. Als Sand eignet sich normaler Spielsand, der trocken und feucht unterschiedliche Qualitäten ergibt. Eine Alternative ist ein speziell vorbehandelter Sand, der gut haftet und sich auch in trockenem Zustand formen lässt.[11]

Zwei Sandkästen sind nicht zwingend notwendig, um Sandspieltherapie anzubieten. Sie erleichtern es jedoch, besondere Themen zu bearbeiten: Übergänge in neue Länder, Kontakt- und Konfliktgestaltung, Trennungserfahrungen und Polaritäten. Leben Eltern getrennt, kann das Leben bei ihnen in zwei Kästen dargestellt werden; leben Eltern im Konflikt oder kann ein Kind eigene Anteile nicht akzeptieren, finden sich Themen wie »das gute und das böse Land«. Nasser und trockener Sand bieten gute Ausdrückmöglichkeiten, wenn ein Kind einnässt.

Besonders wichtig sind mir zwei Sandkästen in der traumabezogenen Spieltherapie und in der Arbeit mit Familienskulpturen. Konfrontiert ein Sandbild mit traumatischen Erinnerungen, wird der zweite Sandkasten oft genutzt, um die Handlung in sicherem Rahmen fortzusetzen. In der Familientherapie ermöglichen zwei Sandkästen, sich einem Konflikt aus unterschiedlichen Sichtweisen zu nähern (3.4).

---

11 Im therapeutischen Fachhandel erhältlich als »Delta«- bzw. »Moon-Sand«. Hier finden sich auch Sandkästen in Tischhöhe auf fahrbaren Untergestellen; als billigere Variante eignen sich u. a. Fotoentwicklungsschalen.

Größere therapeutische Einrichtungen haben teils Räume, die ausschließlich für Sandspiel genutzt werden. Ich bevorzuge es, unterschiedliche Medien im gleichen Raum anzubieten, damit ein Kind bei Bedarf die Ebene wechseln kann. Nach der Konfrontation mit einem bedrohlichen Sandbild kann es ein Bild malen, mit dem es ihm wieder gut geht; nach emotional berührendem Rollenspiel kann es im Sand ein Sicherungsbild aufbauen (vgl. 9.3).

Arbeiten verschiedene Therapeuten mit Familien im Parallelsetting, gibt es neben gut ausgestatteten Spieltherapiezimmern oft Gesprächsräume, in denen kein symbolisches Material vorhanden ist. Zur »Therapie aus einer Hand« (Schmitt u. Weckenmann 2009) passt es besser, Spiel- und Familientherapie im gleichen Raum anzubieten. Stehen kindgemäße Materialien zur Verfügung, lässt sich die Settingvariabilität der systemischen Therapie gut nutzen. Ob mit spieltherapeutischen Methoden gearbeitet wird, kann im Familiengespräch spontan entschieden werden; Kinder sind nicht auf verbale Mitteilungen beschränkt, sondern können ihre Anliegen in symbolischer Form zum Ausdruck bringen.

Jüngere Kinder profitieren sehr davon, wenn während eines Familiengesprächs ein Sandkasten zur Verfügung steht. Im beiläufigen Spiel können sie etwas tun, das sich auf das Gespräch der anderen bezieht. Inhalte werden auf analoger Ebene mit vollzogen. Während eine Mutter davon spricht, dass es darum gehe, »loszulassen«, lässt ihr fünfjähriger Sohn ein Netz voller Fische frei. Häufig berührt es Eltern sehr, zu erleben, wie Kinder an ihren Erzählungen Anteil nehmen:

> *Frau N.* berichtet zu Beginn einer Therapiestunde, wie anstrengend sie die häusliche Situation zurzeit erlebt. In einer Familienskulptur symbolisiert sie die Probleme, die sie auf der Familie lasten sieht, durch einen Haufen hingeschütteter Bauklötze. Während sie mir davon erzählt, beginnt der sechsjährige Jonas gemeinsam mit seiner Schwester aufzuräumen: Von uns zunächst unbemerkt werden die Klötze zu Möbeln umfunktioniert, die Wohnung gestaltet, der Tisch gedeckt.
>
> Beide Geschwister haben dabei auch ihre Kinderzimmer aufgebaut, in denen es Schätze zu finden gibt. Während der Goldschmuck der Schwester offen da liegt, sind Jonas' Schätze hinter einem Stoppschild verborgen: Seine Mutter nimmt sie nicht wahr. Ihm geht es wie vielen Kindern, deren Ressourcen im Rahmen einer ADHS-Symptomatik keine Anerkennung finden (vgl. 9.7). Durch das Stoppschild vor seinem Zimmer teilt Jonas mit, wie wenig er sich von der Mutter gesehen fühlt. Der Dialog zwischen beiden kann weitergehen …

2.9 Überblick: Narrative Sandspieltherapie

Vorbereitungen zum Bau eines Sandbilds:
- Sandkasten präsentieren mit der Ankündigung, dass man darin etwas »aufbauen« kann
- Figuren und Materialien zeigen
- Ein Foto in Aussicht stellen, wenn das Bild fertig ist
- Kontaktaufnahme mit dem Sand vor der Figurenwahl
- Nonverbale Begleitung des Gestaltungsprozesses

Dialogisches Erkunden des Sandbilds:
- Wie reagiert das Kind auf das Bild (nonverbal)?
- Eigene Empfindungen/Impulse?
- Das Kind erzählen lassen, was auf dem Bild passiert
- Nach Teilen fragen, die vom Kind nicht erwähnt werden
- Wie findet das Kind sein Bild, welchen Titel würde es ihm geben?
- Erkundung der Lösungsrichtung:
  Identifiziert sich das Kind mit einer bestimmten Figur? Was würde es ihr wünschen?
- Auf Symbolebene bleiben

Eigener innerer Suchprozess, worum es bei dem Sandbild gehen könnte:
- Sind im Bild Entwicklungen erkennbar (Entwicklungsrichtung von links nach rechts)?
- Gibt es Hinweise auf Konflikte (Besetzung der Ecken)?
  Wenn ja, wo steht eine Stellvertreterfigur des Kindes in diesem Konflikt?
- Handelt es sich um ein Ressourcenbild (Zentrierung/Kreissymbolik)?
- Ist ein Bezug zur realen Lebenssituation des Kindes erkennbar?
- Repräsentieren Figuren Personen aus der Umwelt des Kindes (objektstufiges Verstehen)?
- Sind Bildelemente als Anteile des Kindes zu verstehen
  (subjektstufiges Verstehen analog zum »inneren Team«)?

Entscheidung über die Weiterarbeit mit dem Sandbild:
Nicht in eine Geschichte überführt werden:
- Probleme, die nur auf Realebene lösbar sind
- Sicherungsbilder im Rahmen traumatherapeutischer Prozesse
- Ressourcenbilder
- »Überlebenserzählungen«, die statt einer Lösungsinszenierung Anteilnahme erfordern

Problembilder in Bewegung bringen:
- Bild als Momentaufnahme in einer Geschichte kennzeichnen: Wie würde sie weitergehen?
- Erkundung von Wünschen, Ressourcen, möglichen Hilfsfiguren
- Reframings/Reflecting Teams mit Spielfiguren
- Kontextualisierung von Problemen
- Keine Lösungsvorschläge *gegen* Bildelemente richten!

Inszenierung der Sandbildgeschichte:
- An der Seite des Kindes bleiben, Tempo und Lösungsrichtung akzeptieren
- Mehrebenenkommunkation/ »über Bande spielen«:
  Zutrauen in Entwicklungsmöglichkeit der Figuren bezieht das Kind auf sich
- Veränderungsmomente markieren
- Beim Wunsch nach Mitspielen: Regieanweisungen einholen
- Timing: Geschichte gut abschließen
- Sicherung alternativen Erzählens: Dokumentation durch Fotos/Mitschrift der Geschichte

Grenze zu den Eltern:
- Orientierung an der Transparenzregel: Das Kind entscheidet, ob es sein Bild zeigen will
- Gespräche über das Sandbild auf Symbolebene belassen

3 Sandspiel in der Familientherapie

Sandspiel lässt sich in der systemischen Arbeit mit Familien auf vielfältige Art nutzen: in der Arbeit mit Sandbildskulpturen, im gemeinsamen Konstruieren von Sandbildgeschichten wie auch im gemeinsamen Spiel nach der Methode der »kinderorientierten Familientherapie« (KOF)[12].

Erfolgt die familientherapeutische Arbeit eingebettet in eine Spieltherapie, können Kinder im Spiel zeigen, mit welchen Themen sie beschäftigt sind. Dies ermöglicht, die Therapie nicht nur an Aufträgen der Eltern, sondern auch an Anliegen der Kinder auszurichten. Sandbilder eignen sich in besonderer Weise dazu, Themen aus der Spieltherapie in die Familientherapie einzubringen.

3.1 Sandbilder als Brücke ins Familiensystem

Die Konfrontation mit einem fertigen Sandbild beschreibt Margaret Lowenfeld, »als würde man mit einem Stück Realität zusammentreffen, fast, als ob man unerwartet seinem Spiegelbild begegnete« (Lowenfeld 1979, S. 270, zitiert nach Mitchell u. Friedman 1997, S. 48). Nicht selten scheinen in Sandbildern Themen auf, die einem Tabu unterliegen. Sie verweisen auf Geschichten, die vom Kind allein nicht lösbar sind, sondern einer Fortsetzung an anderem Ort bedürfen:

> *Paula,* sieben Jahre alt und wegen Essstörungen und Tics in Therapie, trifft im Sandkasten auf Bilder, über die sie selbst erschrickt. Auch Szenen, die Geborgenheit zu vermitteln scheinen, sind mit Bedrohlichem assoziiert: Übernachtet ein Kind mit einem Hund in einer Höhle, ist der Berg über ihnen vom Einsturz bedroht. Beim Betrachten laufen Paula Schauer über den Rücken. Zum Glück naht ein Ritter auf einem Pferd.
>
> Paula wurde in den ersten Lebensjahren von ihrem Vater sexuell missbraucht, bis die Besuchskontakte zu ihm beendet wurden. Seitdem

12 Vgl. hierzu die Ausführungen in Abschnitt 3.8.

wurde über diese Zeit nicht mehr gesprochen. Paulas Sandbilder lassen eine weitere Tabuisierung nicht mehr zu. Obwohl sie anschließend noch längere Zeit therapeutische Unterstützung benötigt, wird ein von mir begleitetes Gespräch zwischen Paula und ihrer Mutter zum Wendepunkt der Therapie.

Lowenfeld bezeichnet Sandbilder als Brücke, über die sich Erwachsene dem Erleben von Kindern nähern können. In einer systemisch orientierten Herangehensweise können sie auch als Brücke dienen, um Anliegen der Kinder in andere Settings zu transportieren. Viele Themen, die in der Spieltherapie geöffnet werden, lassen sich nicht vom Kind allein lösen, sondern müssen in einem anderen Rahmen bearbeitet werden. Aus Sandbildern schlagen sich Bögen in die Familientherapie, in Elterngespräche oder zur Psychotherapie von Elternteilen. Sie können auch auf Themen verweisen, die auf Paarebene zu klären sind.

Besonders beeindruckt hat mich ein Mädchen mit elektivem Mutismus, das mithilfe von Sandbildern das Geheimnis der Gewalt in der Ehe der Eltern öffnete:

In *Nataschas* Sandbildern wird eine Schildkröte Zeugin gefährlicher Szenen. Von einem Turm aus sieht sie, wie im Zoo Tiere und Babys von einer Schlange bedroht sind. Da sie stumm ist, kann sie die anderen nicht warnen.

In einer Stunde holt Natascha, die im Alter von acht Jahren mit Erwachsenen außerhalb der Familie nicht spricht, ihren Vater in den Therapieraum. Sie zeigt ihm ihr Sandbild, auf dem ein kleiner Hund von einem Mann im Handkarren spazieren gefahren wird, weil er verletzt ist und frische Luft braucht.

Der Vater versteht sofort, was seine Tochter ihm zeigen will. Der verletzte Hund symbolisiert die Mutter, um die sich Natascha sehr sorgt. Nataschas Vater bittet mich, allein mit mir sprechen zu dürfen; dabei erfahre ich von massiven und zum Teil gewaltsam ausgetragenen Ehekonflikten. Nachdem Natascha mithilfe ihres Sandbilds ihr Schweigen gebrochen hat, können die Eltern in einem längst überfälligen Trennungsprozess begleitet werden.

Tabus, die der familiären Interaktion nicht zugänglich sind, beziehen sich nicht ausschließlich auf Gewaltthemen. Sandbilder können zeigen, dass sich ein Kind auch aus anderweitiger Sorge um einen Elternteil blockiert fühlt, und dazu beitragen, es aus der Rolle des

Indexpatienten zu entlassen. Spieltherapie kann in die Arbeit mit dem betroffenen Elternteil münden:

Philipp, der in den ersten Wochen nach der Einschulung nicht ohne seine Mutter in der Schule bleiben kann, baut im Sandkasten den Übergang vom »Sorgen-» ins »Wünscheland« (Abb. 9). Die Länder sind durch einen hohen Gebirgszug voneinander getrennt. Während Philipp schon einen Weg ins Wünscheland gefunden hat, steht seine Mutter noch im Sorgenland und blickt einem davonfahrenden Zug hinterher (Abb. 10).

Philipp möchte seiner Mutter das Bild zeigen. Es bringt sie dazu, den Sohn aus ihren Sorgen zu entlassen und sich ihren eigenen Lebensperspektiven zuzuwenden. Während Philipp für sich im Sand spielt, nutzen wir die weiteren Therapiestunden für Gespräche. Er wirkt erleichtert darüber, dass seine Mutter in Familienkonflikten Unterstützung findet. Allein in die Schule zu gehen ist für ihn kein Problem mehr.

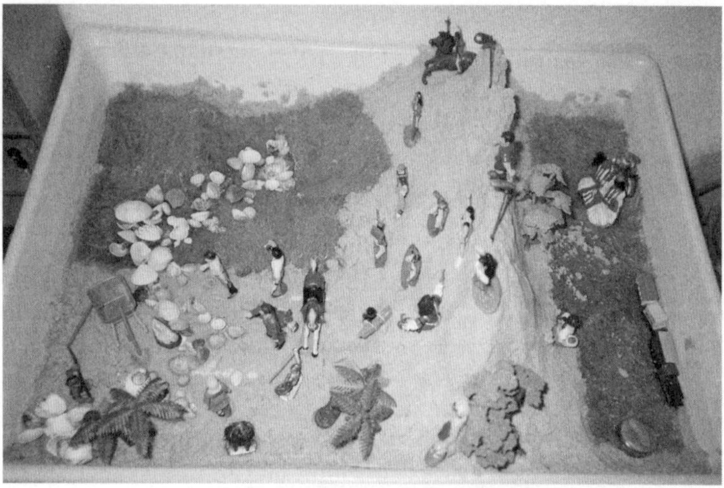

Abb.9: Der Übergang vom Sorgenland ins Wünscheland

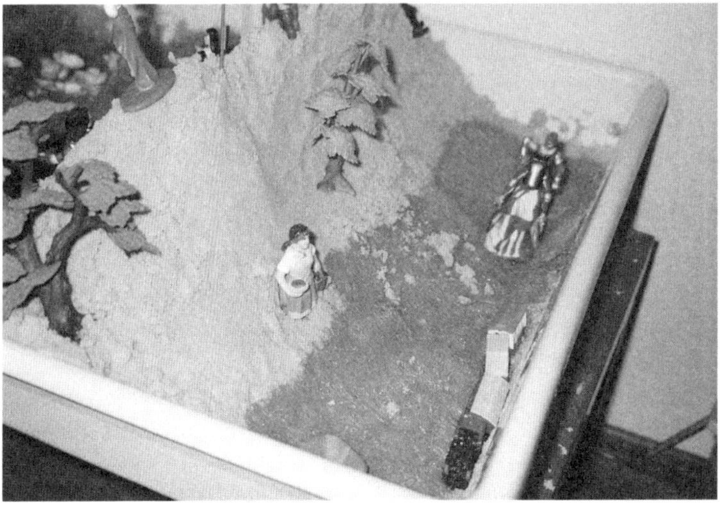

Abb. 10: Im Sorgenland

3.2 Die Arbeit mit Sandbildskulpturen

Skulpturtechniken werden in der systemischen Therapie eingesetzt, um die Beziehungen zwischen den Mitgliedern eines Systems zu visualisieren und aus einer Metaposition zu reflektieren. Auf dem Familienbrett (Ludewig u. Wilken 2000) positioniert, ergeben Abstand und Blickrichtung der Figuren Hinweise darauf, wie die Einzelnen zueinander stehen.

Familienskulpturen in der Sandspieltherapie gehen in den Darstellungsmöglichkeiten weit über solche Skulpturen hinaus. Wenn Kinder in die Gestaltung einbezogen sind, entstehen komplexe Szenen, die zur Fortführung einladen. Sie wirken wie Ausgangsbilder einer Geschichte, die gemeinsam weitergeführt werden kann.

Beim Gespräch über eine Sandbildskulptur bleibe ich mit meinen Fragen zunächst auf Symbolebene: Wie bei Sandbildern lasse ich mir erklären, was die Figuren tun, wie es ihnen geht und wie sie sich aufeinander beziehen.

Sandbildskulpturen lassen sich anschließend »weiterspielen«; diese Variante wird meist gewählt, wenn Kinder den Prozess gestalten. Alternative ist der Bau einer Wunschskulptur, die den Bedürfnissen der Figuren besser gerecht wird. Hat sich die Familie auf ein

Lösungsbild geeinigt, kann überlegt werden, welche Schritte zu dieser zweiten Skulptur führen könnten. Auch hier belasse ich den Veränderungsprozess zunächst auf Symbolebene; im Anschluss beginnt der Transfer in den Alltag. Dabei wird reflektiert, welche Handlungen den Veränderungen in der Skulptur entsprechen.

Skulpturen vermitteln ein subjektives Bild des Familienlebens aus Sicht der Erbauer; aufgrund der eindrucksvollen Gestaltungen betone ich dies ganz besonders für die Arbeit mit Sandbildskulpturen. Bilder bleiben stark im Gedächtnis haften; sie können eine große Wirkmächtigkeit entfalten, wenn man glaubt, gesehen zu haben, wie die Familie »wirklich« ist.

Familienskulpturen werden in der Therapie unter einer Fragestellung gebaut, die mit einem Problem verknüpft ist. Sie geben einen Ausschnitt aus der familiären Wirklichkeit wieder, der diesen Problemfokus spiegelt. Sehr eindrücklich haben mir dies zwei Schwestern gezeigt, für die es nicht vorstellbar war, nur *eine* Skulptur ihrer Familie zu bauen.

> *Melina und Katrin* bauen nacheinander drei Skulpturen ihrer Familie. Es gibt gute Zeiten, in denen die Familie eng zusammensteht. Das sind die Zeiten, in denen etwas zusammen unternommen wird; davon hätten die beiden gern mehr. Es gibt schwierige Zeiten, wenn der Vater allein auf einem Turm sitzt und auf die anderen herunterschreit. Die Mutter, nach einer depressiven Phase noch nicht sehr stabil, reagiert ängstlich; die Kinder würden sich am liebsten wegwünschen. Und es gibt die »normalen« Zeiten, in denen der Vater am Computer sitzt, die Kinder im Garten spielen und sich die Mutter ausruht.

Seit dieser Erfahrung betone ich noch deutlicher, dass es sich bei Sandbildskulpturen um eine Momentaufnahme unter einer bestimmten Fragestellung handelt.

Die Gestaltung von Zwischenräumen als Externalisierung von Beziehungsthemen

Systemische Therapie reduziert Symptome von Klienten nicht auf innerpsychische Phänomene, sondern betont die Interaktionsebene, auf der sie entstanden sind und aufrechterhalten werden. Sandbildskulpturen kommen diesem Verständnis entgegen. Da der Raum zwischen den Figuren gestaltet werden kann, ermöglichen sie eine Externalisierung von Beziehungsthemen.

Unterscheiden sich die persönlichen »Landschaften« in einem Bild sehr voneinander, kann eine Familie es schwer haben, zueinanderzufinden. Verschiedene »Klimazonen« können auf Passungsprobleme hinweisen oder andeuten, dass sich eine Familie nach Belastungen auseinanderentwickelt hat. Nicht zufällig gab Markus der Skulptur, in der er als Löwe allein in der Wüste steht, den Titel »Drei Lebensräume« (S. 63).

In Sandbildskulpturen achte ich besonders darauf, was zwischen den Figuren steht und sie daran hindert, Verbindung aufzunehmen. Sind Familienmitglieder durch Schluchten oder Berge voneinander getrennt, kann durch eine Umgestaltung der Landschaft an der Beziehung gearbeitet werden. Anschließend lässt sich reflektieren, wie sich Hindernisse auch im Alltag überwinden lassen.

Tim, sieben Jahre alt, baut zusammen mit seiner Schwester ein Bild der Familie: Als Seelöwe lebt er mit seiner Mutter, einem Pinguin, in einer Landschaft aus Eis; der Vater steht als Elefant in einer viel heißeren Klimazone unter Palmen am See. Die Schwester hat sich als Katze ein gemütliches Zimmer eingerichtet, gut verschlossen, damit kein kalter Wind hereinweht. Zu Beginn der Therapie hatte Tim von Misshandlungserfahrungen berichtet, die im Therapieverlauf beendet und bearbeitet werden konnten.

Wichtigstes Thema ist für Tim noch immer die brüchige Verbindung zu seinem Vater, der als Elefant über das dünne Eis nicht in seine Richtung gehen könnte. Der Vater, der sich früher durch die Verträumtheit seines Sohnes oft zurückgewiesen fühlte, ist gerührt über Tims Bemühungen, die Brücke zu ihm zu verbreitern. Beide beginnen, sie durch Steine zu stabilisieren; anschließend gehen sie mit ihren Figuren aufeinander zu. Sie begegnen sich in der Mitte des Weges. Die Mutter, bisher meist in der Vermittlerrolle zwischen Vater und Sohn, ist erleichtert zu sehen, dass Brückenbauen hier »Männersache« zu sein scheint. Auf ihren Wunsch errichten alle vier anschließend gemeinsam eine Plattform, auf der sich die Familie treffen kann.

Während es in vielen Skulpturen darum geht, Hindernisse aus dem Weg zu räumen und Zugang zueinander zu finden, kann es in anderen Fällen nötig sein, zunächst stärkere Grenzen zu etablieren:

Ayla, fünf Jahre alt und Tochter einer Mutter mit Borderline-Symptomatik, baut einen Zoo, in dem die Tiere durch Zäune voneinander getrennt werden. Frau K. hatte in der Vergangenheit oft impulsiv auf die Tochter reagiert; dabei wurde Ayla auch geschlagen. Nachdem alle wilden Tiere eingezäunt sind, können sich zwei Erdmännchen beruhigt schlafen legen. Das Sandbild führt zu einem Gespräch darüber, welche Grenzen zwischen Mutter und Tochter nötig sind, um Konflikte nicht eskalieren zu lassen.

In einer späteren Skulptur beginnt Frau K. damit, die Familiengrenzen auch nach außen abzusichern: Als Tiger steht sie kampfbereit einem Löwen und einem Puma gegenüber – früheren Partnern, die nicht akzeptieren, dass sich Frau K. von ihnen getrennt hat. Hinter ihr stehen zwei Tigerkinder, die sie jedoch aufgrund der Auseinandersetzung mit den männlichen Figuren nicht im Blick haben kann. Im Hintergrund sitzt ihr jetziger Lebensgefährte, im Kontrast zu den angreifenden Raubtier-Männchen verkörpert durch eine winzige Maus. Zusätzlich ist Frau K. von Schlangen umgeben: Symbole für sonstige Schwierigkeiten, mit denen sie zurzeit zu kämpfen hat.

Die Frage nach Veränderungswünschen bringt Bewegung in die Skulptur. Als Erstes errichtet Frau K. eine Mauer zwischen sich und den Raubkatzen. Dazu stellt sie sich einen Elefanten zur Seite: Sie geht davon aus, für diesen Schritt (therapeutische) Unterstützung zu benötigen. Anschließend zieht sie eine Wand rund um die Familie. Die beiden Raubtiere ziehen sich zurück; der Tiger kann sich umdrehen und sich seiner Familie zuwenden.

Nach Schließen der Familiengrenzen findet Frau K. die Tigerfigur für sich nicht mehr angemessen; sie tauscht sie gegen eine Katze ein. Als Katze steht sie nun der Maus gegenüber, was so auch nicht bleiben kann. Es folgt eine Veränderung des Lebensgefährten. Wenn er nicht mehr mit den Raubkatzen in Relation gesetzt wird, kann er in ihrer Wahrnehmung wachsen. Frau K. stellt ihrer Katzenfigur einen etwa gleich großen männlichen Tiger zur Seite. Paar und Tigerkinder blicken einander an; eine Familie scheint entstanden zu sein.

Anschließend beginnt Frau K., die Landschaft zu gestalten. Der Boden unter der Familie wird grün, es gibt ein Haus, es wachsen Bäume; die Raubtiere draußen umgibt sie mit abgestorbenen Ästen. Zwei der Schlangen setzt sie noch ins Innere des Familienraums: Alle Probleme sind nicht aus der Welt geschafft, aber sie sind zu bewältigen.

In Sandbildskulpturen lassen sich Unterschiede zwischen den Mitgliedern eines Systems bereits dadurch kenntlich machen, wie die Sandfläche gestaltet wird. Steht eine Figur auf einem anderen Untergrund als der Rest der Figuren, kann dies eine Position im Abseits markieren. Auch ohne dreidimensional zu bauen oder Gegenstände zu verwenden, kann ein Kind zum Ausdruck bringen, ob es sich seinem Bezugssystem verbunden fühlt. Nicht selten stellen Pflegekinder ihre Figuren in aufgewühlten Sand, während sich der Rest der Familie auf glattem Boden befindet. Ihre Skulpturen bieten die Gelegenheit, Zugehörigkeit und Unterschiede zu thematisieren und anzuerkennen.

Eine sich abhebende Gestaltung des Untergrunds kann auch dazu verwendet werden, Verstorbenen einen besonderen Bildbereich zuzuweisen:

> *Nora* hat innerhalb kurzer Zeit die Trennung ihrer Eltern und den Tod der Urgroßeltern erlebt, bei denen ihre Mutter aufgewachsen ist. Durch Trennung und Verluste sind die Mutter und ihre beiden Töchter noch sehr destabilisiert.
>
> In einer Skulptur aus Tierfiguren lässt Nora die ihr noch gebliebene Familie dicht zusammen stehen. Für die Urgroßeltern, zwei Kuhfiguren, ist in der rechten oberen Ecke ein Dreieck aus weichem Gras abgetrennt. Nora legt die beiden Kühe so an den Rand der Wiese, dass sie die Familie von dort aus betrachten können.

Verstorbene Bezugspersonen an einem guten Ort zu imaginieren kann für Kinder sehr tröstlich sein. Ein solcher Ort kann ergänzend zu einer Familienskulptur in einem getrennten Sandkasten aufgebaut werden. Stärker als die Gestaltung in zwei Kästen ermöglicht die Integration dieses Ortes ins Familienbild einen Umgang mit Verlusten, bei dem die Beziehungen zu Verstorbenen wieder ins Leben eingegliedert werden (White 2005).

> Nora hat die Idee, dass ihre Urgroßeltern von der Wiese aus zuschauen, was sie heute macht. Wir sprechen darüber, worüber sie sich freuen und was sie ihr wünschen würden.

Externalisierende Aspekte in der Figurenwahl

Im Unterschied zu den neutralen Elementen des Familienbretts finden in Sandbildskulpturen Figuren aus dem Sandspielrepertoire Verwendung. Ich stelle es frei, für eine Skulptur Menschen- oder Tierfiguren zu wählen. Kinder sind meist die Schnelleren, wenn es darum geht, Figuren auszusuchen; oft schlagen sie auch Figuren für die Eltern vor. Viele Eltern sind daran interessiert, wie ihre Kinder die Familiensituation wahrnehmen und überlassen ihnen den Aufbau der Skulptur; andere Familien gestalten sie in einem gemeinsamen Prozess.

Entscheidet sich eine Familie für die Gestaltung mit Tierfiguren, erhält man eine »Familie in Tieren« im Sand. Im Unterschied zum gleichnamigen projektiven Test (Brem-Gräser 2001) geht es bei einer systemischen Skulpturarbeit nicht um eine Deutung der Tierfiguren, sondern darum, was subjektiv mit dem gewählten Tier verbunden wird. Dies kann sich innerhalb einer Familie sehr unterscheiden: Eine Mutter kann irritiert sein, wenn sie in einer Skulptur durch eine Katze repräsentiert wird, weil sie mit Katzen Einzelgängertum oder Krallen assoziiert. Ausgesucht wurde die Katze dagegen vielleicht wegen ihres weichen Fells und ihrer Anschmiegsamkeit.

Auch Menschenfiguren geben Hinweise darauf, welche Merkmale durch die Figurenwahl betont werden sollen. Es macht einen Unterschied, ob eine Mutter durch eine Tierpflegerin symbolisiert wird, die einen schweren Eimer trägt, oder ob sich das Kind für eine Königin oder Tänzerin entscheidet.

Werden unbelebte Symbole gewählt, zeigt dies meist, wie stark die Wahrnehmung einer Person auf bestimmte Aspekte reduziert ist:

> *Konstantin* baut seine Mutter als Sperre auf, die einem Feuerwehrauto im Weg steht. Von allen Figuren geht es ihr am schlechtesten, weil sie womöglich einen wichtigen Einsatz verhindert und ihr das hinterher leidtut.
>
> Für die Mutter ergibt Konstantins Figurenwahl Sinn: Sie selbst empfindet sich als Sperre, wenn sie ihren Sohn in seiner Bewegungsfreude eingrenzen muss, um ihn an Alltagspflichten zu erinnern. Im Elterngespräch beratschlagen wir, wie die »Sperrenarbeit« auf weniger aufreibende Art getan werden kann und zwischen Konstantin und seiner Mutter wieder andere Erlebnisebenen möglich werden.

Prägnante Symbole können helfen, Veränderungen im Alltag zu verankern. Sich in Konfliktsituationen an das Bild einer »Sperre« zu erinnern erleichtert es, eine Metaposition einzunehmen; eingeschliffene Verhaltensmuster finden nicht mehr ungebrochen Verwendung.

Manchmal zeigt die Figurenwahl, wie ein Symptom durch das Beziehungsgefüge in einer Familie aufrechterhalten wird. Ob es nützlich ist, diese implizit gegebene Botschaft zu benennen, ist im Einzelfall abzuwägen. Ich orientiere mich dabei an der Frage, ob eine Verbalisierung einen gewünschten Veränderungsprozess in Gang setzen könnte. Sind Einflussfaktoren nicht veränderbar, kann es schonender sein, bestimmte Aspekte nicht anzusprechen:

Luca, elf Jahre alt, gerät während der Therapie in eine heftige Krise. Wenn er für die Schule lernen will, kommt er nicht von dem Gedanken los, dass er versagen wird. In seiner Verzweiflung droht er, sich etwas anzutun. Sein oft stundenlanges Schreien ist für alle schwer erträglich; die älteren Brüder wenden sich von der Familie ab. Luca fühlt sich hiervon noch mehr unter Druck gesetzt, weil er sich beschuldigt, die Familie zu zerstören.

In einem Geschwistergespräch erfahren die Brüder zum ersten Mal von Lucas Sorge um die Mutter, die infolge einer Traumatisierung an dissoziativen Symptomen leidet und zurzeit selbst eine Krise durchlebt. Es stellt sich heraus, dass auch sie diese Sorge teilen. Lucas Verzweiflung wird für sie nachvollziehbarer.

Gemeinsam gestalten die Brüder eine Familienskulptur, die anschließend mit der Familie betrachtet wird. Für sich wählen sie Ritterfiguren, deren Pferde sich aufbäumen. Sie wollen einerseits ausbrechen, müssen sich aber gleichzeitig zurückwenden, um zu kontrollieren, was zu Hause passiert. Der Vater fährt als Polizeiwagen Patrouille, um die Familie zusammenzuhalten. Luca zerfällt in zwei Figuren: in ein Baby, das hilflos auf dem Rücken liegt, und einen Tiger, der zum Sprung ins Feuer ansetzt. Das Feuer soll seine Krise symbolisieren. Die Mutter ist eine Indianerin, die auf ihren Schultern Brennholz herbeiträgt.

Mir springt ins Auge, dass die Indianerin mit dem Brennholz das Feuer in Gang hält. Den Geschwistern ist dieser Aspekt der Figurenwahl nicht bewusst. Ihnen geht es um eine Symbolisierung der Lasten, die ihre Mutter aus der Vergangenheit mit sich herumträgt. Ich verzichte darauf, den Zusammenhang anzusprechen: Er würde nur Schuldgefühle auslösen und könnte die Krise der Mutter vertiefen. Stattdessen schlage ich vor, ein Lösungsbild zu bauen. In der Reflexion halte ich mich an Fragen nach Bedürfnissen und Motiven.

Die Skulptur bewirkt eine Annäherung gegenüber den älteren Geschwistern, da die Eltern deren »Flucht« aus der Familie jetzt besser verstehen. Sie sind davon berührt, wie stark sie innerlich Anteil nehmen. Zwischen den Brüdern kommt es zu einer Solidarisierung: Luca möchte Baby und Tiger aus der Skulptur entfernen und durch einen normalen Jungen auf einem Skateboard ersetzen. Gemeinsam überlegen sie, wie sie ihn unterstützen können, damit diese Veränderung auch in der Realität gelingt.

In der Lösungsskulptur kann das Polizeiauto endlich stehen bleiben; die Indianerin bekommt eine Schubkarre, um ihre Lasten leichter tragen zu können. Die Ritter wenden sich wieder der Familie zu; das Feuer verlischt.

3.3 Skulpturen mit einer Problemexternalisierung

Erweitern lässt sich die Skulpturtechnik, indem einer Familienskulptur ein Symbol für ein Problem hinzugefügt wird. Interessant ist dann, welcher Platz für das »Problem« gewählt wird, zwischen wem es steht und was es in der Skulptur bewirkt.

Skulpturen mit einer Problemfigur nutzen die narrative Technik der Externalisierung (vgl. S. 27). Sandspiel eignet sich gut für eine solche Arbeit. Eine große Auswahl an Figuren steht bereit, durch die sich Probleme verkörpern lassen. Wird die Problemfigur zu den Familien-Stellvertretern in den Sand gestellt, ergeben sich für die Familie oft überraschende Perspektiven. Die ungewöhnliche Art, die Familieninteraktionen zu betrachten, wirkt entlastend, erzeugt Neugier und macht es leichter, sich in Motivationen anderer einzufühlen.

»Innere Externalisierungen« nach außen bringen

Mit Kindern als Indexpatienten werden meist Symptome externalisiert, aufgrund derer sie zur Therapie angemeldet wurden. Nicht immer fällt es Kindern leicht, sich ihre Symptome bildlich vorzustellen. Wenn ein Kind keine Idee hat, wie »sein« Problem aussehen könnte, wähle ich einen körperlichen Zugang. Reagiert es in Konfliktsituationen explosiv, frage ich zum Beispiel, woran es zuerst merkt, dass es wütend wird, und wo es die Wut am meisten spürt.

Fragen dieser Art führen zu »inneren Externalisierungen« (Tomm, Koji u. Kazuko, 1990). Die Arbeit mit ihnen zielt darauf ab, eine Gestalt im Inneren des Kindes zu besänftigen. Gudrun Sickinger (2007) beschreibt, wie ein ganzer Kindergarten daran mitwirkte, einen »ärgerlichen Wurm« im Bauch eines Jungen zu beruhigen. Dies gelang, indem er geschaukelt wurde oder andere Formen von Zuwendung erhielt.

Problemfiguren, denen sich ein Kind über einen »felt sense« (Gendlin 1981) nähert, sind naturgemäß meist im Körper angesiedelt. »Angstkraken« können mit ihren Fangarmen im Bauch herumwühlen, »traurige Tränen« einen Kloß im Hals bilden. »Angsthacker« können an verschiedenen Stellen des Körpers gleichzeitig aktiv sein.

In der Einzeltherapie lassen sich solche Wesen mit lösungsorientierten Methoden meist gut verändern (vgl. 7.3). In der Familientherapie geht es dagegen zunächst nicht um eine Umwandlung der inneren Bilder, sondern darum, das Problemsystem zu erkunden. Dabei interessiert, wie sich die Beziehungen um ein Symptom herum gestalten, was es im Familienleben verändert hat, wie die Familienmitglieder es sich erklären und mit ihm umgehen.

Für eine Skulpturarbeit muss die im »Inneren« externalisierte Gestalt in eine Figur verwandelt werden, die sich getrennt vom Kind aufstellen lässt. Hat es festgestellt, dass sich seine Wut heiß, rot und stachelig anfühlt, wird nach einer Figur gesucht, die diesen Qualitäten am ehesten entspricht. Als Wutsymbol kann ein roter Dinosaurier mit Stachelrücken in die Skulptur gestellt werden.

Problemexternalisierung als Krisenintervention

Im Unterschied zu einer Externalisierung, die im Inneren verbleibt, kann mithilfe der Skulpturarbeit betrachtet werden, welche Auswirkungen ein Symptom auf die Familienbeziehungen hat. Die Herleitung aus dem inneren Erleben schützt die externalisierte Figur gleichzeitig davor, ausgegrenzt und aus dem System ausgeschlossen zu werden. Oft zeigt eine Skulptur, wie wenig ein Kind hinter einem »Problem« noch erkennbar ist:

Felix, sechs Jahre alt und wegen hyperaktiven Verhaltens zur Therapie vorgestellt, baut schon im Vorgespräch einen Vulkan, in dessen Nähe Kinder spielen. Sie werfen ein Streichholz in eine Rakete, die sie für eine »liegengebliebene alte Spielzeugrakete« halten. Die Rakete explodiert jedoch und löst einen Vulkanausbruch aus; in alle Richtungen strömt Lava den Berg hinunter.

Als ich Felix und seine Mutter wiedersehe, ist die häusliche Situation stark eskaliert. Die Eltern erwägen bereits eine Fremdunterbringung, weil sie sich in ihren Handlungen nicht immer kontrollieren konnten. Besonders schlimm ist es für sie, wenn ihr Sohn in Konfliktsituationen haltlos schreit und sich nicht beruhigen lässt. Im Einverständnis mit der Mutter hole ich Felix herein und bitte ihn, aufzubauen, wie es ist, wenn zu Hause Streit ist. Eng an die Mutter angeschmiegt, beginnt Felix eine Skulptur:

Vater und Mutter sind einander zugewandt: Sie reden darüber, was passiert ist, die jüngere Schwester schaut ihnen zu. Abgewandt vom Rest der Familie, steht Felix allein da und blickt in eine andere Richtung: Er wird weggeschickt.

Durch die Skulptur erfährt die Mutter, wie schlimm Felix die im Konflikt gesetzten »Auszeiten« empfindet, die er in seinem Zimmer verbringen soll. Im Therapieverlauf zeigt sich, dass die Szene ein zentrales Familienthema wiederholt. Auch die Mutter wurde als Kind »weggeschickt«; sie wuchs in einer Pflegefamilie auf, weil sie vor Misshandlungen durch ihre Eltern geschützt werden musste.

Ich lasse Mutter und Sohn das Verhalten von Felix externalisieren, das einem ruhigeren Umgang in Konflikten im Wege steht. Sie einigen sich auf einen Dinosaurier mit aufgerissenem Maul, der Felix ähnlich sei, wenn er »ausflippt«. Anschließend stellen sie ihn zur Familie. In der neuen Skulptur steht er direkt vor Felix, genau zwischen ihm und den Eltern. Ich schlage der Mutter vor, Felix' Figur einmal aus Augenhöhe ihrer Stellvertreterfigur anzuschauen: Aus diesem Blickwinkel ist er kaum noch zu sehen, da der wütende Dinosaurier ihn fast verbirgt.

Bei der Suche nach Veränderungsmöglichkeiten bleibe ich mit meinen Fragen auf der Ebene des Bildes. Felix möchte den Dinosaurier zunächst auf Abstand bringen; neben die Familie baut er einen Fluss und stellt ihn auf die andere Flussseite. Als er ihn allein dort stehen sieht, beginnt er Felix jedoch leidzutun. Ein kleiner, lieber Dinosaurier versucht, ihm mit Sand eine Brücke zu bauen (Abb. 11).

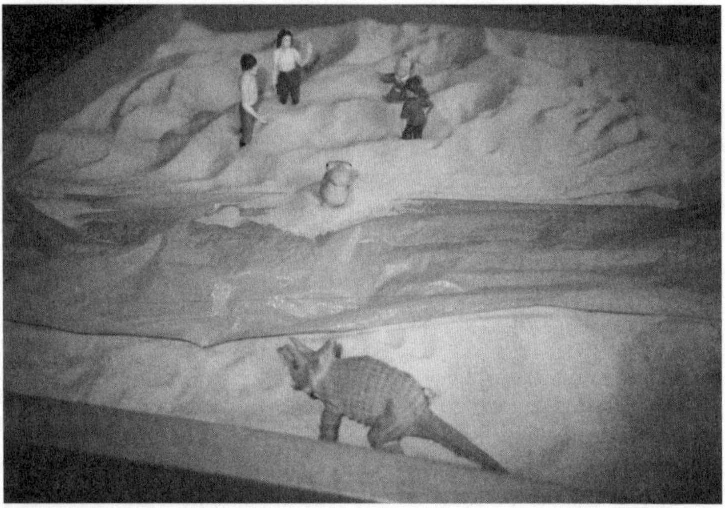

Abb. 11: Niemand soll allein bleiben

Am Ende der Stunde rege ich an, nach Alternativen zu den bisher praktizierten »Auszeiten« zu suchen. Gefunden wird ein Sessel im Wohnzimmer, auf den Felix sich mit einem Kuscheltier zurückziehen kann. Nach der Skulpturarbeit sind jedoch auch modifizierte Auszeiten nicht mehr nötig; das problematische Verhalten hat sich aufgelöst.

Im Anschluss produziert Felix eine Serie von Sandbildern, die seine Zugehörigkeit zur Familie bestätigen: Die Familie wohnt an einem

Fluss, wo man angeln und schwimmen kann. Stolz zeigt Felix seine Kletterkünste, indem er für alle Kirschen pflückt; seine Schwester schaut ihm zu. Die Eltern unterhalten sich, aber diesmal nicht über ihn; ein Marienkäfer sonnt sich auf einem Felsen und hört das Wasser rauschen.

Das letzte Sandbild zeigt noch einmal einen Vulkanausbruch. Wieder haben Kinder in der Nähe eines ausbrechenden Vulkans gespielt. Diesmal sind die Eltern jedoch rechtzeitig gekommen, um die Kinder zu retten. Sie haben sie gerufen, und die Kinder haben sie gehört. Was Felix besonders wichtig ist: Eltern und Kinder schauen sich an!

In der Krisenintervention ist die Arbeit mit Sandbildskulpturen gut anwendbar, um Spannungen zu reduzieren und Eskalationen zu verhindern. In zugespitzten Situationen kann sie Familien helfen, wieder in einen ruhigeren affektiven Zustand zu finden. Neue Ideen können nur entstehen, wenn sich der Erregungspegel auf ein niedrigeres Niveau absenkt. Dazu ist es hilfreich, die Gesprächsebene zu wechseln und Verhaltensmuster zu unterbrechen.

Sandbildskulpturen konfrontieren mit einem Medium, das ungewöhnlich genug ist, um Aufmerksamkeit auf sich zu ziehen. Eine Skulptur zu erstellen schafft einen gemeinsamen Wahrnehmungsfokus. Aus einer Metaposition ist es möglich, Situationen mit Abstand zu betrachten. Auf symbolischer Ebene werden Veränderungen wieder vorstellbar; später können in der Skulptur gewonnene Lösungsideen auf den Alltag übertragen werden.

Die Externalisierung von Elternverhalten

Externalisieren lassen sich nicht nur Probleme, die einem Kind zugeschrieben werden, sondern auch Aspekte, die Eltern an ihrem eigenen Handeln als problematisch empfinden. Rüdiger Retzlaff (2008) bietet dazu die Figur einer »biestigen Biene« an, die Eltern zu unerwünschtem Elternverhalten anstachelt. Sandbildskulpturen zeigen häufig in drastischen Bildern, welches Elternverhalten für Kinder untragbar ist:

Ein Vater wird in einer Skulptur dreifach verkörpert: Als Ritter muss er zuerst seine Rüstung ablegen, sich dann als Holzfäller von seinem Beil trennen, um schließlich als »normaler Mann« Zutritt zur Familie zu finden (Abb. 12).

Werden Eltern mit solchen Bildern konfrontiert, ist eine Gesprächsführung nötig, die Schuldzuweisungen vermeidet und Anliegen der Familienmitglieder sorgfältig ausbalanciert. Anhand der Skulptur hebe ich auf die eigene Motivation des Vaters ab, seine »Waffen« abzulegen. Mich interessiert, wann ihm dies in der Vergangenheit bereits gelungen ist und wie ihm seine Frau dabei helfen könnte, seine Rüstung loszuwerden.

Besonders wichtig ist mir, Kinder vor dem Eindruck zu schützen, ihre Eltern mit der Skulptur bloßstellen zu wollen. Ich würdige daher besonders den Wunsch nach Nähe zum Vater, den die Kinder in der Skulptur zum Ausdruck bringen. Von hier aus lässt sich thematisieren, dass eine solche Nähe Veränderungen voraussetzt.

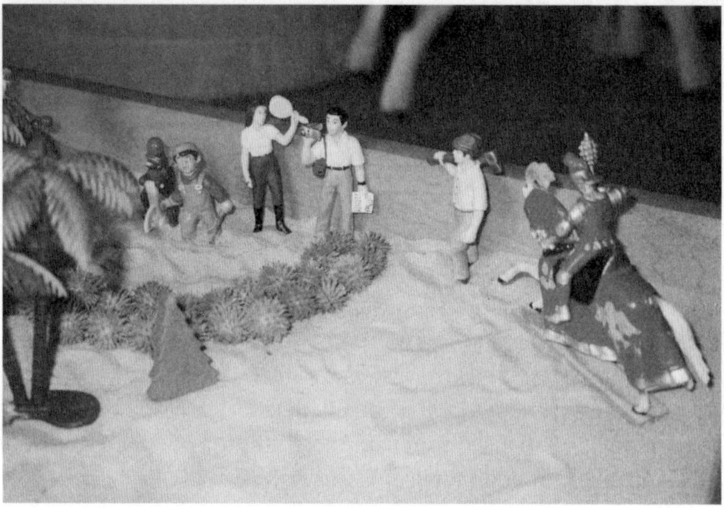

Abb. 12: Der Vater legt die Rüstung ab

Wegen ihrer starken Wirkung sollten Sandbildskulpturen nicht am Ende einer Sitzung gebaut werden. Damit eine Familie gut entlassen werden kann, ist es wichtig, Zeit zur Reflexion einzuplanen und von einer Problembeschreibung auf die Seite der Wünsche zu gehen. Gelingt dies, können Symbole gerade in ihrer Ausdruckskraft wirksam sein. Das Bild der Ritterrüstung half dem Vater in den folgenden Wochen, sein impulsives Verhalten auf einer Zehnerskala von sieben auf drei Punkte abzusenken; bestätigt wurde diese Entwicklung auch vom Rest der Familie.

Externalisierungen werden meist als entlastend erlebt. Sie erlauben eine Trennung von Verhalten und Person; mit der Ablösung von der Person entsteht die Vorstellung von Veränderbarkeit. Externalisierungen bringen Leichtigkeit in Gespräche, die von Schuldgefühlen belastet sind. In symbolischer Form inszeniert, können Kinder an Veränderungen teilhaben.

Eine Familie mit achtjährigen Zwillingen leidet unter dem explosiven Umgang miteinander, der sich während einer längeren Belastungsphase eingeschliffen hat. Im Gespräch vermitteln mir die Eltern ihre Unzufriedenheit mit dem eigenen Erziehungsverhalten; die Atmosphäre ist bedrückt.

Ich kontextualisiere die Reizbarkeit als Folge der schweren Zeit, die hinter der Familie liegt; währenddessen scheint sich ein »heimlicher Mitbewohner« in die Familie eingeschlichen zu haben. Als die Eltern meinen Vorschlag aufgreifen, die angespannte Familiensituation durch eine Figur zu symbolisieren, wird die Gesprächsatmosphäre sofort leichter. Als Symbol wird ein roter Drache ausgewählt.

In der folgenden Familienstunde sind die Kinder von der Idee eines »heimlichen Mitbewohners« sehr angetan. In einer Sandbildskulptur wird ein Drache von Kämpfern umringt, von Stoppschildern umstellt (Abb. 13) und schließlich durch den Schlag mit einem Ritterschwert in einen lieben kleinen Drachen verwandelt. Einer der Jungen fügt noch einen Engel hinzu, weil man jetzt, wo der Drache nicht mehr wütet, die Liebe wieder sehen kann. Wir sprechen darüber, dass die Liebe auch in den »Drachenzeiten« immer da war.

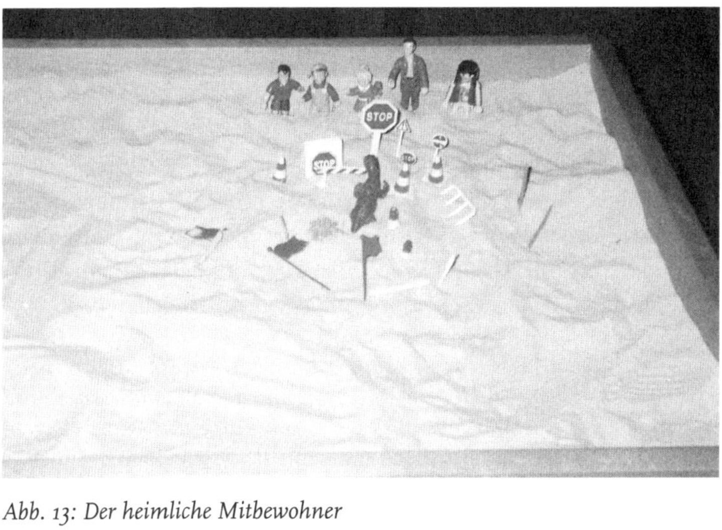

Abb. 13: Der heimliche Mitbewohner

In der Folgezeit wird die Wohnung von den Kindern mit Engelbildern dekoriert. Die Metapher des Drachens wird vor allem durch die vierjährige Schwester präsent gehalten, die bei entsprechenden Gelegenheiten mahnend fragt, ob denn der Drache jetzt wieder kommen müsse. Das Familienklima entspannt sich zusehends, die Kinder feiern dies mit einer Überraschungsparty für ihre Eltern.

Sandbildskulpturen erlauben auch, Familienbeziehungen in einen mehrgenerationalen Kontext einzuordnen. Um solche Verbindungen kenntlich zu machen, sind Spiegel ein gutes Hilfsmittel:

Die Beziehung von *Frau H.* zu ihrem Sohn Nils leidet darunter, dass sie ihn sehr kritisch sieht und ihm wenig zutraut. In ihrer Skulptur hat sie Nils genau im Blick, den Mann und die jüngere Tochter nimmt sie kaum wahr.

Beim Betrachten der Skulptur spricht Frau H. von ihrem Gefühl, dass ihre Eltern ihr ständig über die Schulter schauen, ob sie in der Erziehung auch alles richtig macht. Ich schlage ihr vor, die Eltern auch in der Skulptur hinter ihre Figur zu stellen. Schräg hinter Nils stelle ich probehalber einen Spiegel. Wenn sie Nils ansieht, sieht Frau H. aus dem Blickwinkel ihrer Figur jetzt auch ihre Eltern. Das Symbol des Spiegels hilft ihr, zu überprüfen, ob ihre Sorgen um Nils berechtigt sind oder sich eher auf Themen der Eltern beziehen.

Um den Blick auf Nils zu lockern, kommt in der Skulptur anschließend auch der Vater ins Spiel. Gefragt, was er tun könnte, um das Muster zu unterbrechen, baut er auf der anderen Seite des Sandkastens eine Tanzfläche und nimmt seine Frau mit dorthin.

Skulpturen des »inneren Teams«

Sandbildskulpturen können sich nicht nur mit Familienbeziehungen befassen, sie sind auch möglich als Skulpturen eines »inneren Teams«. Zu einer solchen Skulptur rege ich an, wenn ein Kind sehr mit negativen Aspekten seiner Person identifiziert ist:

Hanno, acht Jahre alt, ist kaum beschulbar, weil er in extremer Form zu Gewaltausbrüchen neigt. Eine von ihm gemalte Problemexternalisierung zeigt eine »fliegende Faust«: Wenn ihm ein »Gegner« gegenübersteht, sieht Hanno nur noch rot, schnell wie ein Komet schießt seine Faust durch die Luft. Stimmen um ihn herum nimmt er nicht mehr wahr.

Hannos Lebenssituation ist von Gewalt geprägt; nötig wird eine Herausnahme aus der Familie mit anschließender Traumatherapie.

Schon zuvor gelingt es Hanno, den »Schläger« als nur *einen* Verhaltensaspekt seiner Person zu identifizieren. Um ihn in einer Skulptur darzustellen, wählt er einen Cowboy mit gezückter Pistole. Auf der Suche nach weiteren Persönlichkeitsanteilen erfahre ich, dass Hanno gern mit anderen teilt; diesen Aspekt nennt er »Sozialamt« und verkörpert ihn durch einen Mann im Anzug. Weiterhin hilft Hanno gern bei praktischen Dingen; zur Skulptur stellt er einen »praktischen Helfer« in Arbeitskleidung. Ich lasse Hanno noch eine Figur für den »Chef« des Teams auswählen: Mittelpunkt der Skulptur wird ein Ritter auf einem Pferd, der die anderen Anteile überragt.

Wir sprechen über den legitimen Wunsch des »Schlägers«, Hanno zu schützen. Bisher wurde dieser Teil jedoch wie »ferngesteuert« aktiviert, sobald Hanno jemand auf bestimmte Weise entgegen trat. Wir stellen der Skulptur einen solchen »Gegner« gegenüber, der durch eine Schnur mit dem »Schläger« verbunden ist. Zieht er an der Schnur, bewegt sich die Cowboyfigur.

Hannos Wunsch ist es, die Schnur zu durchtrennen, was er mit einer Schere auch wirklich tut. In seiner Skulptur hat der »Schläger« einen starken »Chef« hinter sich, der ihn bei Bedarf zurückhalten kann; ihm zur Seite stehen »Helfer« und »Sozialamt«. In das Team integriert, kann er für Hanno eine konstruktivere Rolle spielen.

3.4 Skulpturen in zwei Sandkästen: Neugier auf unterschiedliche Sichtweisen

Kinder schätzen Sandbildskulpturen meist sehr als Möglichkeit, ihre Sicht der familiären Interaktionen einbringen zu können. In eskalierten Situationen können sie helfen, Abstand zu gewinnen und neue Lösungswege zu finden. Gestalten Familienmitglieder parallel in zwei Sandkästen ihre Sicht eines Konflikts, zeigen die Ergebnisse anschaulich, dass es mehr als eine »Wahrheit« gibt.

Bei der Arbeit mit zwei Sandkästen fordere ich dazu auf, sich zunächst ganz auf den eigenen Prozess zu konzentrieren und nicht auf das zu achten, was der andere tut. Der zweite Kasten steht außerhalb des Blickfelds, sodass jeder für sich bauen kann; es steht so viel Zeit zur Verfügung, wie benötigt wird. Die intensive Arbeit an den Skulpturen vermittelt das Gefühl, dass den eigenen Anliegen Raum gegeben wird. Es muss nicht darum gekämpft werden, »Gehör« zu finden; die Bilder können gleichberechtigt nebeneinander entstehen. Oft breitet sich eine konzentrierte Atmosphäre aus, die an die Gestaltung von Sandbildern erinnert. Das Setting wirkt beruhigend; gleichzeitig weckt es Neugier, was im anderen Kasten entstanden sein mag.

Sind die Skulpturen fertiggestellt, können sich die Beteiligten ihnen in einer Haltung zuwenden, wie sie zu Beginn meist nicht vorstellbar gewesen wäre. Da die Konfliktpartner nacheinander an die Reihe kommen, bleibt es auch während der Vorstellung des Gebauten ruhig. Ich steuere den Prozess durch Fragen, was die verwendeten Elemente für den Erbauer bedeuten. Einwände oder Bewertungen unterbinde ich mit dem Hinweis, dass über die subjektive Sicht nicht diskutiert werden kann. In der Gewissheit, für das eigene Bild die gleiche Aufmerksamkeit zu erhalten, gelingt es den Zuhörenden meist, dem Gespräch mit Interesse zu folgen; reflektierende Fragen lasse ich selbstverständlich zu.

Das strukturierte Vorgehen ermöglicht, aus dem Kampf um die »Deutungshoheit« auszusteigen. Oft weitet sich der Blick, sodass Konflikte in einen größeren Zusammenhang gestellt werden können. Handlungen werden nachvollziehbarer, wenn sich Zugang zu den Motivationen des anderen gewinnen lässt; Lösungen können erarbeitet werden.

Besonders ergiebig ist die Arbeit in zwei Sandkästen bei Geschwisterkonflikten:

> *Birgit,* acht Jahre alt, ist wegen verschiedener Ängste in Therapie; ihr »Bauchschmerzmonster« hat sie bereits erfolgreich verwandelt. Die Möglichkeiten der Einzeltherapie stoßen aber an eine Grenze, da ihre Veränderungsbemühungen vom älteren Bruder torpediert werden. Birgit hat sich angewöhnt, sich in Konflikten kleiner zu stellen, als sie ist; durch das Nachahmen ihrer Stimme schreibt Karl sie auf die Rolle eines hilflosen Mädchens fest.
>
> *Karl,* zwölf Jahre alt, folgt der Einladung zu einer gemeinsamen Therapiestunde zunächst unwillig. Seine abwertenden Äußerungen Birgit gegenüber bekomme ich »live« mit; auch mir gibt er zu verstehen, dass er von der Idee, hierher zu kommen, überhaupt nichts hält. Auf das Angebot, im Sand sein Bild der Familie aufzubauen, steigt er jedoch ein. Von der Auswahl der Figuren lässt er sich anregen. Beim Bauen wirkt er begeistert, alles Abwehrende verschwindet. »Aber fragen Sie mich nicht, was ich hier baue, das weiß ich selber nicht«, wiederholt er mehrfach.
>
> Schließlich entsteht ein komplexes Bild: Es ist in zwei Teile gespalten, ein Strich markiert eine Grenze im Sand. Links und rechts stehen sich Mutter und Vater gegenüber, die seit Längerem getrennt leben; vorn und hinten auf der Grenzlinie stehen Karl und seine Schwester.

Karl wählt zur Darstellung seiner Eltern jeweils noch andere Figuren aus: Auf der Seite des Vaters wird im Hintergrund ein Brand gelöscht, eine Szene aus dem Alltag des Vaters als Rettungssanitäter. Die Stärke, die er im Berufsleben zeigt, hätte sich Karl von ihm auch in der Vaterrolle gewünscht: Hätte der Vater mehr um ihn »gekämpft«, gäbe es mehr Möglichkeiten zu Kontakt und gemeinsamen Unternehmungen. Karl scheint dem Vater die Schuld an der Trennung zu geben: Ein Soldat schießt von seiner Seite aus auf ein Hochzeitspaar; ein Anwalt wirft einen gefährlichen Gegenstand über die Grenze (Abb. 14).

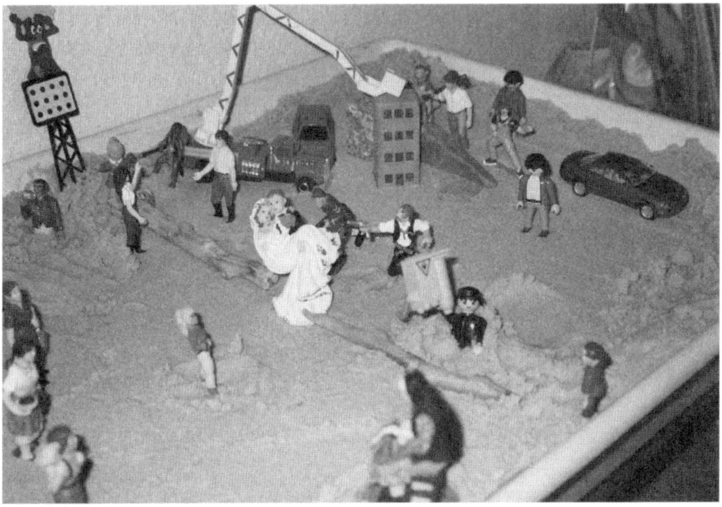

Abb. 14: Die Seite des Vaters

Auf der Seite der Mutter dominieren Nonnen- und Engelfiguren. Karl scheint diesem Bild jedoch nicht zu trauen: Ein Mann mit Kamera hat die Grenze zum weiblichen Bereich überschritten und forscht nach, ob hier wirklich alles so friedlich ist, wie es den Anschein hat. Zumindest bei der Oma, einer vermeintlich ruhig dasitzenden, strickenden Frau, scheint das nicht der Fall zu sein.

Während Karls Stellvertreter vorn im Bild ganz allein auf der Grenze steht, hat seine Schwester weibliche Unterstützung: In ihrer Nähe steht eine Mutterfigur. Beim Betrachten empfindet Birgit Mitleid für den Bruder. Sie versteht, wie allein er sich als Junge in der Familie fühlen muss.

Birgits Sandbildskulptur zeigt sie selbst als Tiger, der seine Höhle verlassen möchte. Neben dem Eingang sitzt Karl als Affe: Er hält den Tiger zurück, indem er sich über ihn lustig macht. Die Eltern können den Tiger nicht ermuntern: Ihre Figuren sind so in den Ecken platziert, dass sie sich nicht ansehen können; auch die Öffnung der Höhle liegt außerhalb ihres Gesichtsfelds.

Karl ist von der kraftvollen Figur beeindruckt, die Birgit für sich gewählt hat. Er ist daran interessiert, weiter mit zu den Therapiestunden zu kommen.

Bei Geschwisterkonflikten wirkt die Gestaltung von Sandbildskulpturen als Türöffner, an die sich eine weitere Arbeit mit dem Geschwistersystem anschließen lässt. Gerne arbeite ich dabei mit einer Externalisierung der Verhaltensaspekte, die am anderen als störend empfunden werden. Dem lasse ich die Bedürfnisse gegenüberstellen, die auf Bruder oder Schwester gerichtet sind.

Um die Wirkung der Skulpturen nicht durch neue Sandbilder zu überlagern, bietet es sich an, bei der Weiterarbeit das Medium zu wechseln:

In der folgenden Stunde lasse ich Birgit und Karl malen, was sie aneinander am meisten stört. Karl zeichnet einen Einschaltknopf für das »Kleine-Schwester-Programm«, mit dem Birgit bei Konflikten Mutter und Oma herbeiruft. Birgit malt den Bruder als Drachen, der sie angreift.

Anschließend lasse ich zeichnen, wie sich beide den anderen wünschen. Karl füllt den Kopf der Schwester mit blauer Farbe aus; die »männliche« Farbe symbolisiert den Wunsch, mehr »Handfestes« miteinander anfangen zu können. Als Beispiel nennt er längere Fahrradtouren, die sich Birgit noch nicht zutraut. Birgit verwandelt Karl in einen Eisbären, der sie beschützen soll.

Beide Bilder zeigen Bedürfnisse, die oft von Vätern abgedeckt werden. Ich unterstütze dabei, solche Wünsche auch an den Vater zu richten.

Karl erkennt, dass seine Schwester sich selbst gern in eine Richtung entwickeln würde, die er sich von ihr wünscht. Aus der Konkurrenz entwickelt sich ein Kooperationsverhältnis. Birgit beschließt, sich die »Babystimme« abzugewöhnen; Karl verspricht ihr, auf abwertende Bemerkungen zu verzichten, falls sie noch einmal in ihr altes Verhalten zurückfallen sollte. Als Fahrradtrainer will er Birgit unterstützen, weitere Strecken auszuprobieren. Statt sich seiner Schwester in den Weg zu stellen, hilft er ihr aus der »Höhle« heraus.

3.5 Überblick: Sandbildskulpturen

Aufbau einer Skulptur:
- In verschiedenen Settings möglich: durch Kind, Geschwister oder Familie
- Figuren können frei gewählt werden (Alternative: Skulptur mit Tierfiguren)
- Darauf hinweisen, dass auch die Umgebung gestaltet werden kann

Orientierende Fragen in Sandbildskulpturen

1. **zur Gestaltung von Zwischenräumen als Externalisierung von Beziehungsthemen:**
   - Gibt es unterschiedliche Landschaften/Klimazonen?
   - Können sich die Figuren gegenseitig erreichen?
   - Gibt es sichere Grenzen (z. B. zwischen Raubtieren und kleinen Tierfiguren)?
   - Thematisierung von Zugehörigkeit: unterschiedliche Gestaltung des Untergrunds?
2. **zu externalisierenden Aspekten der Figurenwahl:**
   - Welche Merkmale werden betont?
   - Möglichkeiten zu Reframings: Unterscheidung von Person und Verhalten
   - Von der Familie nicht gesehene Aspekte werden nur dann benannt, wenn dies zu einer Lösung beitragen kann

Weiterarbeit mit der Skulptur:
- Vorschlag, das Bild so zu verändern, dass es allen besser geht
- Die Landschaft kann umgestaltet werden, Figuren können neu gewählt werden
- Lösungsmetaphern herausarbeiten (Schutzengel, Brücken etc.)
- Lösungen zunächst auf Symbolebene entwickeln lassen
- Anschließend Transfer in den Alltag

Varianten:
Skulpturen mit einer Problemexternalisierung
- Einer Familienskulptur wird ein Symbol für ein externalisiertes Problem hinzugefügt
- Wo/zwischen wem steht das »Problem«?
- Was verändert es in der Skulptur?
- Sind Figuren vom »Problem« verdeckt?
- Wie kann die Familie kooperieren, sodass sich das »Problem« (in Gestalt oder Position) verändert?
- Auch hier: Zunächst auf Symbolebene bleiben

Skulpturen in zwei Sandkästen:
- Gleichzeitiger Aufbau, ohne die andere Skulptur zu beachten
- Anschließend: Vorstellung der Skulpturen
- Erlaubnis zu unterschiedlichen Sichtweisen: Keine Kritik an der Skulptur des anderen!

Skulpturen als Ausschnitt unter einem Problemfokus kennzeichnen!

3.6 Gemeinsam konstruierte Sandbildgeschichten

»Gemeinsam konstruierte Sandbildgeschichten« bezeichnen eine Methode, bei der Eltern und Kinder in einem strukturierten Prozess ein Sandbild anfertigen und aus ihm eine Geschichte entwickeln. Im Gegensatz zu Skulpturtechniken geht es dabei nicht um die Abbildung einer Familiensituation, sondern um eine Gestaltung, die auf Symbolebene verbleibt.

Um Sandbilder gemeinsam entstehen zu lassen, hat sich ein Vorgehen bewährt, bei dem reihum ein Gegenstand in den Kasten gesetzt wird. Als Therapeutin beteilige ich mich am Aufbau des Bildes. Durch das eigene Mitgestalten kann der Prozess moduliert werden; Eltern nehmen meine Anregungen auf und können ihr Kind co-therapeutisch unterstützen. Der Prozess des Bauens vermittelt Ideen, wie sich der Kontakt zum Kind auch außerhalb der Therapie hilfreicher gestalten lässt; für viele Eltern bietet er einen Einstieg in ein gemeinsames Spiel.

Zunächst habe ich den gemeinsamen Bau von Sandbildern vor allem eingesetzt, um jüngeren Kindern den Einstieg in die Therapie zu erleichtern. Im geschützten Kreis der Familie eröffnet das Vorgehen ihnen eine Ausdrucksmöglichkeit, die Ängste bewältigen hilft. Das Kind behält die Führung über den Prozess, Eltern und Therapeutin beteiligen sich eher in einer Hilfsfunktion und halten sich mit dem Einbringen eigener Impulse zurück. Hat ein Kind genügend Sicherheit gewonnen, kann die Arbeit im einzeltherapeutischen Setting fortgesetzt werden.

Die gemeinsame Arbeit an Sandbildgeschichten kann jedoch nicht nur darauf vorbereiten, Kindern den eigenen Raum der Spieltherapie zu erschließen. Sandbildgeschichten bieten auch Gelegenheit, Familienthemen aufzugreifen und symbolisch zu inszenieren. Wie jeder Erzählvorgang erlaubt die Methode, Geschichten neu zu akzentuieren und ihnen neue Bedeutung zu geben.

Wie sich der Prozess therapeutisch begleiten lässt, möchte ich an zwei Fallbeispielen demonstrieren.

Sandbildgeschichten als Vorbereitung von Ablösungsschritten

Die Idee, mit Kindern und Eltern gemeinsam Sandbilder zu bauen, entsteht, als ich Rebekka kennenlerne, ein fünfjähriges Mädchen, das mit Trennungsängsten zur Therapie vorgestellt wird.

Als *Rebekka* mit ihrer Mutter das Therapiezimmer betritt, scheinen weder ein Gespräch noch eine spielerische Kontaktaufnahme zum Kind möglich zu sein. Spontan schlage ich vor, zu dritt etwas im Sand aufzubauen. Um der Situation einen festen Rahmen zu geben und Rebekka zu integrieren, definiere ich die Regel, dass wir reihum etwas in den Sandkasten stellen. Ich beginne, indem ich ein Stück »Wiese« in den Sand lege, Rebekkas Mutter schließt sich an. Mit einem guten Gefühl für Pacing und Timing stellt sie sich auf die Tochter ein, indem sie sich bei der Wahl ihres Gegenstands vorsichtig vortastet. Dabei veröffentlicht sie ihre inneren Dialoge: »Was könnte jetzt passen? Sollen wir die Wiese noch größer machen? Ach, ich glaube, ich stelle einen Baum dazu.« Rebekkas Überforderung, selbst etwas beizusteuern, begegnen wir durch Vorschläge, aus denen sie auswählen kann.

Von Runde zu Runde nimmt Rebekka eine aktivere Rolle ein, bis sie schließlich selbst aufsteht, zum Regal geht und Dinge herbeiholt. Die Kooperation mit der Mutter erfolgt wie in einer gut eingespielten Co-Therapie. Ohne uns mit Worten abzustimmen, überlassen wir Rebekka die Auswahl der Figuren und beschränken uns auf die Landschaftsgestaltung. Als das Sandbild fertiggestellt ist, ist Rebekkas Befangenheit so weit verflogen, dass sie uns zum Bild eine Geschichte erzählt. In ihr geht es um eine Krone, die einem König gestohlen wurde. Zwerge machen sich auf die Suche und entdecken sie, in einer Felshöhle verborgen.

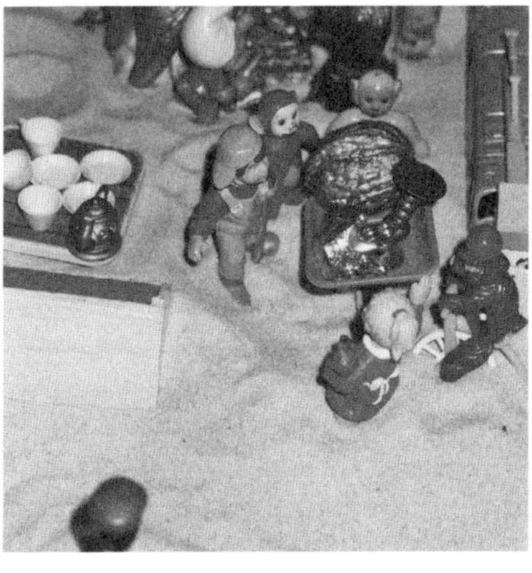

Abb. 15: Die Kinder machen sich auf den Weg

Auch in den folgenden Therapiestunden bauen wir zu dritt im Sand. Dabei entsteht das Bild eines Sommerfests, auf dem Rebekka ihre Ablösungsgeschichte vorwegnimmt. Während sich zwei Mütter am Kaffeestand unterhalten, entfernen sich die Kinder von ihnen. Sie spielen Ball, sehen einem Zauberer zu und beteiligen sich an einer Schatzsuche. Mit einer Schubkarre voller Schätze kehren sie zu ihren Müttern zurück (Abb. 15).

Rebekka genießt es anschließend, die (wenigen) weiteren Therapiestunden mit mir allein zu verbringen. Aus Ton gestaltet sie kräftige Mädchenfiguren, die sich in Bewegung setzen: Ein Mädchen rutscht auf einer Wasserrutsche, ein anderes reitet auf einem Pferd.

Symbolische Inszenierung von Beziehungserfahrungen

Werden Eltern in den Bau von Sandbildern einbezogen, nehmen sie am therapeutischen Prozess unmittelbarer Anteil als bei der Arbeit im Einzelsetting. Wichtige Übergänge im Therapieverlauf ereignen sich nicht hinter verschlossenen Türen, sondern werden von ihnen »live« miterlebt.

Als Co-Autoren der Sandbildgeschichte gestalten Eltern dabei aktiv einen Rahmen, in dem Veränderungen möglich sind. Auf der Ebene des Symbolspiels können sie ihr Kind bei Entwicklungsschritten unterstützen. Eine solche Erfahrung kann vor allem für Eltern wichtig sein, die in ihrer Erziehungsfunktion verunsichert sind. Oft ergeben sich Momente, die in der Eltern-Kind-Beziehung tiefe Spuren hinterlassen. Sich beim Sandspiel als hilfreich zu erleben verändert die Selbstwahrnehmung in Richtung größerer Selbstwirksamkeit; es stärkt Gefühle elterlicher Kompetenz.

Im Anschluss an die Sandbildarbeit kann exploriert werden, wie sich Handlungsschritte auf den Alltag übertragen lassen.

Jürgen, vier Jahre alt und in der Sprachentwicklung verzögert, zeigt schon im Wartezimmer, dass er mir nicht allein in einen fremden Raum folgen wird: Er klammert sich an seine Eltern und vergräbt sein Gesicht im Arm der Mutter. Im Therapieraum gehen seine Blicke sofort zu den Figuren im Sandspielregal.

Um Jürgens Ängste aus dem Fokus zu nehmen, schlage ich vor, etwas im Sand zu bauen. Zufällig sind noch Bauten aus der vorigen Stunde im Sand erhalten: ein Berg, durch den ein Tunnel führt. Jürgen gibt mir durch ein Kopfnicken zu verstehen, dass er diese Landschaft nutzen möchte, statt den Sand einzuebnen. Ich erkläre den Ablauf des gemeinsamen Bauens und beginne mit einem Stück Wiese. Die Eltern schließen sich an, indem sie Bäume und Sträucher dazustellen. Die Atmosphäre ist ruhig und druckfrei, das Tempo langsam.

Jürgen verfolgt das Entstehen der Landschaft mit Interesse. Als er selbst an die Reihe kommt, kehrt die Angst zurück. Er ist noch nicht so weit, sich vom Schoß der Mutter zu lösen und nach einem Gegenstand zu greifen. Um eine Defiziterfahrung zu verhindern, schlage ich ihm ein »Ratespiel« vor. Ein erleichtertes Lächeln geht in meine Richtung. Jürgen freut sich, wenn seine Blicke ins Regal richtig gedeutet werden; die Eltern setzen seine Wünsche um, indem sie für ihn Gegenstände in den Sandkasten stellen. Auch den richtigen Ort zeigt uns Jürgen zunächst mit Blicken, später mit seinem Finger. Um den Berg nach seinen Vorstellungen umzuformen, nutzt er die Hand der Mutter als »Baggerschaufel«.

Als Jürgen nach einigen Runden wieder an der Reihe ist, zeigt er auf ein kleines Schaf. Nach und nach stellen wir Menschen- und Tierfiguren in die Landschaft. Um ihm bei der Gestaltung der Geschichte die Führung zu überlassen, hole ich vor meiner Figurenwahl Jürgens Einverständnis ein. Die Eltern folgen meinem Beispiel. Durch Kopfnicken gibt uns Jürgen zu verstehen, welche Figuren »mitspielen« sollen, einige Figuren lehnt er ab.

Als die Ausgangsszene abgeschlossen ist, stehen zwei Lämmchen vor dem Eingang des Tunnels; anscheinend machen sie sich auf, den Tunnel zu durchqueren. Als ich vermute, dass er gern das kleinere der beiden Lämmchen wäre, strahlt mich Jürgen an. Dem Vater weist er die Rolle des größeren Lämmchens zu, die Mutter wird als Hirte hinzugestellt. Als Zwerg beobachte ich die Szene aus größerer Entfernung.

Bevor die Szene weitergespielt wird, rege ich die Idee an, dass es in Höhlen oft Geheimnisvolles zu entdecken gibt. Jürgen begrüßt auch diese Idee und lässt sich Schätze aus Edelsteinen zusammenstellen.

Die Durchquerung des Tunnels wird für alle zu einem anrührenden Erlebnis. Jürgen gibt zu verstehen, dass das Schaf des Vaters vorausgehen soll. Ihm folgt das kleinere Lamm, der Hirte bildet die Nachhut. Nachdem der Vater seine Figur durch den Tunnel geführt hat, hilft er Jürgens Lämmchen hinein; er schiebt es aber nicht ganz hindurch. Mit der Aufforderung: »Kommst du schon dran?« motiviert er den Sohn, sein Lämmchen selbst aus dem Tunnel zu ziehen (Abb. 16).

Auf dem Abschlussbild stehen die Schafe vor ihren Schätzen. Die Menschen legt Jürgen auf den Boden: Sie sind erschöpft und schlafen. Ich rege an, der Geschichte einen Namen zu geben. Jürgen entscheidet sich für den Titel: »Die mutigen Schafe«.

Die Szene erinnert mich an einen Geburtsvorgang, bei dem Jürgen seiner Figur Geburtshilfe leistet. Später erfahre ich, dass seine Geburt für die Mutter mit einer traumatischen Erfahrung verknüpft war: Während sie ihren Sohn auf die Welt brachte, starb ihre eigene Mutter. Im Gespräch zeigt sich, wie stark dieses Erlebnis bis heute nachwirkt.

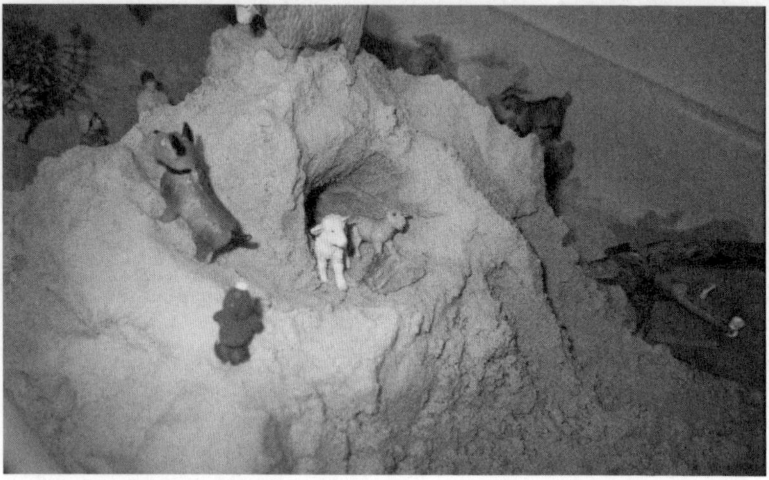

Abb. 16: Die mutigen Schafe

Der schwierige Start setzte sich in der Beziehungsgestaltung zwischen Jürgen und seinen Eltern fort: Die Eltern schildern nächtliches Schreien, endloses Weinen, Schläge gegen den eigenen Kopf, wenn etwas nicht klappt. Sie leiden sehr darunter, ihren Sohn in solchen Situationen nicht beruhigen zu können.

Wie wichtig es für die Eltern gewesen ist, Jürgen in der ersten Therapiestunde zur Seite zu stehen, erfahre ich im anschließenden Elterngespräch. Durch ihre körperliche Präsenz konnten sie ihm in einer fremden Situation Schutz bieten; es gab viele gelungene Momente, in denen er sich auch ohne Worte verstanden fühlte. Bei der Inszenierung der Geschichte konnten sie Jürgen durch einen schwierigen Engpass begleiten. Für den Vater war es ein besonderes Erlebnis, seinem Sohn durch den Tunnel vorauszugehen und ihm hindurchzuhelfen – eine Führungsrolle, die in der Familie bis dahin vom Großvater ausgefüllt wurde. Die Mutter berührte es sehr, wie Jürgen ihre Hand zum Bauen nutzte.

Im Gegensatz zu Rebekka geht es in Jürgens Geschichte nicht vorrangig um Ablösung, sondern zunächst um Beziehungsgestaltung und die Stärkung von Bindungssicherheit. Die Arbeit an der Sandbildgeschichte trägt dazu bei, Defiziterfahrungen im Umgang miteinander auszugleichen. Den Eltern vermittelt sie die Erfahrung elterlicher Stärke; Jürgen erlebt die Eltern als Personen, die ihn halten und ihm eine Orientierung geben.

Nach weiteren Stunden gemeinsamen Bauens traut sich Jürgen zu, den Therapieraum auch ohne seine Eltern zu betreten; parallel dazu macht er im Alltag große Fortschritte. Wir schließen eine Phase »gemeinsamen Spiels« nach KOF (vgl. 3.8) an, um Fähigkeiten in der Kontaktgestaltung mit anderen Kindern zu stärken.

Voraussetzung für eine Einbeziehung von Eltern ist bei einem stützenden gemeinsamen Bauen ihre Empathiefähigkeit, daneben eine ausreichend starke Impulskontrolle, um sich bei der Gestaltung des Sandbilds zugunsten des Kindes zurücknehmen zu können.

Sandbildgeschichten lassen sich auch konstruieren, indem alle Familienmitglieder in gleichem Maße Ideen beisteuern. Eltern helfen dann nicht vorrangig ihrem Kind, sich im Sandbild auszudrücken und in eine Geschichte zu finden; die Familie arbeitet gemeinsam an einer Geschichte, die von allen getragen wird. Als Therapeutin wirke ich bei der Gestaltung nicht mit.

Sinnvoll ist dieses Vorgehen bei älteren Kindern, denen eine gleichberechtigte Teilnahme möglich ist. Wenn Eltern und Geschwister jeweils eigene Impulse einbringen, entsteht ein experimenteller Prozess mit offenem Ausgang; die Auswertung ergibt interessante Hinweise auf Kooperationsstrukturen in der Familie.

3.7 Überblick: Gemeinsam konstruierte Sandbildgeschichten

Gemeinsamer Bau des Sandbilds:
- Reihum wird ein Gegenstand gewählt und in den Sandkasten gesetzt
- Therapeutin, Kind und Eltern beteiligen sich
- Der Prozess kann durch Tempogestaltung und veröffentlichte Reflexionen moduliert werden
- Falls es dem Kind schwerfällt, zu sprechen, kann es auf Gegenstände zeigen (Ratespiel)
- Beginn mit Gegenständen, die weniger zentral sind
- Bei der Wahl von Figuren: Das Kind fragen, ob die Figur »mitspielen« soll, sich deren Platz zeigen lassen

Entwicklung der Sandbildgeschichte:
- Das Kind erzählen lassen, was auf dem Bild passiert; falls notwendig: raten
- Vorschlag, die Geschichte weiterzuführen
- Das Kind fragen, welche Figur(en) es spielen möchte; Figuren verteilen
- Ideen zur Geschichte als Vorschläge formulieren, Zustimmung des Kindes einholen
- Anschließend der Geschichte einen Titel geben

3.8 Sandspiel nach der Methode der kinderorientierten Familientherapie (KOF)

Vom norwegischen Psychotherapeuten Martin Soltvedt wurde eine Methode entwickelt, die ebenfalls das Sandspiel nutzt. Die »kinderorientierte Familientherapie« ist neben Norwegen vor allem in Schweden verbreitet und wurde von Bernd Reiners (2006) für den deutschen Sprachraum erschlossen. Im Unterschied zu den bisher vorgestellten Varianten des Sandspiels liegt der Fokus bei dieser Methode weniger auf einer Veränderung innerer Bilder, sondern stärker auf der Ebene der Interaktionen. Ein Kernbegriff Soltvedts ist das »samhandling«, die »gemeinsame Handlung« von Eltern und Kind. Ob gemeinsames Handeln in einer Familie möglich ist, wertet er als »eines der wichtigsten Zeichen dafür [...], dass eine Familie funktioniert« (Reiners u. Sjölin-Nilsson, 2009). Ein Ziel der therapeutischen Arbeit liegt darin, mithilfe des »gemeinsamen Spiels« eine bessere Kooperation von Kind und Eltern zu initiieren.

»KOF« bietet ein strukturiertes Vorgehen an. Nach einem Vorgespräch mit den Eltern spielen zunächst Kind und Therapeutin für etwa fünfzehn Minuten im Sandkasten, während die Eltern zusehen. Das Spiel wird audiovisuell dokumentiert und in der folgenden Stunde mit den Eltern besprochen. Anschließend spielen die Eltern mit dem Kind; auch diese Spielsequenzen werden mit den Eltern ausgewertet. Der Prozess wird so lange fortgesetzt, bis ein Transfer erwünschter Veränderungen in den Alltag gelungen ist.

Das erste Spiel von Kind und Therapeutin ist darauf ausgerichtet, mit dem Kind in Kontakt zu treten und eine gemeinsame Handlung zu beginnen. Es wird damit eröffnet, dass die Therapeutin eine Figur, ihr »Alter Ego«, vor sich in den Sandkasten stellt. Sie baut ihr ein Haus und markiert mit Bäumen und Zäunen die Grenzen ihres Gebiets. Das Kind wird dazu aufgefordert, das Gleiche zu tun. Hilfreich ist es, der eigenen Figur ein Haustier zur Seite zu stellen, das sich für reflektierende Dialoge nutzen lässt. Ihm kann man interessiert schildern, was das Kind auf seiner Seite des Sandkastens aufgebaut hat. Hält sich das Kind im Kontakt zurück, kann man beratschlagen, ob seine Figur wohl gern besucht werden würde; nähert sich seine Figur allzu stürmisch, können eigene Reaktionen verbalisiert werden.

Anders als in manchen spieltherapeutischen Ansätzen wird darauf geachtet, dass die Alter Ego Figur der Therapeutin nicht verletzt oder beschädigt wird. Reicht es nicht aus, die eigene Figur durch Zäune zu schützen, werden Angriffe moduliert, indem man die Figur des Kindes mit der Hand zurückhält.

Während des Spiels versucht die Therapeutin, Entwicklungsniveau und Kommunikationsvermögen des Kindes einzuschätzen, daneben achtet sie auf seine Fähigkeit zum Zusammenspiel. Bei der Reflexion des Spiels werden die Eltern gefragt, was ihnen aus ihrem Alltag mit dem Kind bekannt vorkommt; die Therapeutin berichtet, wie sie das Spiel erlebt hat und wie sie auf die vom Kind gezeigten Verhaltensmuster eingegangen ist. Vermieden werden diagnostische Festlegungen, »wie das Kind ›ist‹« (ebd.); Ziel ist vielmehr eine Verständigung darüber, mit welcher Art der Kontaktgestaltung das Kind zu erreichen ist und welche Veränderungen im Umgang mit ihm hilfreich sein könnten.

Von der nächsten Stunde an begleitet die Therapeutin das Spiel zwischen Eltern und Kind mit ihrer Alter Ego Figur. Sie stellt sich den Figuren der Familienmitglieder vor und kündigt an, vom Rand des Sandkastens aus zuzuschauen und zwischendurch vielleicht vorbeizukommen. Die Alter Ego Figur eröffnet die Möglichkeit, reflektierende Gedanken in das Spiel der Familie einzuführen. Gespielt wird sie aus einer »not knowing position«; sie wertet nicht, sondern zeigt sich fragend und interessiert (ebd.). Wie aktiv die Figur eingesetzt wird, hängt vom Spielverlauf ab. Wenn nötig, kann sie eingreifen, um Grenzen und »Reviere« zu schützen oder die Kommunikation zu klären; sie kann auch Anregungen geben, wie sich die Figuren anders begegnen könnten.

Im Nachgespräch wird vor allem darauf fokussiert, was im Spiel zwischen Eltern und Kind gut gelungen ist. Bilder gelungener Szenen werden ausgewählt und zur Betrachtung stehen gelassen; »Fehler« gelten als Chance zur Reflexion.

Als besonders wirksam gilt »KOF« bei Tempounterschieden in der Familie, bei Verständnisproblemen von Eltern bezüglich ihrer Kinder, bei Symptomen von ADHS und selektivem Mutismus. Angewendet wird es auch zur Klärung von Sorgerechtsfragen sowie zur Vorbereitung von Adoption und Pflegekindzuweisung. Geeignet ist es für Kinder im Alter von vier bis zehn Jahren[13]; Voraussetzung ist

13 Für die narrative Spieltherapie habe ich auf Altersangaben verzichtet, da die Eignung der Methoden sehr von Entwicklungsstand und Vorlieben des Kindes abhängt. Da die Kinder selbst einen methodischen Zugang wählen, stellt sich die Frage nach Altersgrenzen

unter anderem eine gute Spielfähigkeit von Eltern und Kindern (Reiners 2006).

»Gemeinsames Spiel« in der Einzeltherapie

»KOF« ist nicht nur als ganzes Paket anwendbar, auch Teile des Konzepts lassen sich nutzen. Das Element des »gemeinsamen Spiels« hilft in der Einzeltherapie, Kindern einen Zugang zu Spiel im sozialen Bezugsrahmen zu verschaffen.

In der klassischen Sandspieltherapie sind Kinder sehr auf sich und ihr Sandbild bezogen. Neigen sie ohnehin dazu, sich sozialen Kontakten zu entziehen, kann das Setting eine Rückzugstendenz verstärken. Wenn sich Kinder sehr in ihren Sandbildern »vergraben«, auch im Gespräch wenig Blickkontakt aufnehmen und nur wenig zu ihren Bildern mitteilen, beginne ich ein »gemeinsames Spiel« im Sandkasten. Die strukturierte Form des »KOF«-Spiels bietet sich als Einstieg an, um Ängste zu reduzieren und die Handlung überschaubar zu halten. Modellhaft kann gelernt werden, wie gemeinsames Spielen funktioniert. Sind im Spiel soziale Bezüge etabliert, beginnen Kinder anschließend mit der Gestaltung von Geschichten:

> *Jürgen,* vier Jahre alt, wagt sich nach gemeinsamem Einstieg mit seinen Eltern (S. 108), auch allein im Sand zu bauen. Eifrig schaufelt er mit einem Bagger Sand hin und her. Als eine Erweiterung des Themas ausbleibt, kündige ich an, dass ich in der nächsten Stunde mit ihm zusammen spielen möchte. Aufgrund seiner Angst vor neuen Situationen mache ich ihn schon einmal mit meiner Alter Ego Figur »Anna« und ihrem Eichhörnchen »Fips« vertraut.
>
> In der folgenden Stunde baue ich für Anna ein Haus auf, daneben bekommt Fips Bäume zum Klettern. Statt einer Menschenfigur wählt Jürgen erneut einen Bagger, stellt aber das gleiche Holzhaus in seine Ecke, das ich für Anna verwendet habe. Sein Baggerfahrer wohnt dort.
>
> Lange sieht Anna beim Baggern zu, bis eine neue Handlung entsteht: Jürgens Haus beginnt zu brennen, rote Papierflammen schlagen aus dem Dach. Ein Feuerwehrauto kommt und löscht das Feuer. Anschließend brennt auch Annas Haus und wird gelöscht. Um sich zu bedanken, lädt Anna Feuerwehrmann und Baggerfahrer zum Kaffeetrinken ein. Für Jürgen ist dies der Anlass, sich eine eigene Figur zu suchen.

---

in der Praxis nicht. Rollenspiel ist in der Regel eher für Kinder im Vor- und Grundschulalter interessant; Sandspiel und kreative Methoden sind auch mit Jugendlichen gut anwendbar.

Er wählt ein Playmobil-Männchen, das genauso heißt wie er. Auf dem Abschlussbild sitzen die drei Figuren mit Fips am gedeckten Tisch.

Anna, »Jürgen« und ihre Häuser bilden in den folgenden Stunden den Rahmen, in dem sich weitere Geschichten ereignen. Zu Beginn jeder Stunde läuft Jürgen zum Regal und baut die Figuren auf. Die Häuser von Anna und »Jürgen« rücken dabei näher zusammen; gemeinsam bestehen sie einige Abenteuer. Zunächst brennt es noch öfters; später taucht ein »großes Krokodil« auf, vor dem sich die beiden verstecken. Als es eingesperrt ist, klettern sie auf eine Leiter und schauen ins Gehege hinein (Abb. 17). Das Krokodil findet Freunde und wird weniger gefährlich; dafür erscheint ein Haifisch mit scharfen Zähnen. Auch er wird eingesperrt und später gefüttert. Das Spiel verlagert sich in den Raum; wir begegnen uns mit Handpuppen. Jürgen wählt besonders gern Tiere, vor denen er sich zu Beginn gefürchtet hat. Er brüllt wie ein Löwe und zeigt seine Haifischzähne. Er hat gelernt, wie man spielt; zu den Kindern im Kindergarten hat er jetzt eine Ebene gefunden.

In den letzten Stunden spielen wir Feuerwehr. In wechselnden Rollen rufen wir um Hilfe, springen in ein Sprungtuch und löschen die Flammen. Jürgen holt seine Mutter hinzu: Abwechselnd retten sich die beiden und springen sich in die Arme.

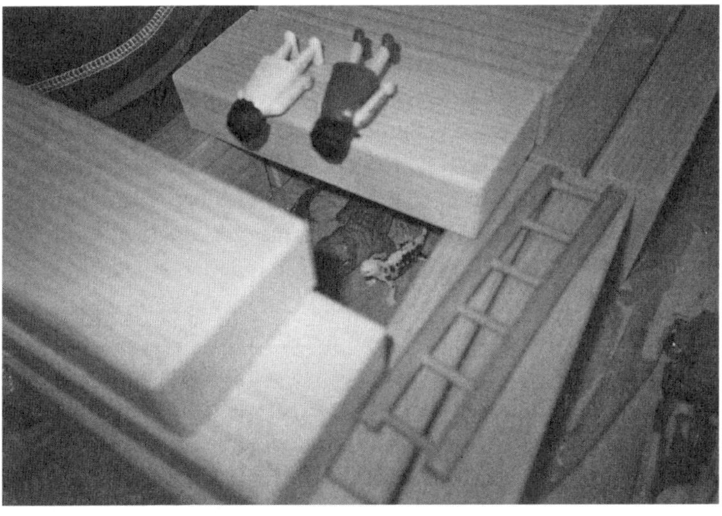

Abb. 17: Das große Krokodil

4 Gruppensandbilder in der systemischen Therapie mit Kindergruppen

Auch in der Gruppentherapie lässt sich Sandspiel einsetzen. Gruppen bieten keinen Raum für intensive Arbeit an einzelnen Sandbildern, geeignet ist jedoch eine Anwendungsform, bei der alle Gruppenteilnehmer gleichzeitig im Sand bauen. Wie wir Gruppensandbilder in der systemischen Gruppentherapie mit Kindern nutzen, habe ich mit meiner Kollegin Beate Fleming in unserem Konzept der »Mutmachgruppe« beschrieben (Brächter u. Fleming 2009); im Folgenden beziehe ich mich auf die Anwendung in diesem Gruppenkontext.

Bei der Methode des Gruppensandbilds stellt jeder Teilnehmer eine Figur in den Sandkasten, für die er anschließend eine Umgebung baut. Die einzelnen Gestaltungen wachsen zusammen zu einem gemeinsamen Sandbild, das durch die Vielfalt seiner Elemente bestimmt ist: Unterschiede sind erlaubt. Um die Baufläche zu erweitern, können zwei Sandkästen zusammengeschoben werden.

Es bietet sich an, Gruppensandbilder in der Anfangsphase einer Gruppe erstellen zu lassen. Die Methode zeigt, wie sich die Teilnehmer in eine noch neue Gruppensituation einbringen; daneben gibt sie Hinweise darauf, in welche Richtung sich der therapeutische Prozess entwickeln kann. Da alle Kinder durch eine Figur repräsentiert sind, entsteht symbolisch ein Abbild der Gruppe im Sand. Die Figuren stehen gleichberechtigt nebeneinander, um Dominanz muss nicht gekämpft werden. Indem jede Figur einen Platz im Sandkasten erhält, sichern wir auch ruhigeren Kindern ihren Platz in der Gruppe.

Beim Bau eines Gruppensandbilds achten wir auf ein strukturiertes Vorgehen. Zunächst laden wir die Kinder dazu ein, aus den Sandspielfiguren eine Menschen- oder Tiergestalt auszuwählen und sie in den Sandkasten zu setzen. Um Tempounterschiede auszugleichen, gehen wir erst zum nächsten Schritt über, wenn die Wahl abgeschlossen ist und alle Figuren im Sand stehen.

Anschließend wird für die Figuren eine passende Umgebung gestaltet. Es beginnt eine Phase intensiven Bauens, für die meist viel Zeit eingeplant werden muss. Genutzt werden Hölzer, Steine, Gras und Bäume sowie andere Gegenstände, die ein Kind benötigt; Wasser kann durch blaue Folie angedeutet werden. Wenn es einem Kind wichtig ist, darf es auch Hilfsfiguren zu seiner Figur stellen.

Da die Kinder sich mit den gewählten Figuren identifizieren, sorgen sie bei der Gestaltung der Umgebung auf symbolischer Ebene auch für sich. Wie sie mit der Aufgabe umgehen, gibt Einblick in die innere Repräsentation ihrer Beziehung zu anderen in einer noch fremden Situation. Welche Grenzen ein Kind um sein Gebiet errichtet, wie viel Raum es sich nimmt und wie gut seine Figur versorgt ist, gibt Hinweise auf sein Selbsterleben. Gestaltungen, die entstehen, können sehr unterschiedlich sein. Während Jungen teils stark auf eine militärische Absicherung ihrer Figuren setzen, erhalten Mädchenfiguren meist wenig Raum. In der Mutmachgruppe, einem Therapieangebot für Kinder mit (sozialen und anderen) Ängsten, verbergen sich viele Tierfiguren hinter hohen Zäunen; Neugier und Bedürfnisse nach Erweiterung werden nicht gelebt.

Im Anschluss an das Bauen werden die Figuren reihum vorgestellt. Dabei fragen wir das Kind, wie es seiner Figur geht, in welcher Umgebung sie lebt und wie sie dafür gesorgt hat, sich an ihrem Ort sicher zu fühlen; auch die Kinder können Fragen stellen. Den Gestaltungen begegnen wir mit einer Haltung interessierter Offenheit; wir verzichten darauf, sie zu deuten oder interpretierend zu bearbeiten. Systemische Konzepte betrachten Symptome als bisher bestmögliche Lösungsversuche von Klienten; so verstehen wir auch die Strategien, mit denen Kinder ihre Figuren schützen.

Hat ein Kind seine Figur vorgestellt, versuchen wir, ihren Möglichkeitsraum zu erweitern. Wir fragen die Kinder, was sie der Figur wünschen würden, und schließen uns selbst dieser Wunschrunde an. Mit der Vorgabe, Wünsche zu äußern, unterbinden wir Kritik an den Gestaltungen der anderen Kinder; sichtbare Begrenzungen werden in Lösungsideen umformuliert. Wie bei einem Reflecting Team kann das Kind die Anregungen auf sich wirken lassen; indirekt beziehen sich die Wünsche auf es selbst.

Wünsche, die an eine Figur gerichtet werden, enthalten oft eine gute Mischung aus Verständnis und Veränderungsimpulsen. Viele von ihnen bestätigen das Sicherheitsbedürfnis des Kindes; andere weisen in eine neue Richtung. Bleiben die von den Kindern gesammelten Ideen zu sehr auf der Seite des Symptoms, nutzen wir Möglichkeiten zum Reframing.

Einem Hasen, der versteckt hinter Bäumen auf einer kleinen Wiese grast, wird von den anderen Kindern gewünscht, dass er nicht angegriffen wird, sich sicher fühlen kann und immer genug frisches Gras findet, aber auch, dass er mehr Platz bekommt und seinen Auslauf genießt.

Superman, der von Panzern umstellt ist und über ein Abschussrohr für einen Starfighter verfügt, wird gewünscht, dass seine Abschussvorrichtung funktioniert und seine Soldaten alle Kämpfe gewinnen. Sie sollen ihn gut bewachen, sodass er sich entspannt zurücklehnen kann. Ein Wunsch erinnert daran, dass Superman eigentlich über besondere Kräfte verfügt und eine Armee gar nicht brauchen würde: Ihm wird gewünscht, dass er lernt, seine Kräfte zu nutzen.

Einem reichen König, dessen Burg von hohen Mauern umgeben ist und sogar über eine Nottreppe zum Fußboden verlassen werden kann, wird gewünscht, dass seine Wachen auf ihn aufpassen und seine Schätze nicht geraubt werden. Wir wünschen dem König Freunde, mit denen er seine Schätze genießen kann. Dazu müsste er unterscheiden lernen, ob sich ihm jemand in feindlicher oder in freundlicher Absicht nähert (Abb. 18).

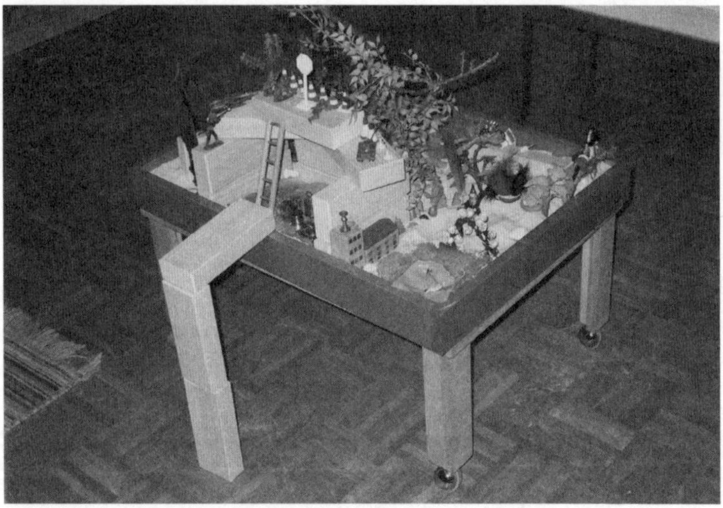

Abb. 18: Gruppensandbild mit Notausstieg

Wünsche für die eigene Figur zu hören setzt imaginativ eine Veränderungsgeschichte in Gang. Gruppensandbilder sind voller Ausgangssituationen spannender Geschichten. Viele Kinder würden die Anregungen am liebsten sofort umsetzen; dazu reichen Raum und Zeit in der Gruppentherapie leider nicht aus. Auch ohne die Geschichten im Sandkasten inszenieren zu können, entstehen jedoch Ideen zu einer Fortsetzung; es verändern sich Bilder, die ein Kind von den Möglichkeiten seiner Figur hat. Ohne dass die Kinder viel von sich erzählen müssten, entsteht ein Eindruck davon, worum es ihnen in der Therapie geht und wobei wir sie unterstützen können.

4.1 Überblick: Gruppensandbilder

Bau eines Gruppensandbilds:
- Alle Gruppenteilnehmer wählen eine Figur aus
- Für die gewählte Figur wird ein Platz im Sand gesucht
- Für die Figur wird eine Umgebung gebaut, in der sie sich wohlfühlt
- Das Material erst zur Verfügung stellen, wenn alle Figuren einen Platz gefunden haben
- Zum Bauen ausreichend Zeit einplanen

Vorstellen der Figuren:
- Jedes Kind stellt seine Figur vor: Wie geht es ihr in ihrer Umgebung, was tut sie gerade?
- Die anderen Kinder können dazu Fragen stellen (keine Bewertungen der Gestaltungen!)
- Der Fokus therapeutischer Fragen liegt darauf, wie die Figur für ihre Sicherheit gesorgt hat

Wunschrunde:
- Anschließend trägt die Gruppe zusammen, was sie der Figur wünschen würde
- Wünsche geben die Möglichkeit zu Reframings

Der Prozess wird reihum fortgesetzt; Fotos und Wünsche werden für die Kinder festgehalten

5 Rollenspiel

Rollenspiel wird in der systemischen Therapie bisher vor allem im familientherapeutischen Setting genutzt, um von einer Familie präsentierte Problemsituationen in Szene zu setzen. In Rollenspielen dieses Typs spielen die Familienmitglieder vor, welcher Interaktionszyklus sich rund um ein Problem entwickelt hat. In »Zukunftsdramatisierungen« lässt sich anschließend erproben, »wie es anders sein könnte« (Gammer 2007, S. 40). Dabei entsteht eine Vorstellung davon, dass alternatives Verhalten möglich ist; erste Schritte zur Veränderung sind getan. In der Literatur finden sich sehr spielerische Anwendungsformen solcher »enactments«: Mithilfe imaginärer Fernbedienungen werden schlecht gelaufene Szenen im Familienleben noch einmal zurückgespult; »Blitz-Zeitreisen« führen Familien zu Momenten, an denen »alles okay« ist (Retzlaff 2008, S. 63).

Realitätsbezogenes Rollenspiel dieser Art lässt sich auch in der Gruppentherapie einsetzen. In der »Mutmachgruppe« wählen wir Rollenspielvorgaben aus Problemsituationen, die uns von Kindern benannt werden (Brächter u. Fleming 2009). Im Gruppenkontext geht es dabei oft um Themen aus dem außerhäuslichen Bereich: Angst vor Lehrern, Mobbing, Außenseiterpositionen in der Klasse. In Kleingruppen lassen wir Lösungen entwickeln, die dem Rest der Gruppe anschließend vorgespielt werden.

Rollenspiele werden von Kindern meist gut angenommen. Probleme, die man von sich selbst kennt, überzeichnet darzustellen verschafft Abstand und Erleichterung. Gleichzeitig ermöglicht es der Schutz der Rolle, mit neuen Verhaltensweisen zu experimentieren. Sind die Kinder mit dem Medium vertraut, kann man zum »Forumtheater« nach Augusto Boal (1979) übergehen: Situationen werden bis zu einem Punkt vorgespielt, an dem ein Kind im Alltag nicht mehr weiter weiß. Es geht aus der Rolle heraus, andere Kinder steigen ein und stellen ihre Lösungsideen vor:

> *Sabrina,* die von einigen Jungen aus der Klasse oft schmerzhaft am Zopf gezogen wird, bereiten die Lösungsvorschläge der anderen Kinder großes Vergnügen. Handlungsalternativen vorgespielt zu bekommen, die für sie bisher unvorstellbar waren, erlebt sie als befreiend. Sie bekommt

eine Idee davon, wie es wäre, sich selbst so zu verhalten. In einer Bildergeschichte malt sie später, wie sie selbst einen Jungen an den Haaren zieht, der damit nie gerechnet hätte (Abb. 19a und b). Für die Realität beschließt Sabrina, ihren Zopf in Zukunft nach vorn über die Schulter zu legen. Die Belästigungen in der Schule hören auf.

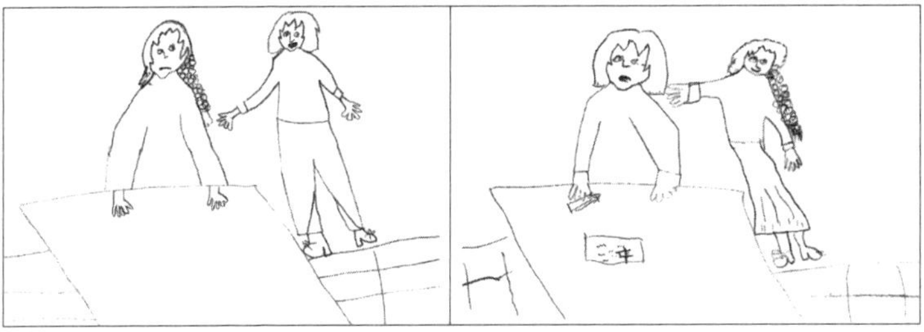

Abb. 19a/b: Anregung aus dem Rollenspiel

Während Rollenspiel in der systemischen Therapie bisher vor allem an benennbaren Zielen auf Handlungsebene ausgerichtet ist, werden Möglichkeiten zur Arbeit auf Symbolebene noch wenig genutzt. Beide Anwendungsformen ermöglichen Zugang zu unterschiedlichen Problembereichen.

Rollenspiele, die sich auf interaktionsnahe Themen beziehen, eröffnen neue Handlungsmöglichkeiten im Alltag. In ihnen wird erfahrbar, wie stark Verhaltensmuster aufeinander bezogen sind; sie laden dazu ein, die Perspektive zu wechseln, Empathie zu entwickeln und Lösungen zu erproben. Rollenspiele dieser Art sind gut einsetzbar, um Veränderungen auf Handlungsebene zu erzielen, wenn ein Kind konkrete Anliegen einbringt oder sich eine Familie über Therapieziele verständigt hat (Retzlaff 2008, S. 294 ff.).

Freie, von Kindern im Spiel entwickelte Szenen erweitern thematisch den Rahmen der Rollenspiele. Sie ermöglichen eine offenere Mitteilung als Spielvorgaben, die sich explizit auf die eigene Familie beziehen. Sorgen um kranke oder suchtbelastete Eltern, Erfahrungen von Misshandlung und Gewalt lassen sich in Form von Geschichten leichter benennen; auch zu subtileren Themen auf der Ebene von Selbstwert und Bindungsgestaltung lässt sich im Symbolspiel leichter Zugang finden.

In der narrativen Spieltherapie beziehe ich mich vor allem auf die zweite Form des Rollenspiels, deren Anwendung in den folgenden Kapiteln näher beschrieben wird.

5.1 Bezugsrahmen des narrativen Rollenspiels

Nicht allen Kindern steht die Fähigkeit zum Symbolspiel mit Figuren zur Verfügung, wie sie das Sandspiel voraussetzt. Narrative Kindertherapie ist jedoch nicht an dieses Medium gebunden. Ein therapeutisches Vorgehen, das an den von Kindern eingebrachten Geschichten ansetzt, ist möglich, sobald ein Kind beginnt zu spielen. Spiel impliziert eine Handlungskette, einen Umgang mit der »Wirklichkeit«, der im Fluss bleibt. Rollenspiele erlauben es, in das Spiel des Kindes einzusteigen; gemeinsam kann eine Geschichte entwickelt werden, die neue Entwicklungsperspektiven eröffnet.

Rollenspiele, die nicht durch Figuren vermittelt sind, sondern in denen man sich »live« in Rollen begegnet, werden meist von Kindern begonnen, die in ihnen korrigierende Erfahrungen suchen. Häufig sind dies Kinder, die in frühen Lebensphasen Vernachlässigung und Gewalt erlebt haben, daneben auch Kinder, die in ihrer körperlichen Entwicklung eingeschränkt waren oder sich mit Besonderheiten ihrer Wahrnehmungsorganisation auseinandersetzen müssen. Damit gehen oft Belastungen in der Bindungsgestaltung zu den Eltern einher. Rollenspiel bietet die Möglichkeit, sich schwierige Lebensgeschichten neu zu erzählen und sie im Rollenhandeln auch neu zu erleben. Entwicklungsphasen können symbolisch nachgeholt werden.

Narratives Rollenspiel greift die Spielhandlungen auf, die Kinder in die Therapie einbringen. Es ermöglicht, sich den vom Kind präsentierten Themen durch Mitspielen zu nähern. Rollenspiele setzen die Fähigkeit voraus, gleichzeitig mitzuagieren, wahrzunehmen, worum es dem Kind geht, und aus einer Außenperspektive heraus zu verfolgen, wohin sich das Spiel entwickelt, damit Veränderungsideen eingebracht werden können.

Rollenspiele begleite ich in einer Grundhaltung, die von systemischen Konzepten geprägt ist. Als Therapeutin agiere ich aus einer Position des »Nicht-Wissens«, die sich sowohl auf die Bedeutung von Spielszenen als auch ihren Ausgang bezieht. Ein Verständnis von Szenen entsteht im Dialog mit dem Kind, auch ihre Weiterentwicklung erfolgt in einem kooperativen Prozess. Meine Aufgabe als Therapeutin sehe ich darin, das Spiel im Fluss zu halten und den Raum möglicher Lösungen zu erweitern.

Ideen, die ich auf der Suche nach Öffnungen einer Geschichte gewinne, richte ich als Vorschläge an das Kind. Reflektierende Kommentare erlauben es, eine Metaposition einzunehmen und Übertragungsgefühle zur Verfügung zu stellen; hypothetische Fragen greifen in die Zukunft voraus. Ich achte auf Problemexternalisierungen, die vom Kind ins Rollenspiel eingebracht werden, und versuche, sie für Reframings zu nutzen. Um das Spiel des Kindes in seinem symbolischen Gehalt einzuordnen, bemühe ich mich um ein Erfassen von Bindungsmustern und lebensgeschichtlichem Kontext.

Methodische Hintergrundkonzepte liefert daneben das Psychodrama: Hier finden sich Hinweise für die Handhabung von Rollen, für das Bauen einer Bühne und die Durchführung der Inszenierung (Aichinger 1987; Aichinger u. Holl 1997; 2002). Aus der Hypnotherapie beziehe ich Anregungen zur Verwendung hypnotischer Sprachmuster, zur Handhabung von Assoziation und Dissoziation und zur Nutzung verschiedener sensorischer Ebenen (Mills u. Crowley 1998; Holtz et al. 2007; Mrochen, Holtz u. Trenkle 2007). Kenntnisse der Metapherntheorie (Lakoff u. Johnson 1998) helfen dabei, verdichtete Punkte in Geschichten zu beachten und therapeutisch zu nutzen. Übergänge im Handlungsverlauf lassen sich durch Rituale bekräftigen (Welter-Enderlin u. Hildenbrand 2004; Imber-Black, Roberts u. Whiting 2006). Konzepte aus der Arbeit mit »Teilen« und »Ego-States« (Watkins u. Watkins 2003) lenken die Aufmerksamkeit darauf, wie ein Kind verschiedene Facetten seiner Persönlichkeit im Rollenspiel handhabt. Da Rollenspiel erlebnisintensivierend wirkt, halte ich Kenntnisse der traumabezogenen Spieltherapie (Weinberg 2005) für unverzichtbar.

Das therapeutische Vorgehen möchte ich an zwei Fallbeispielen veranschaulichen, auf die ich mich anschließend bei der Beschreibung einzelner Interventionen beziehen werde.

»Der liebe Teufel«

Sven, acht Jahre alt, kann mit dem Sandkasten nichts anfangen, was in Richtung eines klassischen Sandbilds gehen würde. Ein einziges Mal baut er eine Burg, die sofort wieder mit Sandklumpen bombardiert wird. Sven, der aufgrund eines stark hyperaktiven Verhaltens bereits medikamentös behandelt wird, ist in Schule und häuslichem Umfeld in eine Außenseiterposition geraten. Auf dem Spielplatz des Dorfes entfernen sich Kinder von ihm, Freunde hat er keine. Den Eltern stehen durch Schichtarbeit und eigene lebensgeschichtliche Belastungen nur wenige Ressourcen zur Verfügung, um die Situation aufzufangen; von einer Therapie erhoffen sie sich eine Entlastung für ihren Sohn.

Die Stimmung, in der Sven zur Therapie erscheint, ist starken Schwankungen unterworfen. Teils wirkt er verschlossen und unzugänglich, in anderen Stunden findet er leicht in ein Rollenspiel hinein. Dabei spielt er die Rolle eines kleinen Tigers, der allein in einer Höhle im Urwald lebt; dort wird er von einer Frau entdeckt, die ihn (mit Keksen) versorgt und seine Entwicklung begleitet. In ihrer Rolle sehe ich zu, wie der Tiger seine Höhle verlässt und die Umgebung erkundet. Mich beeindruckt, wie achtsam sich Sven im Raum bewegt, wie vorsichtig er seine »Pfoten« aufsetzt. Seine Bewegungen als Tiger wirken anmutig, sein Gesicht zeigt Staunen über die Dinge, die er im Urwald kennenlernt.

In den folgenden Stunden begegnet der Tiger auch anderen Tieren, mit denen er Freundschaft schließt. Ich wechsle zwischen dem Spiel der Tierpuppen und meiner Rolle als Frau, die diese Begegnungen aus einer Außenperspektive verfolgt. Besondere Brisanz hat für Sven eine Stunde, in der sich der Tiger mit anderen Tieren auf dem Urwaldspielplatz trifft. Um sich vor ihm bekannten, negativen Kommentaren zu schützen, setzt er mir giftige Spinnen auf die Schultern und hängt mir eine Giftschlange um den Hals. Sobald ich den Mund öffne, beißen sie zu. So abgesichert, betritt der Tiger den Spielplatz. Ich sehe zu, wie er stolz über selbstgebaute Klettergerüste balanciert, Kunststücke vorführt und mit seinen Tierfreunden spielt.

Zwischen den Rollenspielen gibt es zu Beginn Stunden, in denen Sven verzweifelt und einsam wirkt. Mit Worten und Spielvorschlägen ist er nicht zu erreichen, Berührungen mit einem Massageball lässt er dagegen zu. Während der Massage entspannt sich Sven, legt sich auf eine Decke und teilt mir mit, wie er berührt werden möchte. Dazu wünscht er sich eine Geschichte. Ich erzähle Geschichten vom kleinen Tiger, die an die Rollenspiele anknüpfen. Die Situation löst starke Bindungsbedürfnisse aus, die sich auf Svens Eltern richten. Dem Ende der Geschichten folgt er, noch immer in leichter Trance, am Fenster. Sobald er seine Mutter kommen sieht, läuft er ihr freudig entgegen.

In der letzten Phase der Therapie wendet sich Sven dem Spiel mit Handpuppen zu. In schnellem Wechsel spielt er mir Szenen vor, in denen ein Teufel »böse« Dinge tut und von den Mitspielern verjagt wird. Je öfter der Teufel erscheint, umso schneller wird er vertrieben.

Ich teile Sven mit, wie leid mir der Teufel tut: Er ist an seinen Hörnern sofort zu erkennen und hat keine Chance mehr, sich anders zu verhalten. Sobald er auftaucht, wird er beschuldigt. Gemeinsam überlegen wir, was man tun kann, um dem Teufel zu helfen. Sven hat die Idee, die Hörner des Teufels zu verbergen, wir binden ihm ein Kopftuch um. Als er nicht mehr sofort als Teufel erkannt wird, kann er mit den Mitspielern Freundschaft schließen.

Sven wird im Therapieverlauf gelöster, in der Schule öffnet er sich gegenüber anderen Kindern. Die anfängliche Verzweiflung weicht einer optimistischen Lebenshaltung. Als die Sekretärin beim Verlassen der Praxis mit einem Blick in den Himmel prüft, ob sie wohl ihren Schirm öffnen muss, wird sie von einem kleinen Jungen angesprochen: Den Schirm braucht sie heute nicht. Sven hat auf dem Schulweg einen Glückspenny gefunden; heute wird es keinen Regen geben.

Beim Versuch, die Geschichte des verkleideten Teufels noch einmal auf Bildern festzuhalten, malt Sven den Teufel und einen Engel. Dazu diktiert er mir seine Abschiedsgeschichte:

»Es war einmal vor langer Zeit ein Teufel namens ›Vielfraß‹. Dann traf er einen Engel namens ›bester Kumpel‹. Manchmal beisst er in den Kekshut des Engels. Dabei verändert er seine Farbe und wird braun wie ein Keks. Er isst ein Süßigkeitenhaus, danach wird er müde und legt sich in einer Süßigkeitenschale schlafen. Danach ist er so lieb, dass er jedem Kind, dass er trifft, ein Teufel- und ein Engelplüschtier schenkt.« (Abb. 20)

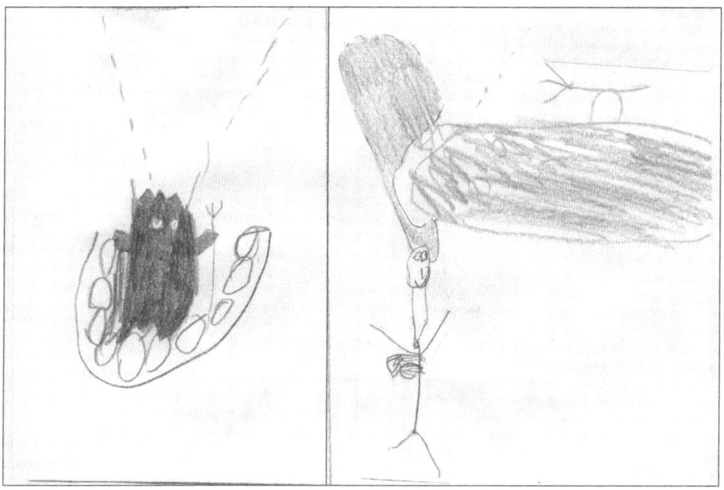

Abb. 20: Der liebe Teufel und der Engel mit dem Kekshut

»Finsteres Galgenland«

Karl, neun Jahre alt, kommt in seiner Familie gut zurecht, außerhalb ist die Welt für ihn jedoch schwierig. Karl ist überdurchschnittlich intelligent, dazu reizoffen und ablenkbar. Oft ist er nicht in der Lage, sich mitzuteilen, da ihm zu viele Aspekte gleichzeitig durch den Kopf gehen. Wenn er unterbrochen wird, verliert er alle Fäden und schlägt sich verzweifelt gegen den Kopf. Andere Kinder wenden sich ab, weil er zu viel bestimmen will. Er leidet unter Neurodermitis und ist körperlich sehr angespannt.

In der Therapie malt Karl ein Bild von einem Feuermonster, das die ganze Welt in Brand setzen könnte. Das Bild gibt seine Situation in der Schule wieder, die zurzeit eskaliert. Sein Verhalten ist dort kaum noch tragbar, er wirft mit Gegenständen durch die Klasse. Wie ich von Karl erfahre, kommt das Feuermonster eigentlich aus einer reichen Familie, es wird jedoch manchmal wie ein Werwolf verwandelt. Er glaubt nicht an die Möglichkeit, das Feuermonster zu verändern; sein einziger Wunsch ist, dass das Monster stirbt.

Karl bemüht sich auch in der Therapie, die Situation zu kontrollieren. Anfangs kommt er mit dem festen Plan, »Galgenmännchen« zu spielen. Ich rate lange Listen von Wörtern, bevor es gelingt, das Spiel in den Sandkasten zu verlagern. Neben einem »finsteren Galgenland« entsteht dort Karls eigenes Land, das noch keinen Namen hat. Unter den Figuren, die ihm in seinem Land zur Seite stehen, gibt es eine Gottesanbeterin, die sich »schneller bewegt, als sie gucken kann«.

Kontakt zwischen den Ländern ist für Karl nur als Kampf vorstellbar, den er nach den Regeln bestimmter Sammelkartenspiele inszeniert. Meine Ritter sind unterlegen, meine Lebenspunkte verbrauchen sich. Karl ist diszipliniert damit beschäftigt, Punkte zu zählen, es kommt zu keiner spielerischen Aktion und keiner näheren Begegnung zwischen uns.

Als Karl sich erneut den »Galgenmännchen« zuwenden will, spüre ich eine zunehmende Unlust, mitzumachen. Durch meine Verweigerung entsteht eine Situation, wie sie für Karl im Alltag heikel ist. Ich teile ihm mit, dass ich mich im Kontakt zu ihm fühle wie ein Untergebener, der zu gehorchen hat. Spielerisch trete ich in den Streik.

Hieraus entsteht unser erstes Rollenspiel: Karl ist ein »Commander«, ich sein »Sergeant«. Karl nimmt in der Matratzenecke platz. Aus der sicheren Position des Vorgesetzten erteilt er mir Befehle: Ich soll die Grenze bewachen und uns gegen Feinde verteidigen. Zum ersten Mal in der Therapie kann sich Karl entspannt zurücklehnen. Da wir eine Mannschaft bilden, ist er nicht mehr allein; seine Einsamkeit löst sich auf.

Schnell ergibt sich das nächste Thema: Als Sergeant mache ich dem Commander nichts recht; ich passe nicht auf, übersehe etwas, schieße daneben. Ständig werde ich für Fehler zur Rede gestellt. Statt zum Leutnant befördert zu werden, werde ich degradiert. Ich bekomme so wenig Geld, dass ich für meine Familie nicht einmal Weihnachtsgeschenke kaufen kann. Erst nach langem Klagen bekomme ich eine zweite Chance. Ich soll neue Rekruten ausbilden und erhalte wieder die Hälfte des alten Lohns. Karl verlässt die Kommandozentrale und zeigt mir, wie gut er schießen kann. Als Commander ist er mir überlegen; dafür ist es nicht so schlimm, wenn ich einmal nicht ganz ins Schwarze treffe.

Am Ende der Stunde überrascht uns ein Angriff von hypnotisierten grünen Tigern, die auf Kampf programmiert sind. Fürs Erste gelingt es uns, sie abzuwehren. Ich schlage vor, den Rekruten beim nächsten Mal zu zeigen, wie man Kampftiger enthypnotisiert. Karl will sich dazu schon einmal Gedanken machen. In der folgenden Stunde ist diese Übung bereits nicht mehr notwendig: Die grünen Tiger lassen sich nicht mehr zum Kampf dressieren; für uns sind sie ungefährlich.

Zentrales Thema der anschließenden Rollenspiele ist die Sicherung von Grenzen. Erneut lehnt sich Karl in der Kommandozentrale zurück, während ich Schutzschilder baue und feindliche Raumschiffe abwehre. Die Schutzschilder halten selbst dann, wenn in die Wände Löcher gerissen werden, unsichtbar für andere werden sie wieder verschlossen. Die Grenze zum Weltraum ist jedoch nicht undurchlässig: Mit dem gleichen Gerät, mit dem nach außen hin Schutz aktiviert wird, lässt sich wertvolles Weltraumplasma auffangen, wenn man es anders herum hält. Das Plasma lässt uns stärker werden.

Nachdem die äußeren Grenzen gesichert sind, verlässt Karl seinen Beobachtungsposten und schaltet sich aktiv in Kämpfe ein. Seine Fantasie beginnt zu sprudeln: Mit dem Laserschwert trenne ich ihn von einer Hyperdrohne, mit der er im Kampf zusammengewachsen ist. Seine Haut »mutiert« und schwillt an. Während einer längeren Ruhepause übernehme ich seine Bewachung.

In den weiteren Stunden ist der Weltraum nicht mehr nur von feindlichen Truppen bevölkert. Viele Raumschiffe sind im Anflug, darunter auch Unterstützungstruppen. Zum Teil sind es frühere Feinde, die sich wegen einer befürchteten großen Heeresinvasion mit uns zusammengeschlossen haben. Über Armbänder, in die wir sprechen können, stehen wir in ständiger Verbindung, Karl verfolgt die Luftbewegungen am Monitor. Mehrfach soll ich den Schutzschirm für Unterstützer öffnen.

Als Commander informiert mich Karl mit klaren Sätzen, welche Schritte bevorstehen; Rückfragen bringen ihn nicht mehr aus der Fassung. Auch durch meine Ideen ist er nicht mehr irritierbar: »Ich weiß ja, was du meinst, aber ich denke etwas anderes.« Kommunikation hört auf, etwas Feindliches und Trennendes zu sein. Wir sind auf sie angewiesen, um uns gegenseitig helfen zu können. Ich schütze ihn; er rettet mich, als ich gelähmt unter einem Bernsteinpanzer liege.

Am Ende dieser Stunde geht Karl, bereits in seiner Jacke, mit entschlossenen Schritten durch den Raum. Dabei erklärt er mir, bald werde er den Rekruten einen Film über ihn vor fünfzig Jahren zeigen, als er noch nicht zu einem schuppigen, blauen Hund mutiert war. Damals war er noch ein einfacher Soldat, im Rang unter einem Sergeant. Irgendwann einmal werde er auch wieder zu einem normalen Menschen werden; noch sei es nicht so weit.

Wenig später erfahre ich, dass Karl einen Freund gefunden hat; in der Schule fühlt er sich wohl und integriert. In seiner letzten Stunde erhalten wir Unterstützung von Elitesoldaten, die außerhalb des Schutzschilds kämpfen können. Ich erhalte den Auftrag, Karl einen Schutzmantel aus lebender Materie umzulegen, damit auch er den Schutzraum verlassen kann. Im Kampf verliert er sein Laserschwert, das er zur Verteidigung aber auch nicht mehr braucht: Aus seinen Händen kommen elektrische Entladungen.[14] Karl kann seine Spannung loslassen und sich verabschieden.

5.2 Zum Platz der Therapeutin im narrativen Rollenspiel

Untersuchungen zum Therapieerfolg benennen die therapeutische Beziehung als einen entscheidenden Wirkfaktor. Damit in der Therapie etwas Bedeutungsvolles geschehen kann, ist es mir wichtig, in das Spiel des Kindes Einlass zu finden und mich darin mit ihm in Beziehung zu setzen.

Beim Sandspiel entsteht Intensität bereits durch die Art der Gestaltung; als Therapeutin stehe ich dem Kind zur Seite, um das fertige Sandbild zu erkunden und mit ihm umzugehen. Im Rollenspiel ist mein Platz dagegen nicht primär an der Seite des Kindes; ich wirke als direktes Gegenüber in einem gemeinsamen Handlungsprozess.

Um zu vermeiden, dass ein Kind ohne Bezug zu mir vor sich hin spielt, stelle ich mich aktiv als Spielpartnerin zur Verfügung. Hier liegt ein Unterschied zu Konzepten der klientenzentrierten Spieltherapie, nach denen das Kind für sich spielt, die Therapeutin seine Handlungen verbalisiert und erst mitspielt, wenn sie explizit dazu aufgefordert wird. Hier liegt auch ein Unterschied zu analytischen Ansätzen, die dem Spiel gegenüber eine Metaposition einnehmen und es entsprechend der zugrunde gelegten Konzepte deuten.

---

14 Karl bedient sich hier der Vorlage der »Star Wars«-Filme von George Lucas. Eingebettet in *seine* Geschichte, sehe ich hierin jedoch kein reproduzierendes Nachspielen der Filmhandlung; Karl nutzt ihm bekanntes Bildmaterial vielmehr zur Darstellung eigener Entwicklungsprozesse. Beziehen sich Kinder in der beschriebenen Weise auf mediale Vorlagen, empfinde ich es als sehr hilfreich, mit dem Handlungsverlauf der Werke vertraut zu sein. Bücher und Filme sind eine Fundgrube für Reframings und Lösungsperspektiven, die in die Geschichte des Kindes eingebracht werden können.

Ein aktives Mitspielen entspricht dem Selbstverständnis narrativer Therapie, die sich als dialogisches Verfahren versteht. Es ermöglicht die Co-Konstruktion von Spiel-Narrativen. In einem gemeinsamen Erzählvorgang, der sich hier auf der Ebene des Spiels vollzieht, entstehen Geschichten, die neue Perspektiven eröffnen können.

Entwickelt sich ein Spiel in eine problemverstärkende Richtung, lässt sich aus einer Außenperspektive nur mit reflektierenden Kommentaren Einfluss nehmen. Kommuniziert man von »außen« Bedenken gegenüber der Lösungsrichtung des Kindes, fühlt es sich mit seinem Spiel leicht abgelehnt. Veränderungsimpulse, die durch Beiträge innerhalb der Spielhandlung angeregt werden, können vom Kind besser angenommen werden. Aus der eigenen Rolle heraus kann ich auf seine Aktionen reagieren; lösungsorientierte Impulse lassen sich setzen, ohne das Spiel zu bewerten. Mitspielen impliziert, auf Augenhöhe des Kindes zu intervenieren: In der Spielrolle ist man selbst Teil der sich entwickelnden Geschichte; gemeinsam mit dem Kind versucht man, aus schwierigen Szenen gut herauszukommen.

5.3 In ein Spiel hineinfinden

Wenn ein Kind zu Rollenspielutensilien greift, erkunde ich zunächst die Ausgangssituation. Mit der Wahl von Verkleidung und Accessoires steigen Kinder in eine Rolle ein; sie wechseln in eine neue Identität. Um kenntlich zu machen, dass auch ich mich auf eine fiktive Ebene beziehe, stelle ich Fragen bevorzugt im Konjunktiv; jüngere Kinder verwenden im Spiel selbst diese Sprachform, die den Möglichkeitsraum des »Als-ob« unterstreicht. Erste Fragen an das Kind lauten zum Beispiel: »Wer wärst du denn jetzt? Was hättest du mit dem Messer vor?« Um die Handlung zu kontextualisieren, interessieren mich Ort und Zeit des Geschehens, daneben auch die Vorgeschichte: »Was wäre bisher passiert?«

Als Nächstes frage ich nach weiteren Personen, die in der Ausgangssituation eine Rolle spielen. Ich erkundige mich, ob bei ihm noch jemand anderes wohnt oder wen es als Ersten trifft, wenn es sich in seiner Rolle in Bewegung setzt. Dabei biete ich mich als Mitspielerin an: »Wer spielt sonst noch mit? Wen soll ich zuerst spielen?«

Ist die Ausgangssituation umrissen, geht es darum, die Bühne zu bereiten. Der Raum wird in Schauplätze eingeteilt, die vom Kind benannt wurden. Leichtere Möbel werden umgestellt, der Boden mit Tüchern und Kissen bedeckt. Viele Kinder benötigen zunächst einen »safe place« (Katz-Bernstein 1996), von dem aus sie die Umgebung erkunden. Therapie beginnt oft mit dem Bau von Höhlen, in die wir uns gemeinsam zurückziehen. Ziehen Kinder es vor, einen Ort für sich allein zu schaffen, werden für uns getrennte Bereiche abgesteckt; dazwischen liegt der Raum, in dem wir uns begegnen können.

> Der gemeinsame Bau einer Höhle erkennt das Sicherheitsbedürfnis des Kindes an. Sven beginnt sein Spiel als kleiner Tiger aus einer Höhle heraus, auf deren Bau wir eine ganze Therapiestunde verwenden. Danach reicht ihm die Andeutung einer Höhle, um sich von dort aus in den Dschungel zu wagen.
>
> Ein sicherer Ort lässt sich nicht nur räumlich gestalten. Auch Attribute, mit denen ein Kind seine Rolle ausstattet, können helfen, seine Grenzen abzusichern. Wichtiger als die Einrichtung eines besonderen Ortes ist für Karl die Rolle des Commanders, die es ihm ermöglicht, aus einer zunächst passiven Position heraus Kontrolle über den Spielablauf zu behalten. Ausgestattet mit den Machtbefugnissen des Vorgesetzten, genügt ihm der Rückzug in die Matratzenecke, um sein Spiel zu beginnen.

Rollenübernahme und Rollengestaltung

Ist mir vom Kind eine Rolle zugeteilt worden, hole ich mir für die Ausgestaltung Regieanweisungen ein. Ich lasse mir beschreiben, wie ich die Figur spielen und welche Gefühle ich zeigen soll. Damit mein Handeln den Vorstellungen des Kindes entspricht, kläre ich vorab, wie die von ihm beschriebene Szene ausgehen soll. Wenn wir uns als Fremde begegnen, lasse ich mir beschreiben, auf welche Art wir aufeinander zugehen. Steht eine Konfrontation bevor, frage ich, wie der Kampf ausgehen soll. Um dem Kind einen Zugang zum eigenen Rollenhintergrund zu ermöglichen, erkundige ich mich nach der Vorgeschichte der aktuellen Handlung, daneben auch nach seinen Gefühlen und Motiven: »Wärst du jetzt zornig? Willst du dich rächen? Das scheint mir aber gefährlich zu sein – hättest du wohl Angst?«

Während des Spiels lasse ich eine Reflexion darüber mitlaufen, in welcher Verbindung das Spielgeschehen zu Themen des Kindes stehen könnte. Dabei achte ich zunächst darauf, ob es seine typische »Rolle« spielt oder in eine Gegenposition dazu geht; unter der gleichen Fragestellung betrachte ich auch den mir übertragenen Rollengehalt.

Sven sucht in seiner Rolle die positive Aufmerksamkeit, die ihm im Alltag versagt bleibt. Als kleiner Tiger beginnt er sein Leben noch einmal von vorn; neugierig kommt er aus der Höhle heraus und geht auf seine Umgebung zu. Die Kontakte zu den Tieren im Dschungel sind unbelastet von negativen Vorerfahrungen. Spielerisch kann Sven neues Verhalten erproben und sich selbst neu erleben.

Auch mir weist Sven eine Rolle zu, die sich von Reaktionen seines Umfelds unterscheidet. Als Frau, die ihn als Tiger im Urwald entdeckt, kann ich ganz auf ihn eingehen; ich begleite seine Entwicklung wohlwollend und bleibe intensiv auf ihn bezogen. Wie prekär es für Sven ist, sich mit seinem neuen Verhalten nach »draußen« zu wagen, zeigt sein Sicherungsbedürfnis, als er die Handlung erstmalig in eine realitätsnahe Umgebung verlagert: Auf dem Spielplatz soll sich auf keinen Fall wiederholen, was ihm dort im Alltag passiert. Spinnen und Schlangen hindern mich daran, mich negativen Kommentaren anderer Mütter anzuschließen.

Umgang mit Problemanteilen im Rollenspiel

Häufig weisen Kinder im Rollenspiel Seiten, die sie an sich selbst nicht mögen, anderen Figuren zu. Hilfreich ist in solchen Situationen eine Orientierung an Konzepten des »inneren Teams« (Schmidt 2004; Schwartz 1997) und der »Ego-States« (Watkins u. Watkins 2003). Fällt mir auf, dass ein Kind eine Aufteilung zwischen akzeptierten und tabuisierten Seiten vornimmt, achte ich darauf, wie es mit den »ungeliebten« Figuren umgeht. Verhält es sich abwertend oder bestrafend, versuche ich, modellhaft einen wertschätzenden Umgang anzuleiten.

Problemanteile können an imaginierte Figuren delegiert werden, die im Spiel nicht sichtbar auftreten; ein Beispiel dafür sind die hypnotisierten Kampftiger, die Karl erfunden hat. Sie können auch Handpuppen übertragen werden, wie es bei Svens Figur des Teufels geschehen ist.

Wird mir ein Problemanteil in Form einer Puppe anvertraut, verhalte ich mich ihm gegenüber besonders fürsorglich: Eine Krake, die kurz davor ist zu explodieren, wird behutsam auf dem Arm gehalten und von mir bemuttert (9.10). Korrespondiert meine eigene Rolle mit einem abgewehrten Anteil des Kindes, versuche ich, durch Verbalisierung meines Erlebens beim Kind Empathie zu fördern:

Karl spaltet bei der Rollenwahl von Commander und Sergeant verschiedene Erlebensbereiche in zwei Teile auf. Während er selbst den machtvollen Commander spielt, delegiert er den auf Abwehr und Verteidigung fokussierten Teil seiner Aufmerksamkeit an mich: Als Sergeant erhalte ich die Funktion, seine Grenzen zu schützen.

Durch mein Versagen bei meinen Aufgaben lässt mich Karl darüber hinaus erleben, was ihm im Alltag selbst passiert: Trotz seines großen Potentials scheitert er an vielen Anforderungen; mit seinen Stärken findet er keine Anerkennung. Im Selbstgespräch drücke ich aus, wie sehr ich mich durch meine Degradierung abgewertet fühle, wie enttäuscht und wütend ich über diese Behandlung bin. Von seiner Kommandozentrale aus hört Karl mir interessiert zu. Aus der Distanz entwickelt er Mitgefühl für diesen Teil des eigenen Erlebens. Allmählich findet er zu einem wohlwollenderen Umgang mit dem Sergeant; ich erhalte eine neue Chance. Indem Commander und Sergeant immer gleichberechtigter zusammen kämpfen, kommt es im Spielverlauf zu einer Annäherung beider Anteile.

Rollenspiele sind oft voll spontaner Externalisierungen, die Kinder für ihre Probleme finden. Durch die Einbettung in eine Spielrolle sind sie in besonderem Maße mit Bedeutung aufgeladen. Die Einbindung in die Spielhandlung bietet gleichzeitig Gelegenheit, externalisierte Probleme in einen neuen Rahmen zu stellen und ihre Bedeutung zu verändern. Oft finden Kinder in ihren Geschichten selbst mögliche Lösungen:

In Karls Geschichte verstehe ich die grünen, zum Kampf hypnotisierten Tiger als Ausdruck seiner Explosivität bei Konflikten in der Schule. Karl selbst führt eine Unterscheidung zwischen dem »Wesen« der Tiger und ihrem gefährlichen Auftreten ein: Sie sind nicht aus sich heraus aggressiv; sondern wurden zum Kampf programmiert. Mein Vorschlag, die Tiger zu »enthypnotisieren«, greift Karls Beschreibung auf. Die Idee, dass dies möglich sein könnte, reicht aus, um innere Bilder zu verändern: Die Tiger lassen sich nicht mehr zum Kampf dressieren; sie sind nicht mehr unsere Feinde.

Sind Kinder sehr mit Problemen identifiziert, ist es nötig, aktiver zu intervenieren. Zunächst bemühe ich mich darum, einen Zugang zu den Problemfiguren zu finden; auch sie haben gute Gründe für ihre Spielhandlungen. Im Dialog kann erkundet werden, was eine Figur brauchen würde, um sich zu verändern. Durch mein Interesse gelingt es Kindern meist, sich der Problemfigur selbst offener zuzuwenden. Das therapeutische Vorgehen ist dabei darauf ausgerichtet, wieder eine Unterscheidung zwischen Person und Symptom vorzunehmen:

Sven gelingt mit der Figur des Teufels, der anhand seiner Hörner sofort zu erkennen ist, eine besonders eindrucksvolle Problemexternalisierung. Im Teufel verkörpert er das Problemverhalten, mit dem er im Alltag auf Ablehnung trifft. Die Figur zeigt, wie wenig in Svens Umgebung noch zwischen ihm und seinem Verhalten unterschieden wird. Die Symptome »kleben« an ihm. Die Verkleidung des Teufels stellt eine Intervention dar, mit der wieder eine Unterscheidung zwischen Problem und Person eingeführt wird. Statt auf Ablehnung zu treffen, bevor er etwas getan hat, erhält er eine neue Chance. Auf der Ebene des Symbolspiels gelingt es, die Symptome zu verflüssigen und den »Teufel« in eine liebenswerte Figur zurückzuverwandeln.

5.4 Ressourcenorientierte Begleitung des Spielverlaufs

Im Verlauf des Rollenspiels achte ich vor allem darauf, wo sich Veränderungsschritte anbahnen; ein besonderes Augenmerk lege ich auf neu erfahrene Ressourcen des Kindes. Damit wichtige Momente in der schnellen Handlungsfolge des Spielgeschehens nicht untergehen, versuche ich, ihnen durch geeignete Interventionen Gewicht zu verleihen.

Problemexternalisierungen, die vom Kind verändert wurden, halte ich durch ein Foto fest, so zum Beispiel Svens verkleideten Teufel. Die Fotos erinnern anschließend an Lösungen der Geschichten; zusammen mit einer Kurzform der Handlung werden sie für das Kind in seiner Mappe gesammelt. Alternative Erzählungen können auch gesichert werden, indem Kinder wichtige Momente noch einmal malen. Zeichnungen können die Aussage eines Rollenspiels bekräftigen; wie von Sven wird die Handlung dabei manchmal noch weitergeführt.

Sind die ersten Hindernisse überwunden, finden sich in Rollenspielen zunehmend Lösungssymbole. Sie können dabei helfen, neu gefundene Ressourcen zu internalisieren. Handlungsalternativen werden als vorstellbar imaginiert und können in das Verhaltensrepertoire des Kindes aufgenommen werden.

In Karls Geschichte deutet die Erfindung der »Kommunikationsarmbänder« an, welche Fortschritte es auf diesem für ihn schwierigen Gebiet gegeben hat. Verlief die Kommunikation auch im Rollenspiel zunächst einseitig in Form von Befehlen, findet er in den Armbändern einen Ausdruck dafür, dass er in eine von Gegenseitigkeit geprägte Verbindung treten kann.

Lösungssymbole lassen sich hervorheben, indem man ihnen durch die Inszenierung Gewicht verleiht. Symbole, die im Spiel »nur« imaginiert wurden, lassen sich anschließend basteln und in ihrer Wirkung im Alltag verankern: Als »Kommunikationsarmband« könnte Karl in der Schule ein Freundschaftsbändchen tragen.

Metaphorische Inszenierungen im Rollenspiel

In Therapiegesprächen finden Metaphern vor allem Verwendung, wenn sich Erlebtes nur schwer ausdrücken lässt. Um Empfindungen, Vages oder Irritierendes kommunizieren zu können, werden Bilder aus vertrauteren Lebensbereichen entlehnt.

In der Therapie finden sich vor allem Weg-, Substanz-, Behälter- oder Raummetaphern: Die Metapher eines Weges liegt der Beschreibung zugrunde, »stecken geblieben« zu sein oder »nicht mehr weiter« zu können. Fühlt man sich »ausgelaugt« und »energielos«, wird das Fehlen einer bestimmten Substanz beklagt. Häufig wählen Klienten für sich das Bild eines Behälters, der zu sehr mit etwas »angefüllt« ist, brüchige Grenzen hat oder »unter Druck« steht. Raummetaphern beschäftigen sich mit dem Gefühl von Enge und dem Bedürfnis nach Ausdehnung. Eine räumliche Orientierung, die *oben* höher wertet als *unten*, zeigt sich in Formulierungen wie »niedergeschlagen« sein, sich »am Boden« fühlen oder sich wieder »aufraffen« müssen. Die Unterscheidung zwischen *heiß/warm* und *kalt* ermöglicht eine grobe Gliederung von Emotionen.

Kinder verwenden die gleichen metaphorischen Basiskonzepte wie Erwachsene, drücken ihr Erleben jedoch szenisch aus: Eine Krake kann kurz davor sein, zu explodieren; durch einen Zauberstab kann Mut in jemanden fließen, der davon nicht genug hat.

Goetze (2002) beschreibt einen »generellen Metaphercharakter« der Spieltherapie: »Worüber ein Kind in der Therapie spricht und wie es spielt, scheint selbst eine Metapher für sein zugrunde liegendes Problem zu sein« (a. a. O., S. 305). Goetze plädiert dafür, dem Metapherngebrauch in der Spieltherapie mehr Gewicht zu geben. Metaphern eröffnen aus seiner Sicht eine Möglichkeit, das »Prinzip des Reflektierens kindlicher Gefühle [...] auf anderer Ebene [...] als der reinen Versprachlichung unmittelbar sichtbarer Vorgänge« zu verwirklichen (ebd.). Er regt an, Äußerungen des Kindes für »Metaphergeschichten« zu nutzen, die ihm in der personenzentrierten Therapiephase erzählt werden können. Bei der Entwicklung solcher Geschichten bezieht er sich unter anderem auf hypnotherapeutische Konzepte.

Metaphern sind für mich über diese Verwendung hinaus auch im Spielprozess selbst von zentraler Bedeutung. Metaphern überbrücken die Distanz zum Erzählbaren; gleichzeitig geben sie eine Sicht auf die Wirklichkeit vor. Sprachbilder, die zur Beschreibung einer Situation herangezogen werden, interpretieren diese und schließen andere Zugänge aus. Sie strukturieren die Wahrnehmung und legen Handlungsoptionen nahe. Die kognitive Metapherntheorie hat herausgearbeitet, wie Metaphern das Denken, Fühlen und Handeln bestimmen; Lakoff und Johnson (1998) betonen ihre handlungsleitende Funktion:

> »Metaphern können für uns Realitäten schaffen, vor allem soziale Realitäten. Auf diese Weise kann eine Metapher Orientierung geben für unser zukünftiges Handeln. Solchermaßen geleitetes Handeln passt natürlich zu der entsprechenden Metapher. Dadurch wird wiederum die Metapher in ihrer Fähigkeit gestärkt, unsere Erfahrungen kohärent zu machen. In dieser Hinsicht können Metaphern sich selbst erfüllende Prophezeiungen sein.« (a. a. O., S. 179)

Erweitert sich der Metaphergebrauch, erschließen sich neue Verhaltensmöglichkeiten. Im Spiel werden Metaphern konkret in Szene gesetzt. Während Erwachsene davon berichten, mit ihrem Leben in einer Sackgasse zu sein, stellen Kinder einen Zug in einen Sackbahnhof (9.9). Beide verwenden die gleiche Metapher; mit der metaphorischen Inszenierung lässt sich therapeutisch in analoger Weise verfahren wie auf sprachlicher Ebene. Einem Gespräch über »Wendemöglichkeiten« entspricht szenisch der Bau eines Tunnels, durch den der Zug aus dem Sackbahnhof herausfahren kann. Auch im Spiel werden Metaphern umkonstruiert, doch vollzieht sich dieser Prozess auf der Ebene des Handelns.

Metaphern markieren häufig Wendepunkte oder besondere Verdichtungen in Geschichten. Als Therapeutin versuche ich, ihren Bedeutungsgehalt zu reflektieren, um wichtige Funktionen hervorzuheben und Veränderungen zu unterstützen:

Karl verwendet zu Beginn seines Rollenspiels die Metapher eines Raums, der nach »draußen« gesichert werden muss. In der Rolle des Sergeants übernehme ich es, die Grenzen zu schützen. Der therapeutische Bedeutungsgehalt der Metapher legt es nahe, diese Aufgabe stark auszuspielen. Mit ausholenden Bewegungen fahre ich mit einer Polizeikelle in der Hand die imaginierten Außenwände ab; dabei betone ich, wie stark unser Schutzschild bereits aktiviert ist.

Als sein Sicherheitsbedürfnis ausreichend abgedeckt ist, verändert sich für Karl die Qualität der Außengrenzen: Sie sind nicht mehr hermetisch geschlossen, sondern werden durchlässig für »Weltraumplasma«. Mit dem gleichen Gerät, mit dem die Grenzen gesichert wurden, kann nährende Substanz aufgenommen werden, die uns stärker werden lässt. Dafür genügt es, die Polizeikelle von Rot auf Grün zu drehen.

In einem weiteren Schritt wird Karls Schutzschild zu einer Kontaktgrenze, die geöffnet und geschlossen werden kann. Außerhalb unseres geschützten Raums scheint die Welt für ihn nicht mehr nur aus Feinden zu bestehen. Durch den Kontrollblick auf den Monitor noch immer ausreichend gesichert, öffnet er die Grenzen für »Unterstützungstruppen«. Metaphorisch gewinnt Karl eine Vorstellung davon, dass sich Kontakte auch in einer weniger abwehrenden Form gestalten lassen; Freundschaft erscheint möglich.

Rituale als Markierung wichtiger Übergänge

Rituale haben die Funktion, wichtige Schritte im Leben symbolisch hervorzuheben, unter anderem beziehen sie sich auf Zugehörigkeit, Trennung, Abschied und Versöhnung. Wenn Lebensübergänge im Alltag nicht ausreichend beachtet wurden, können Rituale in der Therapie nachgeholt werden. Therapeutische Rituale helfen, sich von Belastendem zu trennen und Verluste zu bewältigen; sie bestätigen, dass eine Krise überwunden wurde oder ein Verständigungsprozess gelungen ist. Zum Abschluss einer Therapie können sie Veränderungen stabilisieren und bekräftigen (Imber-Black, Roberts u. Whiting 2006; Welter-Enderlin u. Hildenbrand 2004).

In Rollenspielen finden sich Momente, die einer therapeutischen Verwendung von Ritualen nahekommen. Oft treten sie zutage, wenn Entwicklungsschritte bewältigt wurden und neue Handlungsmöglichkeiten zur Verfügung stehen. Ein Wissen um die therapeutische Wirkung von Ritualen ist hilfreich, um bedeutsame Übergänge in Rollenspielen zu registrieren und angemessen hervorzuheben.

Karl vollzieht in der Rolle des Commanders als Letztes den Schritt, den geschützten Raum jenseits der Grenze zu verlassen. Er ist jetzt stark genug, sich auch außerhalb des Schutzschilds zu behaupten. Als feierliche Manifestation dieses Entwicklungsschritts lässt er sich einen Umhang aus Weltraumplasma um die Schultern legen.

Die Szene erinnert an Märchen, in denen man zum Ritter geschlagen wird, nachdem zuvor gestellte Aufgaben gelöst wurden. Karl kann auf etwas Ähnliches zurückblicken. Das Material seines Umhangs ist dabei gut gewählt: Weltraumplasma ist die Substanz, durch die der Commander seine heutige Stärke erlangt hat. Er konnte es erwerben, weil er das Wagnis eingegangen ist, seine Grenzen im Spiel zum ersten Mal zu öffnen.

Aus dem gemeinsamen Schutzraum herauszutreten ist gleichzeitig eine metaphorische Beschreibung des nahenden Endes der Psychotherapie: Auch im »wirklichen Leben« ist Karl stark genug, um ohne therapeutische Unterstützung auszukommen. Die Verleihung des Umhangs ist ein Übergangsritual, mit dem ich Karls Wahrnehmung seines eigenen Entwicklungsprozesses anerkenne. Nach dieser Stunde findet Karl nicht mehr in ein Rollenspiel hinein. Da seine Veränderungen im Alltag dem Symbolspiel entsprechen, wird die Therapie nach einer kurzen Abschiedsphase beendet.

Nicht alle Kinder finden so feierliche Bilder, um Entwicklungsschritte zu beschreiben. Momente, die sich für eine Ritualisierung eignen, ergeben sich oft »nebenbei« und können sehr kindgemäß ausgedrückt sein. Wenn ein Igel, an dessen Händen Boxhandschuhe festgewachsen waren, seine Hände zum ersten Mal freibekommt, sollte auch dies gebührend gewürdigt werden. Die therapeutische Arbeit mit Ritualen bezieht sich vor allem darauf, solche Momente aufzuspüren und theatralisch zu gestalten. Hierzu eignen sich »Experteninterviews«, in denen ein Kind in seiner Rolle beschreibt, wie ein so schwieriger Schritt gelingen konnte. Wichtig sind Zuschauer, die das Ereignis kommentieren und später davon berichten. Als Publikum können dies Handpuppen übernehmen; je nach Rolle greife ich zu Handy oder Mikrofon und gebe meine Beobachtungen als Reporter weiter. Feiern bieten sich an, um den Kreis der Zeugen zu vergrößern und die Bedeutung zu bekräftigen.

Rituale werden in Rollenspielen nicht nur verwendet, um Entwicklungsschritte zu markieren. Sie können auch helfen, Verluste zu verarbeiten:

Jan setzt sich in intensiven Rollenspielen damit auseinander, dass sein Vater die Familie verlassen hat. In ritualisierter Form verordnet er sich dabei eine Phase, in der er brutale »Wutspiele« spielt. Verzweiflung und Trauer externalisiert er in einer besonders gefährlichen CD, die auf meinen Vorschlag hin in einem Tresor deponiert wird.

Bevor Jan den Tresor verschließt, legt er einen Stein hinzu. Es ist ein Erinnerungsstein an seinen Vater, der im Krieg gefallen ist, mit dem er früher aber ein »ganzes Königreich« besessen hat. Aus der traumatherapeutischen Technik, überflutende Emotionen symbolhaft einzugrenzen, entwickelt Jan ein Bewältigungsritual für die Trennung seiner Eltern (9.10).

Arbeit mit Reframings und reflektierenden Positionen

Die systemische Therapie ist darum bemüht, Symptome zu verflüssigen. Dazu gehört, sie von Personen abzulösen und die Kontextbedingungen zu beachten, unter denen sie sich entwickelt haben. Symptomatisches Verhalten kann in einen Rahmen gestellt werden, in dem es als Lösungsversuch nachvollziehbar wird.

Im Rollenspiel erscheinen problematische Verhaltensweisen in der Regel nicht generalisiert, sondern sind bereits in den Sinnzusammenhang einer Geschichte eingebunden. Als Therapeutin versuche ich, die Kontextbedingungen ihres Auftretens noch stärker herauszuarbeiten. Wenn ein »Ritter« auf alles um sich herum schießt, bekräftige ich ihn in seinem Schutzbedürfnis. Dabei lasse ich mir erklären, warum es nötig ist, sich so verhalten. Erfahre ich, dass Feinde kurz davor sind, seine Burg einzunehmen, das Kind dagegen allein ist, wirkt sein »Herumballern« nicht länger als sinnentleerter Akt. Es weist darauf hin, dass es in seinem Selbsterleben mit Gefühlen von Einsamkeit, Ohnmacht und Ablehnung beschäftigt sein kann. Indem ich dem Ritter in meinen Kommentaren Glück wünsche, fühlt sich das Kind mit seinem Lösungsversuch anerkannt.

Kinder empfinden es als entlastend, wenn »schwierigem« Verhalten im Rollenspiel mit Verständnis begegnet wird. Im Verlauf der Geschichte kann anschließend exploriert werden, wie sich die dahinter liegenden Bedürfnisse auch anders befriedigen lassen. Werden ihre Motivationen wertgeschätzt, können Kinder oft schnell zu neuem Handeln finden:

Karl lässt mich in der Rolle des Sergeants nur in den ersten Minuten des Rollenspiels auf alles schießen, was sich »draußen« bewegt. Nachdem ich bestätigt habe, wie wichtig es ist, dass wir uns verteidigen, geht er zu einem neuen Modus der Grenzsicherung über.

Reframings, die das im Spiel gezeigte Verhalten eines Kindes als Lösungsversuch kenntlich machen, lassen sich im Rollenspiel auf verschiedene Weise vornehmen. Analog zum Reflecting Team kann man sich an imaginäre Gesprächspartner wenden, mit denen man über Motivationen einer Figur spekuliert. Hierfür bieten sich Instanzen an, die vom Kind als Experten geschätzt werden oder die Bedürfnisse seiner Figur besonders gut kennen: weise Gestalten wie Zauberer und Jedimeister, Ärzte, Tierpfleger oder Vertraute des Kindes. Hilfreich ist der Rat von Spezialisten, die über eine besondere Perspektive verfügen: Raumstationen können zur Erde funken, wie sie eine Situation aus größerem Abstand wahrnehmen; in historischen Archiven kann man nachforschen lassen, wie ähnliche Probleme schon einmal bewältigt wurden. Ratgebende Instanzen müssen in die Geschichte des Kindes passen; ihre Antworten werden im Telefongespräch laut wiederholt.

Dem Reflecting Team entspricht im Kinder-Psychodrama das »explorierende Doppeln« (Aichinger 1987, Aichinger u. Holl 1997, 2002): Im Selbstgespräch reflektiert die Therapeutin, warum sich ein Kind in einer bestimmten Weise verhält; in der Rolle einer Reporterin kann sie ihm Fragen stellen. Auch in »Spiegelrollen« (ebd.) ist es möglich, Kindern Rückmeldung über ihr Verhalten zu geben und neue Perspektiven anzuregen.

Robin, sechs Jahre alt, gerät in der Schule schnell in körperliche Auseinandersetzungen; seine weitere Regelbeschulung ist infrage gestellt. Rollenspiele zeigen eine eher ängstliche Seite an Robin; mit Kameras baut er seine »Wohnung« zur Festung aus. Die Spielhandlung besteht daraus, dass wir uns überfallen, wobei Robin mir stets überlegen bleibt.

Günstigerweise stehen uns bei unseren Kämpfen Tiere zur Seite, auf die sich Reflexionen übertragen lassen. Meine Tiere beginnen ein Gespräch darüber, dass ihnen Robins Tiere eigentlich nett vorkommen; schade, dass sich mit ihnen nur kämpfen lässt. Ich verspreche, in Erfahrung zu bringen, wie man dies ändern könnte. Wichtigstes Schutztier von Robin ist eine Igelpuppe mit Boxhandschuhen, also rufe ich einen Boxtrainer an.

Ich höre, dass es gar nicht so selten vorkommt, dass man Boxhandschuhe nicht mehr ausziehen kann. Dies sei ein Zeichen für langes Training; der Igel muss ein erfahrener Boxer sein. Um die Hände freizubekommen, müsse er jemanden treffen, der nicht boxen kann und sein Freund werden will. Dies sei nicht leicht, weil sich solche Wesen vor ihm verstecken. Gelinge es, habe er gute Chancen, sich von den Boxhandschuhen zu lösen. Er selbst hoffe sehr darauf, weil er den Igel dann gern trainieren würde. Seine Boxregeln fordern, dass die Schüler außerhalb der Stunden ihre Handschuhe ablegen müssen.

Meine Tiere sind erstaunt, dass der Igel womöglich selbst gar nicht kämpfen will. Nach längerer Beratschlagung, wer ihm am besten begegnen könnte, macht sich eine flauschige junge Ente auf den Weg. Robin bestätigt in der Rolle des Igels, dass ihm die Boxhandschuhe an den Händen festgewachsen waren; schon im Gespräch mit der Ente merkt er, wie sie sich zu lösen beginnen (vgl. S. 151). Igel und Ente werden Freunde; sie führen den Rest der Tiere zusammen. Auch meinen wilderen Tieren kann der Igel jetzt anders begegnen. Gemeinsam feiern die Tiere ein Fest.

Hilfsfiguren und Timeline-Arbeit

Eine besondere Bedeutung kommt reflektierenden Dialogen mit Hilfsfiguren zu, die in früheren Rollenspielen vom Kind gefunden wurden. Rollenspiele begleite ich auf der Suche nach solchen Figuren, um sie in schwierigen Spielsituationen einzubeziehen. Kommt ein Kind an eine Grenze, an der es nicht mehr weiter weiß, kann die Erinnerung an eine Ressourcenfigur wieder Zuversicht wecken. Das Kind kann ermuntert werden, bei ihr Rat zu suchen; durch einen Rollentausch kann sie auch selbst in die Geschichte hineingeholt werden (vgl. die Figur des Zauberers in 9.10).

Besonders günstig wirkt es sich aus, wenn eine Hilfsfigur über magische Fähigkeiten verfügt. Sie bietet dem Kind nicht nur mächtigen Beistand; ihre Qualitäten können auch helfen, einer Generalisierung von Problemen entgegenzuwirken. Zauberer, die in die Zukunft blicken, können Prognosen über die Entwicklung einer Spielfigur abgeben; durch einen »Sprung in die Zukunft« können sie helfen, eine gute Lösung zu imaginieren. Da Geschichten weitergehen, erscheint es Kindern unwahrscheinlich, dass Probleme unverändert bestehen bleiben. Lässt man sie in eine Kristallkugel schauen, sagt diese fast immer ein gutes Ende voraus.[15]

---

15 Sollte dies einmal nicht der Fall sein, erhält man konkrete Szenarien, die sich im Spiel aufgreifen lassen. Dies ermöglicht, sich mit bisher nicht benannten Ängsten auseinanderzusetzen.

Oft bauen Kinder selbst Zeitperspektiven in ihre Geschichten ein, durch die sich Probleme eingrenzen lassen:

> Karl stellt seine Erscheinungsform des »schuppigen, blauen Hundes« in einen zeitlichen Kontext. Er wird den Rekruten einen Film zeigen, in dem er noch nicht in ein solches Wesen mutiert war. Damit präsentiert Karl eine Selbstdefinition, in der er sich von seinen Symptomen abgegrenzt hat. Die schuppige, blaue Haut des Commanders, die ihn von einem »normalen Menschen« unterscheidet, umgibt ihn nur in einer bestimmten Phase seines Lebens. Wie in einer Timeline-Arbeit (Schindler 1995) wird ihr Vorhandensein einem Lebensabschnitt zugeordnet: Es gibt einen Film aus der Zeit vor dem Symptom; Karl ist zuversichtlich, dass es auch eine Zeit danach geben wird.

Nutzung von Assoziation und Dissoziation

In Rollenspielen wechseln sich Phasen, in denen sich Kinder als stark und selbstwirksam erleben, mit Phasen ab, die ihrer Entwicklung nicht förderlich sind. Es gibt Spielsequenzen, in denen sie verzweifelt sind, sich selbst beschuldigen und in einer Problemtrance gefangen bleiben. Als ganzkörperliches Geschehen wirkt Rollenspiel sehr intensiv. Umso wichtiger ist es, es sicher zu rahmen und Kinder vor problemverstärkenden Identifizierungen zu schützen.

Das Spiel des Kindes lässt sich modulieren, indem auf die Intensität des Erlebens Einfluss genommen wird. Erprobt ein Kind neue Verhaltensweisen, kann assoziiertes Spielen gefördert werden; in schwierigen Spielsequenzen ist dagegen eine dissoziiertere Rollengestaltung gefragt. Meist reicht es zur Rollendistanzierung aus, das Spiel durch ein Gespräch auf Metaebene zu unterbrechen. Zu starke emotionale Beteiligung lässt sich reduzieren, indem Fragen zur Spielgestaltung an den fiktiven Charakter der Handlung erinnern. Dramatisierende Gestaltungselemente werden zurückgefahren.

Erweitert ein Kind sein Rollenrepertoire, kann das Spiel intensiviert werden. Im Psychodrama wird hierzu die Technik des Doppelns eingesetzt, bei der vermutete Gefühle und Gedanken des Protagonisten durch einen »Doppelgänger« formuliert werden. In der Anwendung mit Kindern wird stattdessen ein Kommentator verwendet, der das Kind anfeuert und sein Handeln unterstützt.

Rollenspiele können an Intensität gewinnen, wenn die Spielhandlung mit einer dichten Dramatisierung unterlegt wird. Durch Ausrufe und Art der Bewegung lässt sich das Tempo steigern; Geräusche können Aktionen unterstreichen. Intensität stellt sich umgekehrt auch durch Langsamkeit her; Stille kann Nuancen spürbar machen. Rollenspiel zeichnet sich durch eine besondere Wahrnehmungsdichte aus. Während sich das Kind in hoher Rollenidentifizierung im Raum bewegt, ist es durch wertschätzende Botschaften gut erreichbar. Neue Handlungsvarianten kann es sich körperlich zu eigen zu machen; Trancephänomene lassen sich nutzen.

> Während Sven als Tiger umherstreift, kommentiere ich seine Handlungen im Selbstgespräch. Dabei betone ich besonders die Aspekte, die sich von seinem Alltagsverhalten abheben: die Umsicht und Behutsamkeit, mit der sich der Tiger bewegt, die Geduld, mit der er Schmetterlinge beobachtet, den feinen Geruchssinn, mit dem er den Duft einer Blume wahrnimmt.
>
> Auch Svens Ressourcen hebe ich hervor: die Freude, die der Tiger an der Bewegung hat, seine Fähigkeit, Entfernungen abzuschätzen und mit einem Satz auf einen Felsen zu springen, die Neugier, mit der er die Welt neu entdeckt.

5.5 Rollenspiel und die Grenze zu den Eltern

Im Unterschied zur Sandspieltherapie stehen beim Rollenspiel keine fertigen Gestaltungen zur Verfügung, die den Eltern am Ende einer Stunde gezeigt werden könnten. Ihre Spielhandlungen sind für die Kinder oft schambesetzt; sie gehen spontaner aus sich heraus und zeigen mehr von sich als beim Figurenspiel. Solche Selbstoffenbarungen sind zudem sehr situationsbezogen und gekoppelt an die Beziehungserfahrung mit der Therapeutin. Aus meiner Sicht bietet es sich daher an, die Grenze gegenüber den Eltern geschlossener zu halten, als ich es beim Sandspiel beschrieben habe.

Bei Kindern, die vorwiegend Rollenspiel nutzen, verläuft die therapeutische Arbeit zunächst in getrennten Settings und wird erst zu einem späteren Zeitpunkt zusammengeführt. Ohne auf Details der Geschichten einzugehen, können Themen der Rollenspiele parallel in Elterngesprächen bearbeitet werden. Gegen Ende des Prozesses öffnen viele Kinder das Setting für Geschwister; in der Abschlussphase werden oft auch Eltern zum Rollenspiel eingeladen. Nachdem brisante Klippen umschifft wurden, kann ein Kind zeigen, welche Entwicklung auf Spielebene hinter ihm liegt.

Rollenspiel nutzt stark die Beziehungsebene. Das gemeinsame Spiel bietet die Chance, frühere Erfahrungen und ihre Auswirkungen auf die Kontaktgestaltung aufzugreifen und neue Möglichkeiten zu erschließen. Die dichte Arbeit auf Beziehungsebene erfordert eine reflektierte Handhabung eigener Spielrollen durch die Therapeutin. In Rollenspielen zeigen Kinder Wut und Verzweiflung über nicht gelungene Elemente der Bindungsgestaltung zu ihren Eltern; Erfahrungen aus schwierigen Lebensabschnitten werden aktualisiert. Ein Nachspielen von Entwicklungsphasen kann im Kontakt zur Therapeutin befriedigender gelingen, als es in der Beziehung zu den Eltern der Fall war.

Spielsequenzen dieser Art berühren Konzepte der (Nach-)Beelterung, wie sie mit Bezug auf die ungarische Psychoanalyse (Sándor Ferenczi) unter anderem in der Integrativen Therapie vertreten werden (Petzold u. Ramin 1987). Parenting bezeichnet einen Prozess, in dem ein »Patient noch einmal in die *Atmosphären* und *Szenen* seiner Sozialisation zurückversetzt wird, die für ihn schädigend waren« (a. a. O., S. 380). Durch die Bereitstellung elterlicher Qualitäten sollen ihnen positive Atmosphären und Szenen gegenübergestellt werden, die alternative Erlebens- und Handlungsoptionen eröffnen. Während das Vorgehen helfen soll, »vorhandene *Defizite* ›auffüllen‹ zu können« (a. a. O., S. 383), dient es keiner generalisierenden Verurteilung von Eltern oder einer Zuschreibung von Schuld:

> »Parenting und Reparenting basieren geradezu darauf, positive Aspekte der Herkunftsfamilie und der Elternbilder aufzunehmen und herauszuarbeiten. […] Es wird damit eine Neubewertung des familiären Potenzials und der elterlichen Persönlichkeiten durch den Patienten angestrebt, um den ›nährenden‹ Anteilen seiner Biografie stärkere Wirkkraft zu geben.« (a. a. O., S. 387, Hervorhebungen jeweils im Original)

(Nach-)Beelterung schließt die Ebene körperlichen Kontakts mit ein, über den auch Sven in manchen Stunden ausschließlich zu erreichen war.

Im Unterschied zu den beschriebenen Konzepten fördere ich Regression nicht gezielt, um Kinder mit vergangenen Szenen in Kontakt zu bringen, sondern folge den Spielhandlungen, die ein Kind von sich aus in die Therapie einbringt. Dabei gehe ich auf seine Bedürfnisäußerungen ein, baue Höhlen, stelle (symbolisch oder real) Essen bereit und verwende dosierte Formen von Körperkontakt. Vorrangig unterstütze ich Handlungsschritte, die auf Wachstum und Entwicklung gerichtet sind. Präsentiert ein Kind Szenen aus der Vergangenheit, orientiere ich mich an der Idee eines »Neu-Erzählens« der eigenen Lebensgeschichte (White 2007). Dabei ist mir bewusst, dass für manche Kinder »Veränderungen des Erlebens sowie Veränderungen der erlebten und gelebten Interaktion bedeutsamer (sind) als Veränderungen in ihren Erzählungen« (Grossmann 2009, S. 10).

Möchten Kinder von mir »beeltert« werden, bemühe ich mich um eine Balance zwischen versorgendem Handeln und Empowerment. Wichtig ist mir, nicht zu Eltern in Konkurrenz zu treten und Kindern Loyalitätskonflikte zu ersparen. Elternähnliche Rollen, die mir vom Kind angetragen werden, gestalte ich entsprechend zurückhaltend. Ich spiele sie so aus, dass das Kind eine versorgende und bestätigende Teilnahme an seiner Entwicklung erfährt; dabei lasse ich jedoch keinen Zweifel daran, dass ich im Rahmen einer Rolle handle:

> Als Tiger genießt Sven es sichtbar, auf eine Art betrachtet zu werden, die auf Ausnahmen vom Problemverhalten gerichtet ist und seine Fähigkeiten hervorhebt. Im Spiel inszeniert er Entwicklungsphasen, während derer die Eltern womöglich über nur wenig Kapazitäten verfügten, ihren Sohn ausreichend zu spiegeln. Ich versuche, Sven die von ihm gewünschte Aufmerksamkeit zu geben, ohne dabei die Rollendistanz zu verlieren. Wenn er als kleiner, elternloser Tiger Versorgungsbedürfnisse anmeldet, bekommt er von mir Kekse und Wasser, wird gestreichelt und angesprochen. Gleichzeitig kennzeichne ich dies als Spielhandlung in einer Rolle: »Die Frau hätte dem Tiger Essen gebracht«.

Als gelungen empfinde ich einen Prozess, wenn sich durch die Erfahrung von Nähe in der Therapie Bindungsbedürfnisse auf die Eltern richten – wie bei Sven, der nach der Stunde seinen Eltern freudig entgegenläuft.

5.6 Ausstattungsfragen und therapeutische Voraussetzungen

Für Rollenspiele benötigt man kein großes Ausstattungsinventar. Ausreichend sind Tücher und Decken, um Höhlen zu bauen und Bereiche abzugrenzen, dazu einige Gegenstände, die Interesse wecken und zu Spielen anregen. Ein Laserschwert, im Sichtbereich der Kinder drapiert, wirkt auf die meisten Jungen sehr einladend. Oft genutzt werden auch andere Waffen, Sonnenbrillen, Arztkoffer und technikartige Gegenstände, mit denen verschiedene Funktionen simuliert werden können. In manchen Geschichten wird eine Babypuppe benötigt. Mit Babyflaschen können Kinder versorgt werden, die im Spiel sehr frühe Erfahrungen aktualisieren. Schlauchtelefone oder Handyattrappen bieten sich an, um auf indirekte Art kommunizieren zu können. Fehlen Gegenstände für ein Spiel, sind Kinder erfinderisch. Genutzt wird in Rollenspielen auch das Sandspielmaterial: Plastikbüsche werden zu Heilkräutern, die Schlangenbisse kurieren können.

Bei der Raumgestaltung ist es wichtig, Bereiche markieren zu können. Aufklappbare Puppentheater sind vielseitig verwendbar, um Raumteile abzugrenzen. Mithilfe von Stühlen und Decken entstehen Gebäude, aus denen sich ein Spiel beginnen lässt. Sich in einer Matratzenecke bequem hinlegen zu können ist für Krankenhausspiele unverzichtbar. Weite Flächen laden ein, Bewegungen auszuspielen; arbeiten lässt sich jedoch auch in kleineren Räumen.

Wichtiger als der äußere Rahmen ist die Bereitschaft, sich als Therapeutin auf Rollenspiel einzulassen. Beim Angebot von Utensilien sollte reflektiert werden, welche Aktionen sie evozieren und ob man bereit ist, sich dem Kind dafür als Spielpartnerin zur Verfügung zu stellen. Hund- und Katzenkostüme führen schnell in eine Spielhandlung, in der man sich feindlich begegnet; man muss damit rechnen, angefallen zu werden und sich lange auf dem Boden herumzubalgen, bevor sich die Tiere auf andere Art begegnen können. Um in solchen Sequenzen wirklich authentisch spielen zu können, halte ich entsprechende Verkleidungen mittlerweile zurück und biete sie nur an, wenn ich mir von ihnen für das Kind therapeutischen Fortschritt erhoffe.

Voraussetzung ist neben Spielfreude eine eigene Erfahrung mit Rollenspiel in Therapieausbildung oder anderen Lernkontexten, um sich während der oft schnellen Handlungsabfolge im Spiel orientieren zu können. Kenntnisse im Theaterspiel helfen, Spannung zu erzeugen und Spielverläufe szenisch auszugestalten. Anregungen zur Spielgestaltung bietet die genannte Literatur zum Kinderpsychodrama.

5.7 Überblick: Rollenspiel

Vorbereitung eines Rollenspiels:
- Erkundung von Rolle des Kindes und Ausgangsszene
- Gestaltung der »Bühne«; Bau von (sicheren) Orten
- Aktives Anbieten einer eigenen Rollenübernahme

Ausrichtung des eigenen Rollenhandelns:
- Reflexion der Spielrollen vor dem Hintergrund des Kindes: Wählt es eine typische oder komplementäre Position?
- Zuordnung von Problem- und Ressourcenanteilen in den verschiedenen Rollen; wertschätzender Umgang mit übertragenen Problemanteilen
- Reflexion der Bedürfnisse in der Rollenwahl des Kindes

Nutzung der eigenen Spielrolle zur Anregung von Lösungsperspektiven:
- Reflecting Teams durch »Telefonate« mit »Experten«
- Ressourcenfiguren früherer Geschichten als Ratgeber in Krisensituationen
- Einführung von Zeitperspektiven zur Kontextualisierung von Problemen

Möglichkeiten in der Regie:
- Nutzung von Metaphern und Ritualen
- Hervorhebung von Höhepunkten in kommentierenden Rollen
- Förderung assoziierten oder dissoziierten Erlebens durch die Gestaltung der Inszenierung
- Sichere Rahmung durch Timing; ausgleichende Aktivitäten nach Abschluss des Spiels

6 Handpuppen in der narrativen Spieltherapie

Puppen eignen sich sehr als Medium in der Spieltherapie. Vor allem Handpuppen, die man auf seiner Hand beleben kann, laden dazu ein, sich in Bewegung zu setzen und mit Spielpartnern in Kontakt zu treten. Solches Spiel lässt sich auch mit anderen Puppen gestalten: mit Stabpuppen, Marionetten, Fingerpuppen, üblichen Kinderpuppen, Spielfiguren, Barbies und Stofftieren. Werden sie zur Hand genommen und bewegt, können sie zu Trägern einer Rolle werden. Puppen werden in der klientenzentrierten Spieltherapie häufig eingesetzt (Goetze 2002); besonders ausgearbeitete Konzepte hierfür hat neben dem Psychodrama vor allem die Integrative Therapie bereitgestellt (Petzold 1987).

Für eine narrative Verwendung des Handpuppenspiels bestehen im Wesentlichen drei Anwendungsmöglichkeiten:

1. Kind und Therapeutin spielen gemeinsam ein Rollenspiel mit Handpuppen;
2. Handpuppen werden hinzugezogen, um im Live-Rollenspiel[16] zusätzliche Charaktere zu verkörpern;
3. eine Geschichte wird als Puppentheater vorgeführt.

6.1 Rollenspiele mit Handpuppen

Rollenspiele mit Handpuppen liegen in ihrer Qualität zwischen Sandspiel und der bisher vorgestellten Art von Rollenspielen. Im Gegensatz zur Bühnenhandlung von Sandspielgeschichten entwickelt sich ein Spiel, in dem Puppen von Kind und Therapeutin in direktem Kontakt miteinander agieren; statt die Handlung aus einer Überblicksposition zu verfolgen, sind beide mit ihren Puppen selbst Teil des Geschehens. Gleichzeitig besteht mehr Abstand zur gespielten Rolle als in Live-Rollenspielen; im Unterschied zum Einsatz des ganzen Körpers werden lediglich Hände und Stimme aktiviert.

16 Damit bezeichne ich hier zur Unterscheidung Rollenspiele, in denen man selbst in einer Rolle handelt und Rollen nicht von einer Puppe repräsentiert werden.

Handpuppen eröffnen Kindern den Einstieg in eine gemeinsame Spielhandlung, für die eine Rollenübernahme mit der eigenen Person nicht vorstellbar wäre. Puppen bringen einen Abstand zwischen Kind und Therapeutin. Zurückhaltenden Kindern fällt der Einstieg ins Spiel leichter, weil sie selbst hinter Figuren verborgen bleiben können.

Hanne, neun Jahre alt, ist wegen sozialer Ängste zur Therapie angemeldet; außerhalb der Familie spricht sie kaum mit Erwachsenen. »Erstgespräch« und Therapiebeginn vergehen äußerst spannungsgeladen, ohne dass Hanne ein Wort sagt; frühere Therapieversuche sind gescheitert. Eine Veränderung entsteht, als ich beginne, für mich zu spielen. Ich nehme eine Reihe von Tierfiguren aus dem Sandspielregal und baue sie auf dem Boden auf; zögernd tut Hanne das Gleiche. Tiere sind etwas, das sie sehr mag.

Hannes Wahl fällt fast ausschließlich auf Raubtiere und Schlangen, die meinen Tieren zunächst starr gegenüberstehen. Lange lasse ich meine Tiere hin und her wandern und die Gegend erkunden, nach einiger Zeit folgt mir Hanne auch hierin auf ihrem Gebiet. Schließlich wähle ich einen Affen aus, der Hannes Tiere besuchen möchte: Er ist zu neugierig, um sich von ihrer Gefährlichkeit abschrecken zu lassen. Unvermittelt sagt Hanne ihren ersten Satz: »Mein scheuestes Tier ist mein Kampfhund«.

Vorsichtig beginnen Affe und Kampfhund, sich kennenzulernen; weitere Rollenspiele schließen sich an.

Pacing und Leading in der Hinführung zum Rollenspiel

Greift ein Kind zu einer Handpuppe, biete ich mich wie in anderen Rollenspielen zum Mitspielen an. Ich frage das Kind, welche Figur ich übernehmen soll, und lasse mir die Ausgangssituation beschreiben.

Meist liegen einem Handpuppenspiel wenig ausgearbeitete Skripts darüber zugrunde, wie die Handlung verlaufen soll. Das Spiel erfolgt improvisiert und wird spontan dialogisch gestaltet. Schon auf die Auswahl von Figuren mögen sich viele Kinder nicht vorab festlegen, sondern lassen sich von meiner Figurenwahl überraschen. Mit welcher Handpuppe ich ins Spiel eintrete, hängt neben der Figur des Kindes von Inhalt und Atmosphäre der Ausgangsszene ab. Während man einem Kind zu Beginn eines personengebundenen Rollenspiels oft wenig ansieht, welche Rolle es verkörpert, treten die Charakteristika der Figuren im Puppenspiel schnell zutage. Kasperlefiguren wie

Oma, Prinzessin, Dieb und Ritter wie auch Tierpuppen lassen erkennen, mit welchem Gegenüber man es zu tun hat.

Handpuppen begegnen sich aus narrativer Sicht jeweils mit externalisierten Aspekten des Verhaltensrepertoires. Mit meiner Figur stelle ich mich auf die Wahl ein, die ein Kind getroffen hat. Anschließend ist oft ein Leading nötig, damit sich eine Spielhandlung entwickeln kann.

Svenja interessiert sich – wie viele zunächst ängstliche Kinder – für eine Schnecken-Handpuppe, die sie zögernd auf die Hand nimmt. Ich begegne ihr mit einem Tier, das nicht bedrohlich wirkt. Dafür wähle ich einen neugierigen Frosch, der sich der Schnecke vorstellt, ihr von seinem Leben am See erzählt und ihr zeigt, wie er Fliegen fängt. Da Svenja sich in der Handhabung ihrer Handpuppe offensichtlich unsicher ist, kann ihre Figur zunächst in einer Zuschauerrolle verbleiben.

Anschließend stelle ich als Frosch Fragen, die für eine Schnecke leicht zu beantworten sind. Ich erkundige mich nach dem Haus auf ihrem Rücken und lasse mir zeigen, wie sie sich darin zurückziehen kann. Die weitere Exploration der Umgebung begleite ich in einer stützenden Rolle. Ich schlage der Schnecke vor, ihr meinen See zu zeigen; mein Frosch hüpft Svenjas Figur jeweils einen Schritt voraus und bestätigt sie in experimentellem Verhalten.

Auf dem Weg zum See konstruiere ich eine Situation, in der die Schnecke dem Frosch überlegen ist: Wir müssen eine rutschige Felswand emporklettern. Für die Schnecke, die auf dem Felsen gut haften bleibt, ist das kein Problem; der Frosch rutscht dagegen immer wieder ab. Hier kehren sich unsere Rollen um; Svenja geht mit der Schnecke voraus und hilft mir nach oben. Am See mache ich die Schnecke mit meinen Freunden bekannt. Mit ihnen als Begleitern entwickelt Svenja eigene Spielideen; ein von ihr gestaltetes Rollenspiel kann beginnen.

Von *Maximilians* Tiger wird mein Hund sofort überfallen, sodass sich die Handlung im Kampf erschöpft. Um eine andere Spielatmosphäre zu ermöglichen, bringe ich meine Figur zunächst in Sicherheit. In seinem Versteck überlegt mein Hund laut, worum es dem Tiger wohl gegangen ist. Wollte er ihn angreifen oder nur spielen, oder hat er sich vor ihm erschreckt? In den Begriffen des Psychodramas erfolgt ein »Doppeln«, bei dem es durch Einfühlung möglich ist, mit dem Kind »in ein inneres Zwiegespräch zu kommen« (Straub 1987, S. 261). Als mir Maximilian interessiert zuhört, bittet der Hund eine befreundete Schildkröte, die Situation zu erkunden. Auf dem Weg zum Tiger beschreibt sie, wie froh sie darüber ist, sich anderen Tieren ohne Angst nähern zu können. Sie fragt den Tiger, ob er auch so einen praktischen Panzer hat wie sie. Er ist allein in der Wildnis unterwegs und hat keinen Ort, an den er sich zurückziehen kann. Zusammen bauen sie ihm eine Höhle ...

Als *Jürgen,* ein zu Therapiebeginn sehr ängstlicher kleiner Junge, einen Kampf mit meinem Hund beginnt, ergibt sich wiederum eine andere Situation. Er agiert freudig mit Tieren, vor denen er sich früher gefürchtet hat; ich kämpfe gerne mit.

Therapeutische Interventionen in der Spielbegleitung

Hat das Kind in eine Handlung hineingefunden, werden meist weitere Figuren ins Spiel einbezogen. Es entstehen Ideen, wie die Geschichte fortgesetzt werden soll. Bevor ein neuer Handlungsabschnitt beginnt, lasse ich aufteilen, wer die benötigten Rollen übernimmt.

Mit seinem Puppenvorrat verfügt das Kind über ein Reservoir impliziter Verhaltensmöglichkeiten, auf die es im Spiel zurückgreifen kann. Zusätzlich bedingt die Spielhandlung oft einen Wechsel zu Handpuppen, die es zunächst nicht für sich ausgesucht hat. Manche Szenen erfordern, dass das Kind eine ihm fremde Puppe zur Hand nimmt. Der Einstieg in eine solche Rolle kann hilfreich sein, um sich in Figuren der »Gegenseite« einzufühlen; gleichzeitig fördert er experimentelles Handeln, das dem Kind neue Erfahrungen ermöglicht. Ein Rollentausch kann auch gezielt initiiert werden, um Empathie zu fördern oder sein Rollenrepertoire zu vergrößern.

Hat sich eine Geschichte herauskristallisiert, die gemeinsam weiterverfolgt wird, ähnelt Handpuppenspiel dem Verlauf von Live-Rollenspielen; die dafür beschriebenen Interventionen lassen sich übertragen. Auch hier werden Anregungen vor allem aus der Spielrolle heraus gegeben; Reframings und Reflexionen können von Puppe zu Puppe erfolgen. Um den Spielfluss in Gang zu halten, bleibe ich auf der Ebene der Spielhandlung. Auch einer Puppe stelle ich keine Fragen nach Kausalität:

> »Warum-Fragen unterbrechen den dynamischen Verlauf des Spiels; sie fordern das Kind auf, sein Tun mit der Puppe bewusst zu reflektieren und hemmen seine Spontaneität und Kreativität und damit seine Problemlösefähigkeit.« (Straub 1987, S. 262)

Nähe und Entfernung zur Puppe regulieren zu können und dies therapeutisch zu nutzen macht eine besondere Stärke des Puppenspiels aus. Puppen repräsentieren eine »Brücke zwischen der Fantasiewelt der

Kinder und ihrer Realität« (Goetze 2002, S. 270). Mit ihrer Hilfe können belastende Themen bearbeitet werden, ohne den damit verbundenen Emotionen unmittelbar ausgesetzt zu sein. Das Kind bleibt Akteur hinter der Handpuppe und behält die Kontrolle über das Spiel. »Puppen können *gehandhabt* werden – auf der Ebene manueller Kontrolle – aber auch (mithilfe des Therapeuten) auf Ebenen des Affektiven, Atmosphärischen« (Petzold 1987, S. 444, Hervorhebung im Original).

Der Abstand zur Puppe erleichtert es einem Kind, schwierige Seiten von sich zu zeigen und sie externalisierend zu bearbeiten. Es »hat immer die Möglichkeit zu sagen, dass es ja nicht selbst die Puppe selbst ist« (Goetze 2002, S. 270). Umgekehrt lassen sich Handpuppen nutzen, um gewünschte Handlungsmöglichkeiten zu internalisieren. Jede Puppe beinhaltet in ihrer spezifischen Gestalt ein Handlungspotential, das im Spiel aktualisiert wird. Verbindet sich ein Kind in der Fantasie mit einer Puppe, imaginiert es diese Fähigkeiten auch für sich.

Kann ein Kind potenzielle Fähigkeiten seiner Handpuppe nicht erkennen, können sie ihr von der Therapeutin zugeschrieben werden. Die Attributionstechnik (Petzold 1987) gibt dem Kind eine Vorstellung von den Möglichkeiten seiner Figur, die es im Spiel nutzen und integrieren kann:

> »Das ist der glückliche Löwe. Der ist stark, der hat ganz viel Kraft und kann schnell laufen, und deshalb ist er glücklich. Löwen sind Könige im Tierreich. Löwen kann nichts passieren, weil sie so stark sind. Die können ganz hoch springen und alle bösen Räuber auffressen!« (a. a. O., S. 446)

Identifiziert sich ein Kind mit der von ihm gespielten Puppe, kann es therapeutische Veränderungsschritte auf sich beziehen. Ein identifikatorischer Prozess lässt sich fördern, indem man das Kind in der Rolle der Puppe von sich erzählen lässt. Nachdem sich die Ente zum Igel mit den Boxhandschuhen auf den Weg gemacht hat (vgl. S. 139), entsteht zwischen beiden ungefähr folgender Dialog:

> Ente: »Bist du der Igel, der immer seine Boxhandschuhe an hat?«
> Igel: »Ja, ich krieg sie nicht aus!«
> Ente: »Mensch, das muss aber lästig sein! Du wärst die gerne los, oder?«
> Igel: »Klar!«
> Ente: »Du kannst sicher ganz vieles nicht machen, wenn du immer diese Dinger anhast. Was würdest du am liebsten tun, wenn du sie endlich los wärst?«

Igel: »Oh, ganz viel ... Gameboy spielen, Karten spielen, malen ...«
Ente: »Sitzen die so eng? Soll ich mal ziehen?«
Igel: »Nein, die sind an den Händen festgewachsen.«
Ente: »Und wie geht das wieder weg?«
Igel: »Ich merke gerade, wie es an meinen Händen kribbelt ... ziehst du mal?«

Einen Vorteil bietet Handpuppenspiel nach Abschluss des Spielverlaufs: Besondere Momente können mit Puppen nachgestellt und fotografiert werden; Lösungsideen lassen sich sichern und festhalten. Ob und wie die im Puppenspiel entwickelte Geschichte dokumentiert werden soll, überlasse ich der Entscheidung des Kindes.

6.2 Handpuppen in Live-Rollenspielen

Handpuppen finden auch in Geschichten Verwendung, in denen Kind und Therapeutin selbst Rollen übernommen haben. Meist werden sie ins Spiel einbezogen, wenn in einer Szene mehr als zwei Akteure benötigt werden.

Handpuppen bieten in diesem Rahmen besondere therapeutische Möglichkeiten. Die dyadische Beziehung von Kind und Therapeutin, die zuvor möglicherweise sehr intensiv war, kann erweitert werden; das Spiel vermittelt das Modell einer gelungenen Triangulation (Fivaz-Depeursinge et al. 1998). Dem Kind wird erlaubt, sich Dritten zuzuwenden; es hat dazu das wohlwollende Einverständnis der Therapeutin. Triadische Konstellationen ermöglichen es, seinen Kontakt zu Handpuppen wertschätzend zu kommentieren.

In Svens Rollenspiel dienen zahlreiche Handpuppen dazu, die Tiere des Urwalds zu verkörpern. Nachdem er als kleiner Tiger bei der Erkundung der unbelebten Umgebung ausreichende Aufmerksamkeit erhalten hat, wagt er sich auf das für ihn schwierige Terrain des Kontakts mit Gleichaltrigen. Während er zu anderen Tierkindern in Beziehung tritt, hebe ich seine vorsichtige und behutsame Art hervor; gleichzeitig beschreibe ich auch die Neugier der anderen auf den liebevoll und verspielt wirkenden Tiger. Bei der Begegnung mit den Tieren lassen sich neue Modelle der Kontaktgestaltung implementieren.

Eine wichtige Funktion erfüllen Handpuppen im traumabezogenen Rollenspiel. Wenn das Erleben zu dicht wird, kann die Handlung auf Handpuppen verlagert werden. Die Rollen werden von Kind und Therapeutin abgezogen; der Abstand zur Puppe ermöglicht eine Distanzierung und eine dissoziiertere Fortsetzung der Geschichte. Das Spiel muss nicht in einer traumatischen Szene unterbrochen werden, sondern kann zu einem Punkt weitergeführt werden, an dem wieder Sicherheit hergestellt ist.

Im traumatherapeutischen Kontext lassen sich auch einzelne Rollen an Handpuppen delegieren. Konfrontiert sich ein Kind mit einer Person, durch die es Gewalt erfahren hat, ist es sinnvoll, diese Rolle nicht von der Therapeutin spielen zu lassen. Wird die Rolle von einer Puppe übernommen, kann die Therapeutin dem Kind im Handlungsverlauf stützend zur Seite stehen. Beispiele für diese Technik werden an späterer Stelle beschrieben (9.3).

6.3 Aufführungen mit Handpuppen

In der Variante des Puppentheaters führen Kinder eine Spielhandlung allein vor; als Therapeutin nimmt man währenddessen eine Zuschauerposition ein. In dieser Rolle repräsentiert man das Publikum; man bleibt nicht passiv, sondern zeigt, dass man die Handlung mitverfolgt. Wie beim Kasperle-Spiel kann man mit den Figuren in Kontakt treten, sie warnen, bei gelungenen Aktionen applaudieren und das Spiel durch Fragen anregen.

Damit sich im Handpuppenspiel eine Geschichte entwickeln kann, sind oft Strukturierungshilfen nötig; manche Kinder müssen bereits bei der Figurenwahl eingegrenzt werden. Legt ein Kind wahllos alle vorhandenen Handpuppen zum Spielen bereit, erkundige ich mich nach Haupt- und Nebenrollen. Eine große Zahl gewählter Figuren kann spiegeln, wie komplex die Lebenssituation eines Kindes ist. Die Handpuppen zu sortieren kann dem Kind Orientierung bieten.

Ayla, sechs Jahre alt, kann schwer in ein Rollenspiel hineinfinden. Vor ihr liegt eine große Zahl von Figuren; sie kann sich nicht entscheiden, mit welcher sie beginnen soll. Gemeinsam sortieren wir die Figuren nach Wichtigkeit. Dabei interessiere ich mich auch dafür, in welcher Beziehung sie zueinander stehen.

Ayla scheint es wichtig zu sein, Generationsgrenzen zu markieren: Einigen Puppen wird ein sehr hohes Alter zugeschrieben, das ich jeweils zum Namen notieren soll. Aylas Mutter wirkt noch sehr jugendlich; ihre

Beziehungen zu Männern sind für Ayla unüberschaubar. Mit zwei früheren Partnern kommt es häufig zu Auseinandersetzungen; der jetzige Freund wendet sich Ayla versorgend zu.

Am Ende unserer Sortierarbeit haben sich Hauptrollen herauskristallisiert; der Rest der Puppen kann weggepackt werden: Die wichtigste Figur ist Prinzessin Lisa, 22 Jahre alt. Der böse rote Teufelmann (79) will die Prinzessin einsperren; ein Krokodil namens »Rotmaul« (22) will sie verschlingen. Die Hexe »Teufelspartner« (77) ist mit dem Teufel zusammen; zu ihnen gehört auch noch der Zwerg der Bösen (81). Eine neugierige Qualle (10) und eine »Pieppiepmaus« (9) möchten wissen, »was da immer los ist«. Aus der Kinderperspektive verfolgen sie, wie ein »Prinzessinnenhelferfrosch« (9) in die Geschichte eingreift.

Rollen und Handlungsbogen festzulegen bringt Ruhe in das Spielgeschehen. Während mehrerer Stunden entsteht eine Handpuppengeschichte, die der Mutter anschließend vorgeführt werden soll.

Beginnen Kinder ein Handpuppenspiel, das nicht durch Vorgaben strukturiert ist, entstehen meist abgerissene Handlungsabfolgen mit vielen Puppen, in denen kaum kohärente Erzählstrukturen aufzufinden sind. Um zu einem anderen Umgang anzuregen, lässt sich die Puppenzahl begrenzen; Handlungsverlauf und Rollenbesetzung können vorab geklärt werden.

Um Kindern möglichst große Freiheit zur Entfaltung von Themen zu geben, verzichte ich beim Puppentheater zunächst auf strukturierende Maßnahmen. Wenn Kinder mir etwas vorführen wollen, lasse ich sie sich erst einmal ausspielen. Anschließend bitte ich das Kind, die ihm wichtigste Geschichte noch einmal herauszugreifen und in langsamerem Tempo vorzuspielen. Ein Angebot, Fotos zu machen und eine Kurzfassung der Geschichte zu notieren, wirkt entschleunigend. Die Interventionen reichen aus, um die Handlung auf ihre wesentlichen Stränge einzugrenzen. Im Unterschied zu den angespielten Szenen zu Beginn können die Geschichten zu Ende gebracht werden.

Zeigen die Geschichten bereits bei der ersten Aufführung ein repetitives Muster, aus dem der Kern einer Handlung zu ersehen ist, verzichte ich auf die Aufforderung zum erneuten Vorspielen. Wie bei Svens Geschichte des Teufels, der allseits auf Ablehnung trifft, lässt sich sofort mit einer Umdeutung intervenieren. Bewusst inszeniert wird anschließend die Variante der Handlung, die eine Lösung enthält: in Svens Fall die Geschichte des Teufels, der nach dem Verbergen seiner Hörner neue Erfahrungen machen kann.

Oft wünschen Kinder, dass ich ihnen nach ihrer Aufführung auch ein Stück vorspiele. Ähnlich der Technik des wechselseitigen Geschichtenerzählens nach Richard Gardner (1971) lässt sich das Stück des Kindes noch einmal aufgreifen und in kleinen Nuancen neu spielen, sodass sich eine Möglichkeit zum Reframing ergibt.[17]

Eine andere Variante besteht darin, die eigene Aufführung im Sinne eines Reflecting Teams zu nutzen. Bezogen auf Svens Geschichte könnte ein Spiel etwa so starten:

> »Hast du gehört, was da eben los war? Also mich hat das total geärgert, wie die mit dem Teufel umgegangen sind.«
>
> »Wieso, der ist doch auch schlimm, wenn der schon auftaucht mit seinen Hörnern!«
>
> »Ich glaub', du hast gar nicht richtig hingeguckt ...«

6.4 Überblick: Rollenspiel mit Handpuppen

Nutzung von Handpuppen in Live-Rollenspielen:
- Vergrößerung der Rollenvielfalt, Erweiterung der Dyade
- Wertschätzende Kommentierung der Begegnung mit Dritten
- Delegation von Problemanteilen an Handpuppen
- Auslagerung von Täterrollen

Besondere Möglichkeiten im Rollenspiel mit Handpuppen:
- Nutzung des Abstands zur Puppe bei schwierigen Themen
- Attribuierung von Qualitäten an die Puppe durch die Therapeutin
- Erweiterung des Rollenrepertoires durch Anregung zum Puppentausch
- Identifikation mit Veränderungsaspekten durch Ansprechen des Kindes in der Rolle der Puppe

Besonderheiten bei Aufführungen mit Handpuppen:
- Strukturierungshilfen durch Begrenzung der Zahl der Handpuppen und Herausarbeiten einer zentralen Handlung
- Veränderungsimpulse durch Kommentare zum Spielgeschehen
- Neue Akzentuierung von Geschichten bei wechselseitigem Vorspielen
- Bezug auf die Geschichte des Kindes in Form eines »Reflecting Teams«

---

17 Im Unterschied zu Gardner, der zum Abschluss mit dem Kind herausarbeitet, was es aus der Geschichte lernen kann, lasse ich Geschichten lieber für sich wirken.

7 Narrative Therapie mit kreativen Medien

Malen und Gestalten sind in meiner Praxis keine Hauptmedien; dafür ist der Aufforderungscharakter des Sandspiels zu groß, das Kindern ausgefallenere Ausdrucksformen bietet. Kreative Medien ergänzen jedoch Sand- und Rollenspiel, indem wichtige Szenen aus Geschichten bildlich festhalten werden oder Kinder nach emotional dichtem Erleben Entspannung suchen. Umgekehrt nutzen manche Kinder die vertraute Aktivität des Zeichnens, bevor sie sich an freies Spiel heranwagen. Besteht eine besondere Affinität zu kreativem Gestalten, kann auch ein gesamter Prozess auf kunsttherapeutischer Ebene erfolgen.

In den folgenden Kapiteln stelle ich vor, wie sich kreative Medien in eine narrative Spieltherapie integrieren lassen. Dabei unterscheide ich zwei Anwendungsformen: freies Malen und Gestalten, bei dem Kinder ihren eigenen Themen folgen, und kreative Methoden der lösungsorientierten Kindertherapie, mit denen Probleme in strukturierter Form bearbeitet werden können.

7.1 Freies Malen in der narrativen Kindertherapie

Wie im Spiel drücken Kinder auch in Bildern aus, was sie beschäftigt. Während Spiel durch seine Handlungskomponente im Fluss bleibt, entstehen beim Malen Produkte, die vor allem zu Therapiebeginn Problemaspekte abbilden. Einen Therapieansatz, der auf die Verflüssigung von Symptomen ausgerichtet ist, stellt dies vor besondere Herausforderungen.

Neben ihrem Objektcharakter sind Bilder jedoch auch Träger von Kommunikation und Erzählmöglichkeiten; sie richten sich an die Therapeutin, der sich das Kind mit seinen Anliegen anvertraut. Wie ich mit einem Bild verfahre, hängt von seinem Inhalt ab. Ressourcenbilder oder Bilder, in denen ein Kind sich mit schützenden Symbolen umgibt, bedürfen keiner Veränderung und sollten wirken können:

> *Jasmin,* nach einer strittigen Trennung ihrer Eltern zurzeit in einer unsicheren Lebenssituation, malt sich unter einem Regenbogen. Seine

> Farben trägt sie in dicken Schichten auf. Der Regenbogen bietet eine stabile Schutzschicht: Außerhalb des Bogens regnet es, bei ihr scheint die Sonne.

Werden dagegen Problemaspekte abgebildet, versuche ich, Veränderungen anzuregen. Problemdarstellungen nutze ich als Ausgangspunkt für Geschichten, die über das Ursprungsbild hinausweisen. Möglich sind Fortsetzungen im Spiel oder in Bildergeschichten; auch im Bild selbst können Überarbeitungen vorgenommen werden.

Um die Bedeutung für das Kind zu erfassen, lasse ich mir zunächst beschreiben, was auf einem Bild passiert. Häufig enthalten Geschichten zu einem Bild bereits Hinweise auf mögliche Lösungen. Sie können auch Lebensumstände thematisieren, die auf Realitätsebene zur Veränderung anstehen:

> *Kerstin,* acht Jahre alt, malt eine große Blume mit hängendem Kopf, die allein auf einer Wiese steht. Anschließend möchte sie eine kleine Blume malen, findet für sie aber keinen guten Platz. Nach langem Überlegen malt sie die kleine Blume direkt neben die große.
>
> Beim Erzählen gibt Kerstin der ersten Blume den Vornamen des Großvaters: »der alte Dieter«. Im Dialog mit der kleinen Blume wird deutlich, dass »der alte Dieter« sie gern dicht bei sich hat. Der kleinen Blume geht es damit nicht gut. Sie möchte ihn zwar auch manchmal besuchen, aber nicht dort festgewachsen sein.
>
> Kerstins Geschichte endet mit der glücklichen Fügung, dass die Blume durch Zauberkraft laufen lernt. Wir schneiden sie aus und kleben sie auf eine Pappe; sie kann auf der Wiese herumlaufen, wohin sie will. Parallel bespreche ich mit den Eltern die zu hohe Verantwortung für den Großvater, die Kerstin nach dem Tod der Oma übernommen hat.

Erschrickt ein Kind vor einer Zeichnung, die es zu Papier gebracht hat, sorge ich dafür, dass sie nicht unverändert stehen bleibt. In der Traumatherapie finden sich Anregungen, wie bedrohliche Bilder sicher gerahmt werden können (Reddemann 2001). Viele Zeichnungen verlieren einen Teil ihres Schreckens, wenn ihnen Alltagssymbole gegenübergestellt werden. Bilder können zusammengefaltet, zerknüllt oder in einen Karton gepackt werden; sie lassen sich auch mit dem Bild einer Hilfsfigur überkleben, sodass man sie nicht mehr ansehen muss. Zu einem späteren Zeitpunkt kann das Deckblatt abgelöst und mit dem Bild weitergearbeitet werden, wenn dies therapeutisch sinnvoll erscheint.

In Bilder lassen sich auch nachträglich schützende Symbole einfügen:

> *Anna,* mit sechs Jahren stark entwicklungsverzögert, bekommt beim Malen große Angst: Draußen zieht ein Gewitter vorbei; gerade hat es heftig gedonnert.
>
> Um die Angst handhaben zu können, schlage ich vor, das Gewitter zu malen. Anna lässt einen Blitz auf das Mädchen heruntergehen, das auf einem Pferd durch ihr Bild reitet. Anschließend holen wir einen Schutzengel hervor, den Anna für gefährliche Situationen gemalt und ausgeschnitten hat. Sie legt ihn zwischen den Blitz und das Mädchen: Jetzt ist es vor dem Gewitter geschützt.

Analog zum Spiel, bei dem mit Verhalten experimentiert werden kann, erlauben kreative Verfahren ein Erproben neuer Ausdrucksformen. Beim Zeichnen ist es möglich, sich Raum zu nehmen, inneren Impulsen zu folgen, sich mit einer kräftigen Strichführung deutlich zu artikulieren. Therapeutische Veränderungen vollziehen sich in diesem Prozess nicht nur auf thematischer Ebene, sondern auch auf Ebene der Gestaltung. Nimmt sich ein Kind beim Zeichnen sehr zurück, schlage ich Techniken vor, die Perfektionsbedürfnisse unterlaufen und einen spontaneren Ausdruck fördern: Klecks- oder Schnörkelbilder; Faltbilder, bei denen die Körperteile einer Figur nicht zusammenpassen, oder großflächiges Malen mit Fingerfarben:

> *Carmen,* sechs Jahre alt, verbindet mit den Gewalterlebnissen in ihrer Herkunftsfamilie die Farben Schwarz und Braun. In ihren Bildern bemüht sie sich darum, »schön« zu malen und dunkle Farben zu vermeiden. Um einen freieren Ausdruck zu ermöglichen, ermuntere ich zu Farbexperimenten auf dem Fußboden. Auf ein großflächig ausgerolltes Papier schleudern wir Farbspritzer, bis die Fläche bedeckt ist.
>
> Während der Arbeit findet auf der Ebene von Farben ein Reframing statt. Carmen fällt auf, dass helle Farben neben dunklen mehr zu leuchten scheinen. Da die verwendete Farbe nach dem Trocknen übermalt werden kann, macht sie noch eine zweite Erfahrung: Auf einer Fläche, die vorher schwarz war, können helle Punkte entstehen.

In der Arbeit mit kreativen Medien lässt sich der Umstand nutzen, dass »äußere« und »innere« Bilder gleichzeitig neu gestaltet werden. Jeder Veränderung eines nach außen gebrachten Bildes folgt eine Veränderung des Bildes, das ein Kind von sich und seiner Beziehung zu anderen hat. Die Kunsttherapie stellt eine Fülle interessanter Methoden bereit, Bilder zu transformieren; Ursprungsmotive können unter anderem mit Transparentpapier schrittweise verändert werden, bis sich ein Perspektivwechsel vollzogen hat.[18] Wie sich Kunsttherapie und systemische Konzepte an dieser Stelle verbinden lassen, ist aus meiner Sicht erst ansatzweise erschlossen.

Statt Veränderungen im Ausgangsbild selbst vorzunehmen, werden ihm in vielen Konzepten weitere Bilder zur Seite gestellt. Im Folgenden stelle ich eine Auswahl kreativer Verfahren vor, die in einer vorgegebenen Struktur leicht durchzuführen sind. Anschließend gehe ich darauf ein, wie sie ein vom Kind initiiertes, narratives Vorgehen ergänzen können.

7.2 Veränderung von Selbstbildern in der Arbeit mit Ego-States

Zu Beginn einer Therapie ist die Aufmerksamkeit von Kindern meist auf Probleme gerichtet, die sie in die Therapie geführt haben. In einer internalisierenden Beschreibung werden Symptome der eigenen Person zugerechnet; oft besteht eine Überassoziation mit belastenden Erlebnissen. Ego-State-Ansätze versuchen deshalb zunächst, Selbstbilder zu differenzieren und vom Problem abzulösen.

Woltemade Hartmann arbeitet dabei mit Bildern und Collagen[19]. Zunächst fordert er dazu auf, sich ohne das Problem zu zeichnen (*normales Selbst*). Die Formulierung impliziert, dass es einen Zustand jenseits des Problems gibt – zu Therapiebeginn kein selbstverständlicher Gedanke. Es folgen Bilder des *Problemselbsts* und des *Zukunftsselbsts,* bei dem das Kind imaginieren kann, wie es ihm nach der Auflösung des Problems geht. Weitere Collagen beschäftigen sich mit Bildern des therapeutischen Prozesses, von Ressourcen, alltagsbezogenen Veränderungen, Zukunftsplänen und Zielen.

18 Nach Prof. Dr. Constanze Schulze: Suchen – Sichten – Sichern fantastischer Bildgeschichten: Integration narrativer und kunsttherapeutischer Methoden in der systemisch familientherapeutischen Arbeit. Workshop auf der DGSF-Jahrestagung 2008, Essen, 12.9.2008.

19 Nach Woltemade Hartmann: Das traumatisierte Selbst in hypnotischer Ego-State-Therapie mit Kindern. Workshop auf der 4. Kindertagung der Milton Erickson Gesellschaft für klinische Hypnose, Heidelberg, 22.2.2002.

Manfred Vogt-Hillmann (1999) geht bei der »Maskentechnik« ähnlich vor, indem er die Idee des »Gesichts hinter der Maske« aufgreift (a. a. O., S. 17). Gezeichnet wird zuerst ein *Therapie-Anlass-Gesicht*, danach das *eigentliche-Gesicht*, das ein Kind jenseits des Problemkontexts zeigt. Anschließend kann auf zwei Arten weitergearbeitet werden: mit einem *Ressource-Gesicht* oder dem *eigentlich-wahren-Gesicht*, mit dem bisher nicht benannte Themen fokussiert werden können.

Sind Kinder stark mit negativ konnotierten Teilen der eigenen Person identifiziert, arbeite ich mit Selbstbildnissen nach der Methode des »inneren Teams«:

Markus, zehn Jahre alt und um seine psychisch erkrankte Mutter besorgt, neigt in der Schule zu Ausbrüchen, die einen weiteren Besuch der Regelschule gefährden. Sein Selbstbild ist sehr an das Erleben seines »Ausrastens« geknüpft. Er externalisiert es in der Figur des »Durchgeknallten«, der allseits auf Ablehnung stößt. Um seinem Selbstbild andere Facetten hinzuzufügen, machen wir uns auf die Suche nach verborgenen Persönlichkeitsanteilen. Zum »Durchgeknallten« gesellen sich nach längerem Nachdenken

- der »Bekloppte«, der gern ausgefallene und lustige Dinge tut,
- der »Taubstumme«, der am liebsten eine Taucherglocke auf dem Kopf hätte, um von allem um sich herum nichts mitzubekommen,
- der »Liebenswerte«, der anderen helfen möchte,
- der »Gelangweilte«, der zu nichts Lust hat und den ganzen Tag im Bett bleiben will, und
- ein »singender Pantomime«, der Musik mag und Theater spielt.

Als die Figuren ausgebreitet auf dem Boden liegen, überlegen wir, was jede von ihnen für Markus tut und wie sie miteinander interagieren. Dabei zeigt sich die wichtige Rolle, die der »Durchgeknallte« in Markus' innerem Team spielt: Dem »Gelangweilten« hilft er dabei, sich lebendiger zu fühlen; der »Liebenswerte« holt ihn zur Unterstützung, wenn er bei Konflikten nicht mehr weiter weiß.

Für Markus steht fest, dass er mehr Zugang zu seinem »singenden Pantomimen« bekommen möchte. In Rollenspielen experimentieren wir damit, ihn statt des »Durchgeknallten« Konflikte lösen zu lassen; bald darauf ist dies auch in der Schule zu spüren. Auch in der Therapie lerne ich diese Seite an Markus näher kennen: Während er ausdauernd mit Ton arbeitet, singt er fröhlich vor sich hin.

7.3 Externalisierung in der Arbeit mit Cartoons

Meine Lieblings-Zeichenmethode ist die Cartoontherapie (Vogt-Hillmann 1999), bei der eine Problemfigur im Verlauf einer Bildergeschichte verwandelt wird. Um dies zu erreichen, trifft sich das Kind mit einer Hilfsfigur an einem sicheren Ort; dort überlegen die beiden, welches Geschenk das »Problemmonster« freundlicher stimmen könnte. Wenn das Geschenk von der Hilfsfigur überreicht worden ist, verändert sich die Problemfigur – und anschließend auch das Kind:

Leo, neun Jahre alt, zeigt zu Hause zwanghafte Verhaltenszüge, indem er Gegenstände in festen Reihen anordnet. Im Kontakt zu Mitschülern reagiert er aggressiv, da er ihr Verhalten fehlinterpretiert und sich angegriffen fühlt. In der Therapie möchte sich Leo zuerst von seinen Ängsten befreien; dazu arbeiten wir mit der Cartoontherapie.

Bei der Externalisierung des Problems hilft Leo ein körperlicher Zugang; er spürt die Angst in verschiedenen Teilen des Körpers. Entsprechend zeichnet er eine ganze Mannschaft von »Angsthackern«, die in seinem Inneren in Aktion treten. »Angsthacker« hacken in sein Gehirn, sodass er nicht mehr klar denken kann; sie hindern ihn, zu schlucken, hacken in seinen Magen und sein Herz (Abb. 21).

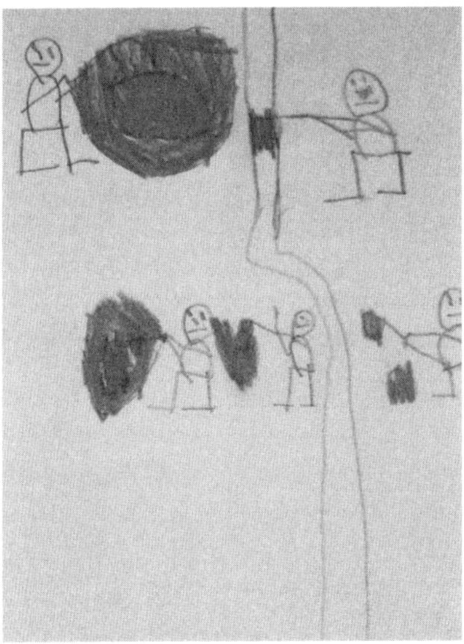

Abb. 21: Die Angsthacker

Zum Glück kennt Leo einen Powerranger, der sich mit Ängsten auskennt. Seine Mutter kann Zaubertränke brauen, durch die man sich beruhigt. Als die »Angsthacker« den Zaubertrank probieren, verändern sie sich grundlegend. Sie werfen ihre Hacken ins Feuer; einer von ihnen hält Leos Herz in seiner Hand. Die »Angsthacker« haben auch ihren Namen geändert: Sie heißen jetzt »Starkmacher«.

Im Verlauf eines Cartoons können auch Themen auftauchen, die in konkreter Form in der Familie zu verhandeln sind. Statt den Cartoon zu Ende zu führen, kann es sinnvoll sein, die Symbolebene zu verlassen:

Nach der Angst wendet sich Leo seinen Wutausbrüchen zu. Er externalisiert sie als Bombe; eine Hilfsfigur müsste die Lunte durchschneiden, bevor sie explodiert. An dieser Stelle frage ich Leo, was das für seinen Alltag bedeuten würde. Er erwidert: »Reden!« In das zweite Bild malt er sich selbst mit einer Sprechblase, in der er zu reden beginnt (Abb. 22). Anschließend diktiert er mir eine Liste von Veränderungen, die er sich von seinen Eltern wünscht:

»Nicht jeden Tag sagen: ›Meine Güte, jeden Tag ist irgendwas‹, sondern auch mal fragen, ›was war gut‹. Schule ist Schule und jetzt ist jetzt! Es muss nicht immer ein Sternchen sein in Verhalten *und* Lernen *und* Hausaufgaben – Spaß haben und Teamwork statt den ersten Platz!«

Den Eltern wird deutlich, wie stark ihr Bild von Leo durch die Angst vor möglichen Beschwerden aus der Schule getrübt war. Sie sind beeindruckt von der Klarheit, mit der er seine Anliegen formuliert. Im Therapieverlauf gelingt es ihnen zunehmend, die Stärken ihres Sohnes wahrzunehmen. Die zwanghaften Verhaltensweisen bilden sich zurück.

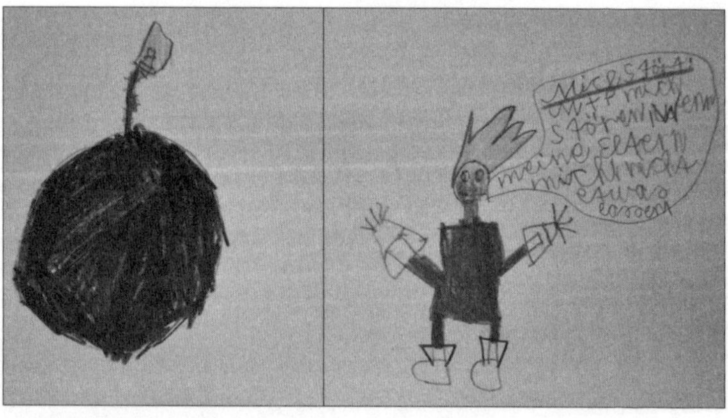

Abb. 22: Mich stört ...

7.4 Die Überwindung von Hindernissen im »Ressourcenbrettspiel«

Viel Spaß macht Kindern die Anfertigung eines Spiels, das sie mit ihren Ressourcen in Verbindung bringt. Auf einem großen Blatt entsteht zuerst ein Spielfeld, das – wie bei vielen Brettspielen – den Weg zu einem Ziel zeigt. Auf den Spielplan zeichnet das Kind ein persönlich wichtiges Ziel, das es erreichen möchte, die mit Würfelfeldern versehene Strecke vom Start zum Ziel und eine Hilfsfigur, die es auf seinem Weg unterstützen kann. Anschließend malt es drei[20] Hindernisse ein, die unterwegs zu überwinden sind. Hierbei helfen jeweils »Ressourcenkarten«, die passend zu den Hindernissen gestaltet werden und im Spielverlauf erwürfelt werden müssen: Kommt man an ein Hindernis, kann man nur weitergehen, wenn man die auf der Ressourcenkarte vermerkte Augenzahl erreicht. Gespielt wird das Spiel gemeinsam als Würfelspiel, zunächst in der Therapie und später oft auch im Kreis der Familie.

Die Spielidee von Mills und Crowley (1998) hilft dabei, sich eigene Ressourcen zu vergegenwärtigen und Probleme symbolisch zu bewältigen. Mills und Crowley nutzen den Spielablauf zum Einstreuen bestärkender Suggestionen; Hindernisse und Ressourcen werden nicht interpretiert. »Welche inneren Qualitäten auch immer durch die verschiedenen Spielteile symbolisiert« werden, bleibt »privates, unbewusstes Wissen« des Kindes (a. a. O, S. 227).

Kinder, die konkrete Alltagsziele vor Augen haben, setzen sich im Spiel auch realitätsnah mit ihrer Lebenssituation auseinander; Hindernisse und gewünschte Veränderungen werden von ihnen erst nachträglich symbolisiert. Das Malen hilft dabei, Lösungsideen zu visualisieren und zu verankern.

Vor dem Wechsel auf die weiterführende Schule wünscht sich Leo, dort leichter Freundschaften zu schließen, als es ihm bisher gelungen ist. Im Ressourcenbrettspiel reflektiert er, welche »Fallen« ihm dabei begegnen könnten: Er befürchtet, sich erneut provozieren zu lassen; hierfür wählt er das Hindernis »Angreifer«. Bisher ist ihm schwergefallen, andere Kinder anzusprechen; als Hindernis malt er eine »Wand«, die ihn von

20 Soweit der Vorschlag von Mills und Crowley – Kinder wandeln diese Vorgabe beim Zeichnen oft auch ab, fügen weitere Hindernisse hinzu, erfinden Umwege und Abkürzungen, um zum Ziel zu gelangen.

anderen Kindern trennt. Bei Schwierigkeiten könnte er denken, es sei alles wieder so wie früher; das dritte Hindernis zeigt ein Karussell, das ihn in die Vergangenheit zurückdreht.

Anschließend malt Leo seine Ressourcenkarten: Dem Hindernis »Angreifer« begegnet er mit einem »Schutzei«, das ihn von Provokationen abschirmt. Die Wand seiner Schüchternheit überwindet er durch die Erinnerung an einen Freund, mit dem er auf seiner Ressourcenkarte über eine Mauer blickt. Auf dem Karussell hilft ihm ein Kompass, im richtigen Moment Richtung Zukunft abzuspringen. (Abb. 23a-c)

Sein Spiel nennt Leo »Neustart«.

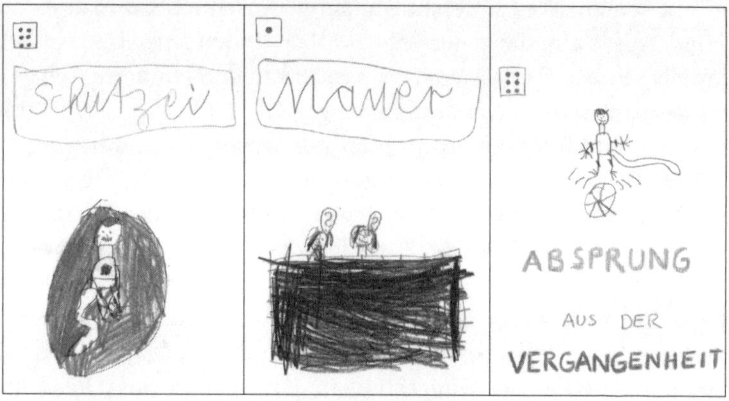

Abb. 23a–c

7.5 Timeline-Arbeit und die Visualisierung von Veränderungen

Kreative Methoden lassen sich auch nutzen, um Veränderungen im Zeitverlauf aus einer Außenperspektive zu betrachten. Lebenskurven visualisieren Höhen und Tiefen im Lebenslauf; (selbst gestaltete) Symbole für wichtige Lebensereignisse können der gemalten Kurve hinzugefügt werden. Dies ist auch möglich, wenn Lebenslinien wie im Lebensfluss-Modell (Nemetschek 2007) mit Seilen auf den Boden gelegt werden.

Gestalten Eltern und Kinder gemeinsam eine Lebenskurve, können sie sich über den Entstehungskontext von Problemen verständigen. Die Arbeit an Lebenslinien kann dabei helfen, Verluste zu bewältigen und Trauerarbeit zu leisten. Für Kinder, die Gewalterfahrungen ausgesetzt waren, kann es sehr wichtig sein, solche Erlebnisse durch deutliche Markierungen von geschützteren Lebensphasen abzugrenzen. Glücksmomente im Lebenslauf können aufgespürt und gemalt werden.

Der Vorteil einer Timeline-Arbeit auf dem Boden besteht darin, Positionen in Vergangenheit und Zukunft räumlich einnehmen zu können (Schindler 1995). In der Vergangenheit kann nach Ressourcen gesucht werden, die geholfen haben, Krisen zu überstehen; von einem Platz in der Zukunft aus ist ein »Rückblick« darauf möglich, wie ein aktuelles Problem bewältigt werden konnte. Kreatives Gestalten hilft dabei, solche Ressourcen intensiver zu verankern.

Auch Bilderfolgen arbeiten mit der Imagination einer problemfreien Zukunft. Die »Drei-Zustands-Bilder« (Mills und Crowley 1998) beginnen mit der Skizzierung eines Problems; es folgt ein Bild davon, »wenn alles gut wäre«. Das dritte Bild zeigt den ersten Schritt, der zu diesem Zustand führen könnte. »Drei-Zustands-Bilder« sind gut einsetzbar, um sich in Familiengesprächen über Ziele zu verständigen; in Therapiegruppen regen sie Lösungsideen an.

> »Melanie, die sich seit langer Zeit nicht allein aus dem Haus gewagt hat, malt ihr erstes Bild (Problem) in Schwarz-weiß: Sie steht im Haus und blickt traurig nach draußen. Das zweite Bild (Lösung) zeigt sie in Farbe unter einem Baum beim Spiel mit anderen Kindern. Auf dem dritten Bild (erster Schritt zur Lösung) zeigt sie, wie sie dorthin kommt: Sie hat das Haus verlassen und geht die Treppe hinunter. Melanie gelingt es noch während der Gruppendauer, diesen Schritt auch wirklich zu tun.« (Brächter u. Fleming 2009, S. 116)

Übergänge vom Problem zur Lösung können auch mithilfe von Fotos oder Bildkarten gestaltet werden. Aus einem Angebot von Motiven werden dabei zwei Karten ausgewählt: die erste für einen Zustand, den ein Kind hinter sich lassen möchte; die zweite für einen Zustand, den es sich wünscht. An den linken und rechten Rand eines Blattes gelegt, entsteht zwischen den Bildern ein Raum, der vom Kind bearbeitet werden kann:

> *Tobias,* zwölf Jahre alt, wählt für den Zustand, den er hinter sich lassen möchte, ein Boot, das im Dunkeln am Ufer eines Kanals liegt. Als Wunschbild wählt er eine wesentlich hellere Karte: Sie zeigt einen Bergsee, an dem er mit seiner Familie gern picknicken würde. Während des Malens entsteht eine schwarze Gestalt, die auf der Vergangenheitsseite des Bildes einen Schatten auf das Boot wirft.

Tobias ist über eine Kindheitstraumatisierung seiner Mutter informiert, deren Umstände für ihn im Dunkeln bleiben. Die schwarze Gestalt weist darauf hin, dass hier noch nicht alles ans Licht gekommen ist. Bei der Gestaltung des Übergangs wendet sich Tobias der Bildseite zu, die in seinem Einflussbereich liegt: Vom Kegel einer Lampe wird sie in helles Licht getaucht. Tobias richtet ihren Kegel nicht auf Themen der Vergangenheit, sondern auf seine Zukunft: Die Umgebung des Bergsees ist freundlich und hell.

Veränderungen zeigen sich in Art und Größe, in der ein externalisiertes Problem dargestellt wird. Zieht sich eine hierfür gefundene Gestalt durch den Therapieverlauf, sind an ihr Entwicklungsschritte gut erkennbar. Verkleinerungstechniken können dabei helfen, Abstand zum Problem zu gewinnen. Ein Spiel mit Größe und Perspektiven kann verfestigte Bilder in Bewegung bringen:

Luca, elf Jahre alt, ist verzweifelt, weil er bei Klassenarbeiten blockiert ist; in der letzten Zeit holen ihn zwanghafte Versagensgedanken sogar bei den Hausaufgaben ein. Er malt sie als grünes Monster; es sagt ihm, dass er nichts schaffen wird. In einem Cartoon gelingt es vorübergehend, das Monster zu verwandeln. Beim Abschlussbild bricht Lucas Stimmung jedoch wieder ein: Als er sich dem Monster gegenüber zeichnet, gerät es größer als er selbst. Wieder fühlt sich Luca machtlos und unterlegen; er befürchtet, dass ihn das Monster nie in Ruhe lassen wird.

Ich reframe die Situation aus der Sicht des Monsters: So groß, wie es ist, muss es ihm in Lucas Kopf viel zu eng gewesen sein. Luca ist irritiert über diesen Wechsel der Perspektive; aus Sicht des Monsters hat er das Ganze noch nie betrachtet. An die Stelle der Verzweiflung tritt Neugier, diesen Teil des eigenen Erlebens besser kennenzulernen.

Zur nächsten Stunde erscheint Luca erneut wütend und traurig; die Zwangssymptome haben ihn noch immer im Griff. Dem Wunsch, das Monster endlich los zu sein und es weit wegzuschicken, komme ich mit einer Verkleinerungsimagination entgegen. In einer Trance sieht Luca, wie sein Monster immer kleiner wird, bis es schließlich in eine Streichholzschachtel passt. In eigenen Bildern imaginiert er anschließend, wie er die Schachtel in einen Bach wirft. Sie treibt in einen Fluss und von dort ins Meer; nach langer Reise wird sie an eine Insel gespült. Das Monster steigt aus und beginnt, Urlaub zu machen.

In Lebensgröße baut Luca ein grünes Monster aus Stoff und Kissen, das ihm bei Anspannung Rückzug bietet. Entstanden ist es noch, weil er das Monster verprügeln wollte; nach Reflexion in der Therapie malt er ihm eine neue Botschaft auf: »Fehler sind erlaubt!«

Nach und nach bilden sich die Symptome zurück; mit Situationen, die ihn früher zur Verzweiflung gebracht hätten, lernt Luca gelassener umzugehen. Als ihn Kopfschmerzen am Lernen hindern, enttarnt er sie als »Arbeiter der Grünen Monster GmbH und Co. KG«. Statt sich von ihnen auf den Kopf hämmern zu lassen, schickt er sie in den Streik. In Hawaii-Hemd und Sonnenbrille, Drink und Burger in der Hand, zeichnet er einen von ihnen entspannt auf der Sonnenliege (Abb. 24).

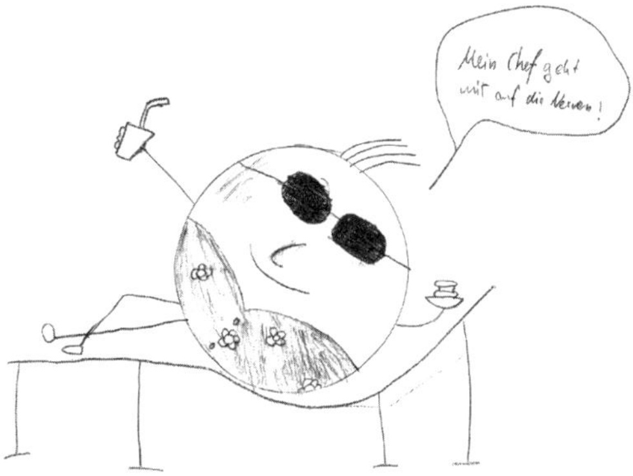

Abb. 24: Arbeiter der Grünen Monster GmbH & Co. KG im Streik

7.6 Besonderheiten bei der Arbeit mit Ton

Ton gilt als Medium, das regressive Tendenzen fördert und einen besonderen Zugang zu unbewussten Prozessen eröffnet; gleichzeitig stellt seine Handhabung Kinder oft vor gestalterische Probleme. Besonderheiten im Gestaltungsprozess, wie Teile, die nicht gelingen wollen, entstehen dabei nicht zufällig: Selbstskulpturen aus Ton ergeben nicht selten ein »übereinstimmende(s) Bild von Patient und Figur« (Kirchmann 1980, S. 58).

Gemäß ihrer Grundprämissen grenzt sich eine systemisch orientierte Verwendung kreativer Medien an dieser Stelle von einer Problemaufarbeitung ab. Steht eine Figur beispielsweise auf zerbrechlichen Beinen, werden Analogien zur Persönlichkeit des Kindes nicht in den Fokus gerückt. Im Gegensatz zu problemzentriert »aufdeckenden« Konzepten nutze ich gestalterische Medien vielmehr, um Kinder aus Problemzuständen herauszuführen. Gerät ein Kind an künstlerische Grenzen, bin ich gern bereit, ihm zur Seite zu stehen und dabei zu helfen, dass sein Werk gelingt.

Noch stärker als beim Malen geraten Kinder beim Tonen in einen Trancezustand, in dem sie für Suggestionen besonders offen sind; bestärkende Kommentare zur entstehenden Figur beziehen sie auf sich. Da sich Kinder innerlich oft tief mit dem Gebauten verbinden, bietet sich Ton an, um Ressourcensymbole wie Hilfsfiguren oder Krafttiere zu gestalten. Gern bauen Kinder sichere Orte wie Inseln oder Burgen; daneben entstehen Gegenstände, die ein Kind faszinieren und von denen es Eigenschaften entleihen kann.

> *Jakob* interessiert sich sehr für die Baumaschinen, die er auf dem Nachbargrundstück beobachten kann. Beim Formen eines Baggers aus Ton erzählt er mir von der Hydraulik, die ein Bagger zum Bewegen seiner Schaufeln nutzt. Wir sprechen darüber, dass eine solche Form der Kraftübertragung auch für Jakob nützlich wäre, um in der Schule seine Konzentration auf den Lernstoff zu richten. Er findet selbst einen Knopf über dem Handgelenk, mit dem er seine »Hydraulik« einschalten kann.
>
> In den Wochen danach berichtet die Lehrerin, dass Jakob dem Unterricht besser folgt; ihr ist aufgefallen, dass er sich öfter mit dem Finger auf den Arm drückt.

Ton bietet sich auch an, um etwas zu erschaffen, was man in früheren Zeiten gebraucht hätte und sich jetzt symbolisch selbst geben kann. Kinder, die Vernachlässigung erlebt haben, formen oft Körbchen, in denen Hunde gut mit Nahrung und Spielzeug versorgt sind. Kinder, die sich in ihrem Verhalten schwer begrenzen können, umgeben ihre Figuren mit Zäunen, die ihnen einen festen Rahmen bieten. »Schnelle« Kinder formen »langsame« Tiere, die sich – wie Schildkröten – vor zu vielen Eindrücken zurückziehen können.

Gewählte Symbole geben oft gleichzeitig eine Botschaft an die Eltern:

> In Kerstins Leben wurden schon oft Grenzen überschritten: Von Kindern aus der Nachbarschaft wurde sie bedrängt und belästigt; dem Nähebedürfnis des allein lebenden Großvaters kann sie sich aus Mitleid nur schwer entziehen. Auch in ihrer Familie gibt es unklare Grenzen; von den sexuellen Aktivitäten der Eltern bekommt sie mehr mit, als ihr mit acht Jahren gut tut. Aus Ton baut Kerstin getrennte Katzenkörbchen für große und kleine Katzen. An das Körbchen ihrer Stellvertreterkatze schreibt sie ein Schild: »Betreten verboten!«

Werden in der Arbeit mit Ton Probleme externalisiert, ist es aufgrund der starken Identifikationswirkung des Materials empfehlenswert, die Tonskulpturen nicht unbegleitet stehen zu lassen. Einer Angstfigur kann beispielsweise eine Figur zur Seite gestellt werden, die ein gutes Gefühl zum Ausdruck bringt[21]. Mit einer »Wohlfühl-Figur« als Gegenüber verliert die Angst den Charakter einer alles beherrschenden Emotion:

> *Simon* gestaltet seine Angst als Loch, in das er hinabgezogen werden könnte. Anschließend formt er einen Ball, da er sich beim Fußballspielen wohlfühlt. Erstaunt stellt er fest, dass der Ball genau die richtige Größe hat, um das Loch abzudecken: Wenn sich Simon auf seine Ressourcen bezieht, tritt seine Angst zurück.

Wird zusätzlich zu einer Problemfigur ein Ressourcensymbol gestaltet, können die beiden Figuren in ein neues Verhältnis zueinander gesetzt werden. Problemskulpturen können in einer solchen Arbeit mit Raumpositionen eine neue Bedeutung erhalten:

> »Anna, die als Angstfigur einen gefährlichen Hund mit scharfen Zähnen im aufgerissenen Maul gebaut hat, stellt ihn als Wachhund vor das Gelände ihrer zarten, kleinen Wohlfühl-Figur. Eine solche Neuanordnung der Figuren kann die Selbstwahrnehmung eines Kindes entscheidend ändern: In ihrer inneren Repräsentation von Persönlichkeitsanteilen verwandelt sich die Angst in die Bereitschaft, für die eigenen Grenzen einzutreten. Indem sich Anna ihre Aggressionsbereitschaft, bisher aus ihrer Person ausgelagert und gefürchtet, zu eigen macht, verschwindet ihre Angst.« (Brächter u. Fleming 2009, S. 117)

Problemskulpturen können auch in einen neuen Rahmen gestellt werden, ohne eine zweite Tonfigur zu konstruieren. Mithilfe von Bauklötzen, Tüchern und Sandspielfiguren lassen sie sich so aufbauen, dass sie ihre Bedeutung verändern. Das Kind erhält die Aufgabe, für seine Figur einen Platz zu gestalten, an dem es ihm mit ihr gut geht.

> *Konstantin* gibt seiner Impulsivität die Gestalt eines Vulkans, der oft unkontrolliert ausbricht. Im Raum wählt er für ihn einen Platz unter einem Stuhl; mit Tüchern und Kissen gestaltet er darüber einen Berg, der von Tieren bewacht wird. Auf dem Gipfel des Berges stehen Skulp-

---

21 Die Konzepte für die Arbeit mit Problemskulpturen aus Ton habe ich zusammen mit meiner Kollegin Beate Fleming für einen gruppentherapeutischen Kontext entwickelt (Brächter u. Fleming 2009); sie sind aber auch im Rahmen von Einzeltherapie anwendbar.

turen aus wertvollem Metall: Der Vulkan befindet sich im Inneren einer Kupfermine. Dort erfüllt er einen wichtigen Zweck. Seine Energie wird dazu genutzt, das Kupfer an die Oberfläche zu befördern.

Bei der Arbeit mit Ton kann der Zufall zur Hilfe kommen; es können sich Effekte ergeben, die sich für eine Umdeutung nutzen lassen. Hände, die einen Mund bedecken, weil ein Kind Angst hat zu sprechen, lösen sich beim Trocknen ab. Es kann überlegen, was es mit seinen Händen tun könnte, statt sich am Reden zu hindern; sein Mund ist wieder frei.

7.7 Überblick: Kreative Medien

Umgang mit Problembildern beim freien Malen:
- Bild als Ausgangspunkt einer Geschichte nutzen
- (kunsttherapeutische) Veränderungen im Bild selbst vornehmen
- Hinzufügen von Schutz- und Lösungssymbolen

Veränderung negativer Selbstbilder:
- Suche nach weiteren Persönlichkeitsanteilen; Portraits der Mitglieder des »inneren Teams«
- Maskentechnik: Therapie-Anlass-Gesicht, eigentliches-Gesicht und Ressource-Gesicht
- Bilder von Ego-States: normales Selbst, Problemselbst und Zukunftsselbst

Cartoontherapie:
1. Problemfigur
2. Hilfsfigur
3. Sicherer Ort, an dem sich Kind und Hilfsfigur treffen und überlegen, welches Geschenk die Problemfigur freundlicher stimmen könnte
4. Das Geschenk wird von der Hilfsfigur überreicht
5. Die Problemfigur verändert sich
6. Das Kind bemerkt diese Veränderung (in einer Alltagssituation)

Ressourcenbrettspiel:
1. Zeichnung eines Spielplans mit Start und Weg zum Ziel
2. Neben den Start kann eine Hilfsfigur gemalt werden
3. Auf dem Weg werden drei Hindernisse eingezeichnet
4. Für jedes Hindernis wird eine passende Ressourcenkarte gemalt; ihnen werden Würfelzahlen zugeordnet

Drei-Zustands-Bilder:
1. Bild eines Problemzustands
2. Bild eines Zustands, wenn »alles gut« ist
3. Der erste Schritt auf dem Weg zur Lösung

Gestaltung von Übergängen mit Fotos und Bildkarten:
1. Auswahl je einer Karte für Problemzustand und gewünschten Zustand
2. Die Karten werden links und rechts an den Rand eines Blattes gelegt, der Übergangsraum zwischen ihnen wird gestaltet

Visualisierung von Veränderungen:
- Timeline-Arbeit; Suche nach Lösungssymbolen
- Arbeit mit Verkleinerungstechniken (Abstand zum Symptom)

Besonderheiten in der Arbeit mit Ton:
- Nutzung der hohen Identifikationswirkung zur Gestaltung von Ressourcensymbolen
- Reframing von Problemskulpturen: Ergänzung durch Ressourcenskulpturen und/oder Arbeit mit Raumpositionen

8 Methodenkombination im Therapieverlauf

Kinder wechseln im Verlauf der Therapie, oft auch während einzelner Stunden, zwischen verschiedenen therapeutischen Zugangswegen hin und her. In der Regel nutzen sie den Übergang zu einem anderen Medium in selbstregulativer Weise, um Abstand von schwierigen Themen zu gewinnen und Entspannung zu finden. Ich biete Zeichenmaterial an, wenn am Ende einer Stunde noch etwas Zeit für eine Aktivität verbleibt, mit der sich Inhalte vertiefen lassen. Wichtige Etappen einer Spielhandlung werden im Bild noch einmal festgehalten; flüchtige Momente werden dokumentiert. Sind Kinder vom Spielablauf noch sehr aufgewühlt, können sie sich etwas anderem zuwenden, bevor sie nach Hause gehen.

Ein Methodenwechsel lässt sich darüber hinaus auch gezielt vornehmen, wenn ein Kind bei der bisher genutzten Vorgehensweise an seine Grenzen stößt.

8.1 Vom Sandkasten zur Arbeit mit Bildern und Skulpturen

Nicht alle Sandbilder laden dazu ein, Geschichten zu entwickeln. Die Sandspieltheorie beschreibt das Phänomen »leerer« Welten, in denen Figuren aus nur wenigen Kategorien verwendet werden (Mitchell u. Friedman 1997, S. 65). Auf der anderen Seite des Spektrums finden sich vollgestellte Sandkästen, die ebenso wenig eine Entwicklung von Perspektiven zulassen.

Übervolle Sandbilder verstehe ich als Hinweis darauf, dass ein Kind mit dem freien, nicht vorstrukturierten Angebot des Sandspiels überfordert sein kann. Findet es keine Möglichkeit, sein Ausgangsbild produktiv zu verwandeln, ist zu prüfen, ob es von einem strukturierteren therapeutischen Vorgehen eher profitiert. Hilfreich sind in einem solchen Fall methodische Zugangsweisen der lösungsorientierten Kindertherapie.

Thomas' erstes Sandbild kann nur als übervoll charakterisiert werden: Thomas, zehn Jahre alt, verschanzt sich auf einer Schmalseite des Sandkastens hinter einer Mauer aus Holzklötzen; auf der anderen Seite steht ihm eine Übermacht von Angreifern gegenüber. Als Gegner verwendet er zunächst bewaffnete Figuren und wilde Tiere, anschließend so viele Figuren und Gegenstände, dass kein Sand mehr zu sehen ist. In bescheidenerem Umfang rüstet Thomas auch seine eigene Seite auf. Der Sandkasten bietet keinen Spielraum zum Handeln; es ergibt sich keine Veränderungsidee.

Das Sandbild vermittelt den Eindruck, dass Thomas mehr Unterstützung braucht, um sich aus alten Bildern zu lösen. Ich schlage ihm vor, sich der Situation »hinter der Mauer« mit der Cartoontechnik zu nähern; er ist einverstanden.

Im ersten Bild seines Cartoons externalisiert Thomas das Gefühl, anderen wehrlos ausgeliefert zu sein, in Form einer winzigen rosa Gestalt mit unscharfen Konturen. Sie heißt »das Häufchen Elend« (Abb. 25). Ähnlich beeindruckend gerät auch die Hilfsfigur, ein »flitzender Fleck«. Zunächst als kleiner gelber Punkt kaum zu erkennen, malt Thomas ihn ein zweites Mal in Vergrößerung: Hinter einer Lupe winkt einem eine freundliche kleine Gestalt entgegen (Abb. 26).

Abb. 25: Das Häufchen Elend

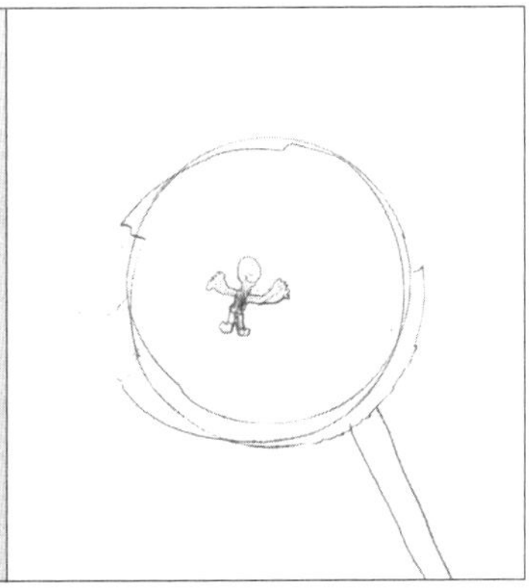

Abb. 26: Der flitzende Fleck

Neben sozialer Ängstlichkeit wurde Thomas aufgrund einer Enuresis vorgestellt; im Cartoon utilisiert er das Symptom des Einnässens, indem er einen gelben Fleck zu seinem Helfer macht.

Auf dem dritten Cartoonbild begegnet Thomas der Hilfsfigur. Zunächst hört er nur ein leises »Plöpp, Plöpp«, das sich ihm nähert. Doch bei jedem Auftreffen auf der Erde wird der »flitzende Fleck« größer, bis schließlich eine kleine Figur vor Thomas steht. Im Inneren der Erde treffen sich die beiden zur Beratung. Sie finden heraus, dass das »elende

Häufchen« jemanden braucht, der ihm bei Auseinandersetzungen zur Seite steht.

Als der »größte und stärkste Mensch der Erde« wieder einmal versucht, das »Häufchen Elend« anzugreifen, schlägt der »flitzende Fleck« zu: Der Gegner bekommt ein paar auf die Nase und andere empfindliche Körperteile. Beeindruckt und erfreut sieht das rosa »Häufchen« zu. Auf dem letzten Bild verwandelt es sich in einen »großen Haufen Mut«.

Von seiner Lehrerin erhält Thomas kurz darauf die Rückmeldung, dass er ihrer Ansicht nach viele Stärken hat, die er nicht zeigt. Wir sprechen darüber, dass es etwas geben muss, wohinter sie verborgen sind. Thomas erfindet die Figur des »dunklen Kraftverbergers«, der ihm im Weg steht. Sie wird zum Ausgangspunkt der nächsten Cartoongeschichte:

Das erste Feld des Cartoons zeigt eine schwarze Figur, die fast die ganze Fläche ausfüllt. Thomas ist verblüfft, als ich anmerke, dass seine Kraft ja riesig sein muss, wenn der »Kraftverberger« solche Ausmaße braucht, um sie zu verdecken.

Die Anregung mündet in die Imagination einer gelben Kraftfabrik, die hinter dem Kraftverberger arbeitet. Rund um die Uhr werden dort kleine gelbe Kraftkugeln produziert. Wenn eine Kugel es schafft, die dunkle Wand zu durchdringen, entsteht ein Pingpongeffekt: Die Kraftkugel teilt und vermehrt sich.

Anschließend baut Thomas aus Ton eine Kraftfabrik mit hohen Schornsteinen. Von dort fliegen gelbe Kugeln durch schwarzes Krepppapier; von einem »guten Geist« werden sie aufgefangen und gesammelt.

Nach diesen lösungsorientierten Interventionen kann sich Thomas dem Sandspiel von einer anderen Position aus zuwenden. Sein nächstes Sandbild mündet in eine ermutigende Geschichte. Hauptfigur ist ein junger Zauberer, der sich – wie Thomas – auf ein »Kraftzentrum« stützen kann.

Die Guten haben ein Kraftzentrum, das einem jungen Zauberer seine Kraft verleiht. Er könnte das Kraftzentrum schützen und unzerstörbar machen, wenn er mehr Erfahrung hätte. Erfahrung bekommt er in der Zaubererschule.

Die großen Zauberer wissen, wie man sich selbst schützen kann; sie brauchen kein Kraftzentrum. Aber der junge Zauberer will schon früh ziemlich stark sein und entwickelt seine eigene Strategie: Er will durch das Kraftzentrum so viel Kraft bekommen, dass er stärker ist als die Großen. Als »treue Begleiter« zaubert er seine Spinnen herbei. Sie können das Kraftzentrum für ihn einwickeln und schützen.

Auf der anderen Seite des Landes liegt das geheime Versteck der »Bösen«. Dort wird ein magischer Stein versteckt. Wenn der Zauberer ihn in die Hände bekommt, kann er einen Zauberspruch auf ihn richten und die Bösen sind besiegt.

Durch eine Kirche auf dem Kraftzentrum wird dort die Zeit angehalten. Die Kraft wird nicht älter, sondern stärker; sie lässt nicht nach. Neben dem Kraftzentrum stehen Nester mit Eiern. Beim nächsten Angriff der Bösen schlüpfen aus ihnen kräftige, große Tiere. Sie leben an einem See, der wegen einer Quelle nie austrocknet.

Die Bösen wollen das Land beherrschen, um böse Dinge zu bauen. Aber dem jungen Zauberer kommt der Wind zur Hilfe, der den Sand wegweht. Kakteen kommen zum Vorschein. Der Zauberer muss nur einen ersten Schritt tun: Er schleudert den Angreifer, einen Riesenhai, von sich weg. Der landet auf den Stacheln, springt hoch und trifft seine Mitkämpfer, die auch auf die Kakteen fliegen. Die Gegner ergreifen die Flucht. Der Zauberer spricht seinen Spruch auf den Stein; das Böse ist vernichtet.

8.2 Vom Bild in den Raum

Formulieren Kinder in der Therapie selbst konkrete Veränderungsanliegen, nutze ich gern kreative Methoden der lösungsorientierten Kindertherapie. Nicht alle Kinder verfügen jedoch über zeichnerische Begabungen, wie sie zum Beispiel die Cartoontechnik voraussetzt. Wie sich in solchen Fällen andere Bearbeitungsweisen integrieren lassen, möchte ich am Beispiel von Marcel vorstellen.

Marcel, zehn Jahre alt, hat zu Therapiebeginn eine lange Mobbingphase hinter sich. Vor dem Wechsel auf die weiterführende Schule wurde er von Mitschülern gequält und beleidigt. Die Lehrerin unterstützte seine Ausgrenzung noch, indem sie von ihm gemalte Bilder zur Kritik freigab. Bedingt durch Wahrnehmungsstörungen verfügt Marcel trotz hoher Intelligenz über ein reduziertes Körperschema; seine Zeichnungen entsprechen der Entwicklungsstufe eines wesentlich jüngeren Kindes.

Bei der Exploration der Vorgeschichte zeigt sich, dass Marcel bei Übergriffen gegen ihn keine Maßnahmen zur Gegenwehr ergriffen hat. Wie unter einen Panzer habe er sich in sein Inneres zurückgezogen. Da er seine passiv erduldende Haltung verändern möchte, schlage ich vor, diesen Aspekt seines bisherigen Verhaltens zu externalisieren.

Auf dem ersten Bild eines Cartoons entsteht dabei das »viel gequälte Wesen«, eine Figur, die in ihren Körperumrissen an eine Stoffpuppe erinnert. Bereits ihr Name deutet darauf hin, dass Marcel mit der Figur keine Externalisierung eines Problemanteils gelungen ist; er versteht sie eher als Selbstportrait. Ein Gespräch über das »gequälte Wesen«

zeigt, dass er noch völlig mit dem Gefühl von Wehrlosigkeit identifiziert ist.

Da eine Weiterarbeit am Cartoon auf dieser Grundlage wenig aussichtsreich scheint, versuche ich zunächst, Marcels Selbsterleben zu erweitern. Dazu frage ich nach Ausnahmen vom Problem. Wir erkunden die Situationen, in denen Marcel seine Kraft spürt. Ein Anfang ist gemacht, als ihm auffällt, dass er sich vorhin beim Malen nicht hilflos gefühlt hat. Er hatte sogar Spaß dabei, die Figur zu zeichnen.

Unser Gespräch bewirkt eine erste Veränderung des Bildes: Die Hände der Figur, die Marcel zum Zeichnen benutzt hat, werden mit grüner Farbe ausgemalt. Grün assoziiert er mit Kraft.

Dies bringt mich auf die Idee, mit Körperhaltungen zu experimentieren. Da Marcels Figur stehend gezeichnet ist, fordere ich ihn auf, sich hinzustellen und in seinen Körper hineinzuspüren. Angelehnt an eine Übung aus dem Qi Gong (»Stehen wie eine Kiefer«) beschreibe ich, wie seine Beine tief im Boden verwurzelt sind, wie die Wurzeln Nahrung aufnehmen und weiterleiten, wie fest der Stamm des Baumes ist und wie leicht sich seine Äste im Wind bewegen (Guoroi 1989). Nach einiger Zeit kehrt Marcel zum Maltisch zurück: Er hat jetzt auch in anderen Teilen seines Körpers Kraft gespürt; weitere Teile der Figur werden grün.

Bei der Fortsetzung des Cartoons zeigt Marcel einen selbstbewussten Umgang mit Techniken, die ihm schwerfallen. Als Hilfsfigur wünscht er sich einen Tiger. Da er selbst den Tiger nicht so zeichnen könnte, wie er ihn gern hätte, bittet er mich, für ihn zu malen.

Geraten Kinder in einer solchen Situation an gestalterische Grenzen, ist es mir wichtiger, ihnen eine starke Schutzfigur zur Seite zu stellen, als sie aufgrund eines Anspruchs auf Authentizität allein werken zu lassen. »Auftragsarbeiten« nehme ich daher gerne an. Anhand der verschiedenen für das Sandspiel zur Verfügung stehenden Tiere kann mir Marcel zeigen, wie seine Figur aussehen soll. Auf dem Papier entsteht die Skizze eines starken Tigers mit weit aufgerissenem Maul, den er fertig ausmalt.

Auch bei der Gestaltung des dritten Cartoonbildes geht Marcel lösungsorientiert mit seinen Ressourcen um. Er hat genaue Vorstellungen davon, wie sein sicherer Ort aussehen könnte, die zeichnerisch aber ebenfalls nicht umsetzbar sind. Marcel schlägt vor, sein Treffen mit dem Tiger im Sandkasten aufzubauen; ein Foto der Szene soll anschließend in den Cartoon geklebt werden.

Im Sandkasten entsteht Marcels sicherer Ort, ein Paradies. Er lebt dort mit vielen Tieren und dem Tiger an seiner Seite, außerdem hat er Freunde gefunden. Seiner Stellvertreterfigur setzt er eine Krone auf (Abb. 27). Nach außen ist das Gebiet durch einen Erdwall gesichert, durch den Kanonenrohre ragen. Ohne sich in Gefahr zu begeben, kann sich Marcel sein Abendessen schießen. Wildschweine werden erlegt und über dem Feuer gebraten.

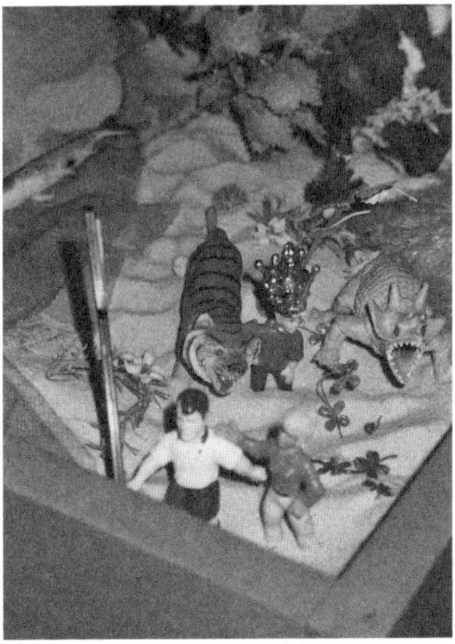

Abb. 27: Ein sicherer Ort im Sand

Von diesem Sandbild aus kehre ich zum Cartoon zurück und versuche, eine Veränderungsidee für die Problemfigur anzuregen. Dem »viel gequälten Wesen« wünscht Marcel mehr Schutz, weiß aber nicht, wie man ihm dazu verhelfen könnte; auch sein Tiger kennt keine Antwort. Um einen eigenen geschützten Raum erspüren zu lassen, nutze ich erneut die körperliche Erfahrungsebene:

Ich lasse Marcel einen Schutzmantel imaginieren, der seinen Körper weiträumig umgibt. Vorsichtig erkunden wir den Abstand, ab dem er Annäherungen als unangenehm empfindet. Sobald sich meine Hand dieser Grenze nähert, gibt er mir durch Zurufe ein Stoppsignal. Die Übung wiederhole ich, bis ein sicherer Schutzraum etabliert ist und die Stopp-Rufe laut und klar erfolgen.

Auf dem vierten Bild des Cartoons umhüllt Marcel seine Figur anschließend mit einem roten Umhang. Sie heißt jetzt »das gut geschützte Wesen«.

Seiner Figur wünscht Marcel eine weitergehende Verwandlung, bei der sie ihre Kraft noch aktiver für sich einsetzt. Den Zustand, den sie im vierten Bild erreicht hat, empfindet er jedoch als passende Darstellung seiner derzeitigen Lebenssituation. Der Schutz, den die Figur im Cartoon durch den Schutzmantel bekommen hat, wird durch die Achtsamkeit der neuen Lehrer auch im Alltag sichergestellt.

Seine eigene Entwicklung sieht Marcel damit nicht als abgeschlossen an. Die letzten Bilder des Cartoons hält er bewusst frei, um Platz für weitere Veränderungen zu lassen. In der Therapie kann ich ihn auf diesem Weg noch ein Stück begleiten. Dabei löst sich die Generalisierung auf, mit der er in körperlich aktiveren Jungen neue Gegner vermutet. Bisher als Angriff gedeutete Handlungen kann er zum Teil als Kontaktangebote verstehen.

Im Anschluss entsteht eine Phase intensiven Rollenspiels. Seinen bisherigen Lösungsversuch, möglichst wenig aufzufallen, ersetzt Marcel dabei durch eigene »wildere« Verhaltensweisen. Erfolgreich tritt er im Spiel einer Diebesbande bei, deren andere Mitglieder verhaftet wurden, weil sie sich »zu unauffällig« verhielten. Stolz zeigt er mir seinen »Verbrecherausweis«. Damit beginnt eine Serie spannender Abenteuergeschichten.

8.3 Parallele Verwendung lösungsorientierter und narrativer Methoden

Freies Spiel und lösungsorientierte Methoden nutzen unterschiedliche Therapieebenen; in der Kindertherapie können sie sich gut ergänzen. Lösungsorientierte Interventionen eignen sich besonders für die gezielte Arbeit an Symptomen, die in der Therapie verändert werden sollen. Narrative Spieltherapie erweitert diesen Fokus um zwei Faktoren: Sie ermöglicht es Kindern, sich auch jenseits der Symptomebene mitzuteilen; darüber hinaus können Kinder eigene Aufträge in die Therapie einbringen.

Wie die genannten Therapieformen bei beiden Aspekten ineinandergreifen, möchte ich in den folgenden Kapiteln vorstellen.

Symptomorientierte Arbeit und Ausdruck eigenen Erlebens

Werden in einer Therapie sowohl Spiel als auch lösungsfokussierte Methoden angeboten, erhalten Kinder die Gelegenheit, parallel verschiedene Facetten ihres Lebens zu bearbeiten. Häufig ziehen sich zwei Stränge durch eine Kindertherapie: Während in manchen Phasen zielgerichtet an Veränderungen gearbeitet wird, werden andere Stunden genutzt, um sich im Spiel mit schwierigen Erlebnissen auseinanderzusetzen. Da beide Stränge mit verschiedenen Methoden verknüpft sind, können Kinder im Therapieverlauf leicht zwischen ihnen hin und her pendeln. Die Fäden von Sand- und Rollenspielen lassen sich wieder aufnehmen, nachdem sich ein Kind zuvor realitätsnah mit seiner Lebenssituation beschäftigt hat. Ebenso kann die Ebene des Symbolspiels verlassen werden, um sich einer lösungsorientierten Arbeit an Symptomen zuzuwenden.

Jurek, acht Jahre alt, möchte in der Therapie die Schlafstörungen überwinden, die er im Anschluss an einen Psychiatrieaufenthalt des Vaters entwickelt hat. Im Hintergrund beschäftigt ihn die Krise des Vaters, der als Halt gebende Autorität plötzlich nicht mehr zur Verfügung stand.

Jurek nutzt zunächst die Ausdrucksmöglichkeiten der Sandspieltherapie. Seine Sandbilder thematisieren den abrupten Einbruch von Bedrohlichem in friedliche Szenen; Leitfiguren seiner Geschichten sind von den Gefahren überfordert und werden entthront:

Ein Film wird gedreht, in dem eine Gruppe von Menschen eine Wüste durchquert. Plötzlich wird die Gruppe von bewaffneten Kämpfern angegriffen. Was zunächst zur Filmhandlung zu gehören scheint, erweist sich als bitterer Ernst. Nur knapp können die Menschen gerettet werden. Eine wichtige Rolle spielen dabei Tiere, die den Menschen zur Hilfe kommen. Der Löwe, bisheriger König der Tiere, scheitert mit seinen Ideen; eine junge Katze übernimmt die Führung.

Im zweiten Sandkasten baut Jurek anschließend auf, wie sich eine Familie am Strand von den Strapazen erholt.

Nach weiteren thematisch ähnlichen Sandbildgeschichten wählt Jurek einen neuen Fokus: Er möchte sein Einschlafproblem in Angriff nehmen. Von der narrativen Ebene des Sandspiels wechseln wir zur Technik der Cartoontherapie.

Jurek beschreibt mir, dass er abends keine Ruhe findet, weil ihn so viele Gedanken beschäftigen. Er externalisiert ein »Augenmonster«, das in seinem Kopf sitzt und ihn am Einschlafen hindert. Grün und unförmig, ist es am ganzen Körper mit Augen übersäht, die ihn beobachten. Das Monster ist gefräßig und ernährt sich von Gedanken. Es hält Ausschau nach schönen Gedanken, die es fressen kann; wenn es rülpst, kommen schlechte Gedanken heraus, die Jurek im Kopf herumgehen.

Wie viele Kinder, deren Eltern psychische Krisen durchlebt haben, wählt Jurek eine Figur, die in ihren Eigenschaften Symptomen des Vaters ähnelt. Das »Augenmonster« arbeitet mit den psychotischen Phänomenen von Gedankenentzug und Gedankeneingabe; es ruft Grübelzwänge und Schlaflosigkeit hervor, denen auch Jureks Vater ausgesetzt war.

Als Hilfsfigur wählt Jurek einen Löwenkönig, der sein Land gut regieren kann. Gemeinsam mit ihm denkt er sich Geschenke aus, über die sich das Monster freuen könnte. Es bekommt ein Bett, um gut zu schlafen, eine Angel, damit es Fische fangen kann (und keine Gedanken mehr essen muss), außerdem ein Fahrrad, um abends zum Angeln zu fahren.

Auf dem letzten Cartoonbild hat das »Augenmonster« sein Fahrrad genutzt, um in Urlaub zu fahren. Es hat Jureks Kopf verlassen und seine Größe verändert: Als kleiner grüner Punkt sitzt es unter einer Palme am Strand und angelt.

Anschließend an die Cartoontherapie arbeitet Jurek mit Ton. Die Veränderungsarbeit am »Augenmonster« führt er dabei weiter. Sein Tonmonster hat zwar immer noch viele Augen, zusätzlich bekommt es aber auch Ohren. Aus einem Wesen, von dem sich Jurek kontrolliert und beeinflusst fühlte, verwandelt sich das Monster in ein Gegenüber. Er nimmt sich vor, es an sein Bett zu stellen und ihm abends von den Erlebnissen des Tages zu erzählen. Parallel zur Tonfigur verändert sich auch Jurek: Er lässt sich seine Gedanken nicht mehr entziehen, sondern teilt sie seinem »Monster« aktiv mit (Abb. 28).

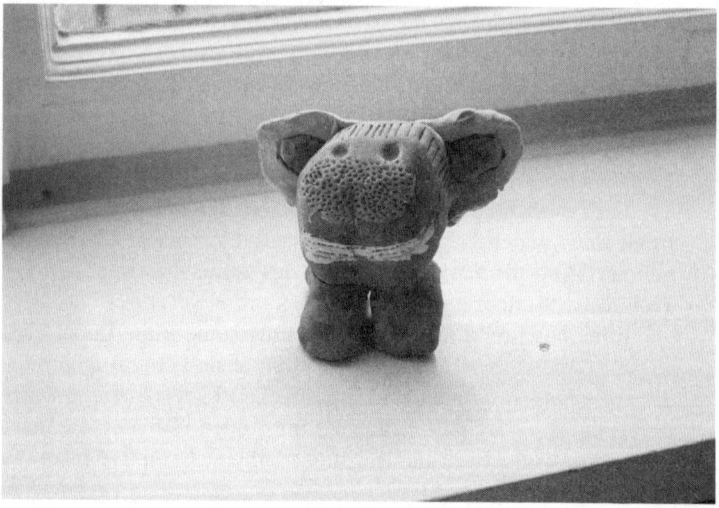

Abb. 28: Das Augenmonster mit Ohren

Angeregt durch diese Arbeit erfindet Jurek weitere Gegenstände, die im Umgang mit Gedanken hilfreich sind. Aus Ton baut er eine »Gedankenumwandlungskiste«, die »schlechte« Gedanken in gute verwandeln kann; dazu einen Staubsauger, der solche Gedanken für die Kiste ansaugt. Um nicht mehr darüber nachgrübeln zu müssen, wie ein Tag war, formt er einen Würfel, mit dem man gute und schlechte Tage würfeln kann. Die letzte Tonarbeit ist eine Muschel: Sie kann selbst bestimmen, wann sie sich öffnet und schließt und welche Gedanken sie in sich hineinlassen will.

Jureks Einschlafprobleme bilden sich zurück, meist kann er wieder gut schlafen. Geblieben ist aus Sicht der Eltern jedoch noch eine allgemeine Ängstlichkeit. Im Vergleich zu früher bezieht sich Jurek stärker auf die Familie, sein Aktionsradius ist deutlich eingeschränkt.

Parallel zur Arbeit auf Symptomebene baut Jurek weiter im Sand. Während mehrerer Wochen entsteht eine Fortsetzungsgeschichte, die seine derzeitige Situation in der Familie gut zum Ausdruck bringt. Langsam entwickeln sich Lösungen; die Veränderungen brauchen ihre Zeit. Seiner Geschichte gibt Jurek den Titel: »Die Wüste lebt«:

In einer Wüste lebten Tiere und Menschen friedlich zusammen. Es war ein Ort, an dem man vor nichts Angst haben musste. Bis eines Tages ein Mann kam, der angeblich ein Mittel gegen Tierkrankheiten erfinden wollte. In seinem Tank war jedoch ein Mittel, von dem ein Tropfen ausreichte, um Treibsand entstehen zu lassen. Viele sind darin versunken.

Aber die Menschen entdeckten das Gegenmittel, das der Mann dabei hatte, und retteten alle aus dem Treibsand. Nur der Mann selbst konnte nicht gefunden werden. Um ihn anzulocken, soll sein Tank in die Luft gejagt werden. Menschen und Tiere suchen Schutz hinter einem Wall. Nur der Löwe sagt: »Ich bin der König, mir passiert nichts!« Eine Schlange versucht, ihn zu retten. In letzter Sekunde springt der Löwe zur Seite. Der Mann taucht wieder auf.

Dort, wo früher ein Paradies war, ist jetzt eine Mülldeponie entstanden. Die Menschen bleiben zuerst noch da, weil sie nicht verstehen, was passiert ist. Dann gehen sie weg; die Tiere werden im Zoo untergebracht.

Die Kinder behalten das Paradies in Erinnerung. Jahre später holen sie die Tiere aus dem Zoo und bringen sie zurück in das frühere Land. Sie sehen, dass Sandstürme alles überweht haben, und überreden die Eltern, mitzukommen. Dabei stößt einer der Eltern an einen Stein und bringt alles ins Rutschen. Sie merken, dass eine Insel übrig bleibt, und steigen schnell hinauf. Dort angekommen, erinnern sie sich: »Doch, so war das früher!«

Lange Zeit müssen sie auf der Insel bleiben. Dort ist es wieder wie im Paradies, nur dass sie aufpassen müssen, weil die Insel sehr steil und eng für so viele Menschen und Tiere ist. Sie sehnen sich nach mehr Platz und einem Land, in dem jeder hingehen kann, wohin er will. Dafür müsste die Sonne scheinen und das Wasser rundherum trocknen (Abb. 29).

Lange danach hat das Wasser stark an der Insel gefressen; rundherum ist wieder festes Land entstanden. Viele Menschen und Tiere sind ertrunken, weil sie die Veränderung nicht bemerkt haben und einfach stehen geblieben sind. Die es bemerkt haben, sind nach oben geklettert; die Babys sind ihnen gefolgt.

Nach und nach gelingt es Menschen und Tieren, den Graben zum Festland zu überwinden. Als Erstes überqueren Frösche den Graben und werfen kleine Steine hinein. Die Babys krabbeln hinterher. Allmählich verändert sich die Landschaft: Der Graben um die Insel verschwindet; an einer Stelle bleibt aber genug Wasser für die Wassertiere.

Ein Zauberer hilft Menschen und Tieren, sich gegen Angreifer zu verteidigen, die jetzt wieder von außen kommen können. Er bleibt im Paradies, weil er die Gemeinschaft dort einfach toll findet. Er zaubert die Angreifer für immer weg und macht die Katze zum Boss des Landes. Um ihren Thron herum entsteht ein Feuerring: Er erinnert daran, dass sie König geworden ist und die Wahrheit sagt.

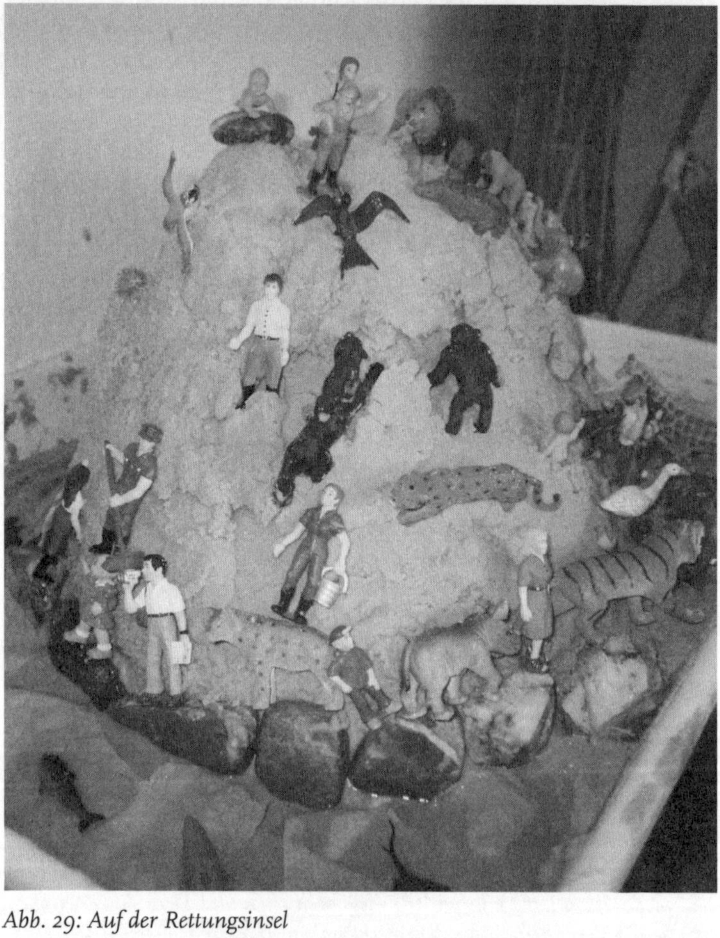

Abb. 29: Auf der Rettungsinsel

Kinder profitieren von der Kombination freien Spiels und lösungsorientierter Methoden vor allem dann, wenn sie sowohl unter Symptomen leiden als auch einen Raum benötigen, um schwierige Gefühle und Gedanken mitzuteilen. Wie bei Jurek ist dies fast immer der Fall, wenn Kinder psychiatrische Episoden eines Elternteils miterlebt haben. Um die selbst mit der Bewältigung der Krise beschäftigten Eltern zu schonen, können Angst und Verunsicherung nicht gezeigt werden. Die Arbeit an Geschichten ermöglicht es, tabuisierte Emotionen zum Ausdruck zu bringen. Um Beschämung und Schuldfragen zu vermeiden, sollten die Erzählungen auf Symbolebene verbleiben.

Parallel helfen lösungsorientierte Methoden, einer Chronifizierung ungünstiger Entwicklungen vorzubeugen. Kinder neigen dazu, die Symptome psychisch belasteter Eltern zu übernehmen (Brächter 2005); Beweggründe sind Loyalität oder der Wunsch, durch Nachspielen ein Gefühl von Kontrolle über nicht nachvollziehbares Verhalten zu gewinnen. Werden Kinder dazu angeregt, solchem Verhalten in der Therapie eine symbolische Form zu geben, kann sie dies davor schützen, Symptome real auszubilden. Wie es Jurek bei der Verwandlung des »Augenmonsters« gelungen ist, können sich bereits entstandene Symptome wieder auflösen.

Auftragserweiterung durch Mitteilungen im Spiel

Im Unterschied zu Therapieverfahren, die ihren Behandlungsauftrag aus der Diagnose psychischer Störungen herleiten, legen systemische Ansätze Wert auf eine individuelle Auftragsklärung. Das therapeutische Vorgehen orientiert sich nicht daran, was aus Expertensicht »behandlungsbedürftig« ist, sondern an dem, was Klienten selbst durch eine Therapie verändern möchten. Im Gegensatz zu einer Defizitorientierung wird dabei versucht, Zielvisionen zu entwickeln; gesucht wird nach »Gewünschtem« im Leben des Klienten.

In der Kindertherapie sieht sich eine Auftragsklärung besonderen Schwierigkeiten gegenüber. Kinder sind keine Therapiekunden im Sinne de Shazers, sondern werden von ihren Eltern zur Therapie angemeldet (Rotthaus 2003). Wird dieser Umstand nicht genauer reflektiert, orientiert sich das therapeutische Vorgehen leicht an Vorgaben der Eltern. Diese Tendenz wird verstärkt, wenn in der Gestaltung des Prozesses strukturierte, therapeutengeleitete Interventionen dominieren. Methoden der lösungsorientierten Kindertherapie fokussieren auf die Symptome, die in einer Therapie verändert werden sollen; mit ihnen lassen sich oft rasche Veränderungen bewirken. Wird Kindern jedoch nicht ermöglicht, in einer ihnen zugänglichen Art eigene Anliegen zu formulieren, bleibt fraglich, ob damit auch *ihre* Ziele verfolgt werden.

Aufträge von Eltern richten sich oft gegen Auffälligkeiten von Kindern; in dieser Form sind sie zunächst defizitorientiert. Ich schließe mich Siegfried Mrochen (2001) in der Haltung an, dass Therapieaufträge, die sich »an der Maxime orientieren, das Symptom solle verschwinden«, so nicht angenommen werden dürfen: »Wenn das übergeordnete Therapieziel, das Meta-Ziel, die Selbstregulation und Autonomie des Kindes ist, muss das Ziel die Kontrolle des Symptoms durch das Kind sein« (a. a. O., S. 99).

Reiter-Theil, Eich und Reiter (1993) sowie Derichs und Höger (2001) haben die Frage aufgeworfen, wie das Einverständnis von Kindern zum Therapiegeschehen eingeholt werden kann. Kinder spielerisch eigene Themen entwickeln zu lassen verstehe ich als wichtigen Beitrag zu ihrer informierten Zustimmung zur Therapie. Meine Aufgabe als Therapeutin sehe ich anschließend darin, die Spieläußerungen der Kinder aufzugreifen und die mit den Eltern getroffene Zieldefinition gegebenenfalls zu erweitern. Nicht selten unterscheiden sich ihre Anliegen erheblich von denen der Eltern, die angesichts von Krise und verhärtetem sozialen Klima zunehmend um die schulische Leistungsfähigkeit ihrer Kinder besorgt sind.

> *Jakob,* neun Jahre alt und wegen Konzentrationsstörungen in Therapie, ist es mithilfe hypnotherapeutischer Interventionen bereits gelungen, dem Schulunterricht besser zu folgen. Geblieben sind jedoch eine Traurigkeit und Gedämpftheit, die sein Spiel durchziehen. Ein Hintergrund dafür ist aus der Familienanamnese nicht bekannt.
>
> In einem Sandbild stellt Jakob dar, wie sich zwei Vogeleltern um ihren Nachwuchs kümmern: Die Vogelkinder müssten sterben, wenn ein Elternteil ausfiele. Es ist unmöglich, gleichzeitig zu brüten und Futter zu beschaffen. Beim Betrachten der Szene erzählt Jakob von seiner Angst um den Vater, der heimlich trinkt. Wegen früherer Auseinandersetzungen befürchtet er eine Trennung der Eltern, falls er sich mit seinen Sorgen an die Mutter wendet.
>
> Von hier aus sind zielgerichtete Interventionen möglich, die Jakobs Anliegen zum Ausgangspunkt nehmen: im Gespräch zunächst eine Realitätsüberprüfung möglicher Trennungsfolgen, die für ihn im Gegensatz zu den noch nicht geschlüpften Küken nicht lebensbedrohlich wären.
>
> Anschließend externalisiert Jakob seine Angst. Er malt eine »Sorgenpresse«, die sein Herz zusammendrückt (Abb. 30).

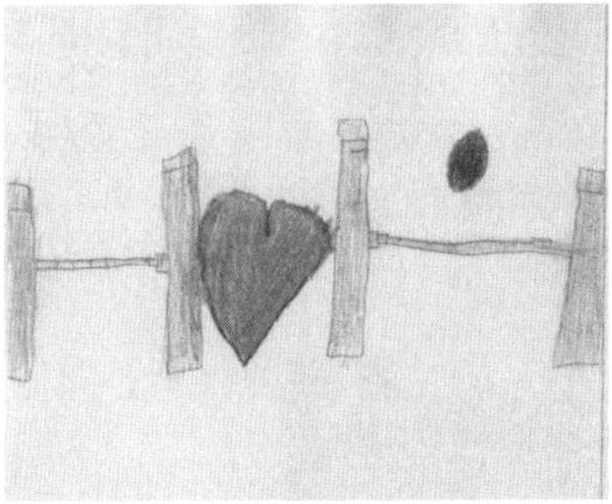

Abb. 30: Die Sorgenpresse

Mit seiner Hilfsfigur, einem ganz auf seine eigene Beute bedachten Dinosaurier, gelingt es ihm, die Sorgenpresse zu verändern. Sie schenken ihr einen »Karton voll Freude«, durch dieses Geschenk verwandelt sich die Sorgenpresse in eine »Lackiermaschine«: Die schwarzen Sorgen werden mit gelber Farbe angesprayt; das zuvor von zwei Kolben eingequetschte Herz wird frei.

Im letzten Bild malt sich Jakob, gut geschützt unter einem gelben Halbkreis aus Freude, während sich seine Eltern im Hintergrund um die Flasche streiten. Er ist dafür nicht mehr verantwortlich. Jakob gibt mir den Auftrag, mit den Eltern zu reden; er wird aus der Rolle des Geheimnisträgers entlassen (Abb. 31).

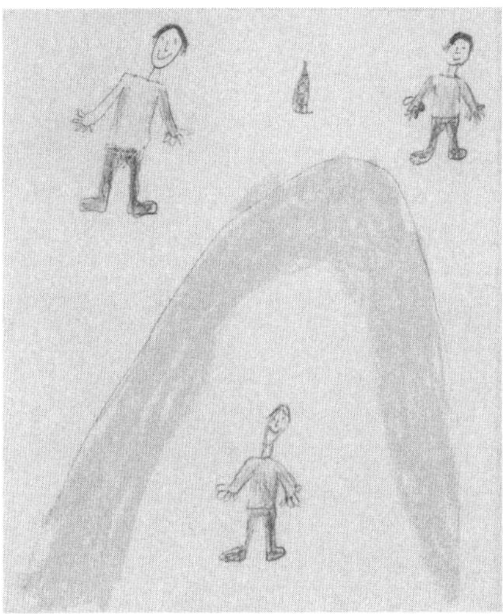

Abb. 31: Vor dem Streit um die Flasche geschützt

Um herauszufinden, was ein Kind beschäftigt, ist eine Phase freien Spiels vor allem in der Anfangsphase einer Therapie hilfreich. Ist im Spiel deutlich geworden, worum es dem Kind geht, lassen sich lösungsorientierte Methoden gut anschließen.

Teil 3: Praxisfelder

9 Beispiele aus verschiedenen Anwendungsbereichen

Narrative Spieltherapie greift die Geschichten auf, die von Kindern in die Therapie eingebracht werden. Das Vorgehen ist am einzelnen Fall orientiert; entsprechend gibt es keine manualisierten Konzepte zur Therapieplanung. Da sich die Geschichten individuell unterscheiden, gibt es auch kein spezifisches Vorgehen, das bei bestimmten Symptomen Anwendung finden könnte.[22] Ein narrativer Zugang ist wohl aber geprägt von einer Achtsamkeit, wie die Spielthemen des Kindes mit seinem Lebenshintergrund und seiner aktuellen Symptomatik in Beziehung stehen. Unter dieser Fragestellung verfolge ich, in welcher Weise die vom Kind gewählte Erzählperspektive hilfreich sein kann und wie sich im Spiel erweiterte Handlungsoptionen gewinnen lassen.

Statt Konzepte zu »Störungsbildern« zu präsentieren, die von Therapeutenseite aus anwendbar wären, stelle ich im Folgenden vor, wie Kinder als Akteure die Möglichkeiten narrativer Therapie nutzen. Dabei entsteht ein Überblick, in welchen Problemlagen ein narratives Vorgehen besonders hilfreich sein kann.

Ordnet man Anwendungsbereiche nach Symptomen, gewinnt die diagnostische Ebene an Definitionsmacht. Manche der in diesem Buch bereits referierten Fallbeispiele würden bei einer Zuordnung zu medizinisch-psychiatrischen Klassifikationen beispielsweise unter den Punkt »AD(H)S« subsumiert. Folgt man dieser Einteilung, wird zwischen den betroffenen Kindern eine Gemeinsamkeit konstruiert, die sich tatsächlich nur auf einen Bereich ihrer Wahrnehmung und ihres Verhaltens bezieht. Lebensfaktoren, die für die Entwicklungsmöglichkeiten des Kindes mindestens ebenso relevant sind, sich aber auf den Ebenen von Beziehungen und sozialer Umwelt bewegen, bleiben dabei ausgeblendet. Ob ein Kind misshandelt wird, ob die Erwartungen der Eltern zu seinen Besonderheiten passen, wie ihre Bindung gelungen ist, in welcher sozialen Position und welchem Beziehungsgefüge eine Familie steht, lässt sich mit einem individuumszentrierten Raster nicht erfassen. Soweit ich mich selbst

22 Eine Ausnahme bilden bestimmte Sicherheitsvorkehrungen, wenn traumatisches Erleben tangiert wird.

bei der folgenden Themenwahl auf Symptomaspekte beziehe, ist es mir wichtig, dies mit zu bedenken.

Um die Anwendungsmöglichkeiten narrativer Spieltherapie zu veranschaulichen, habe ich Themenbereiche zusammengestellt, die bisher noch nicht behandelt wurden oder die ich aus einem bestimmten Blickwinkel vertiefen möchte. Die Auflistung der Themen erhebt dabei keinen Anspruch auf Vollständigkeit. Da Konzepte zu einer systemisch-narrativen Gesprächsführung bereits in vielen Varianten vorliegen, beschränke ich mich in der Darstellung weitgehend auf die Ebene der Spieltherapie. Soweit ich die Arbeit im Einzelsetting vorstelle, ist dies jedoch in der Praxis jeweils nur *ein* Baustein der therapeutischen Arbeit mit der Familie.

9.1 Zugang zu der Sicht des Kindes

»Damit kann man wirklich etwas *sagen*«, zitiert Lowenfeld einen Jungen, der bei ihr die Sandspielmethode kennenlernte (1969, S. 443, Hervorhebung im Original).

In Familien, die ein Kind zur Therapie vorstellen, ist die Kommunikation oft in eine Schieflage geraten. Sie verläuft überwiegend von den Eltern zum Kind, dessen Verhalten ihnen nicht mehr nachvollziehbar erscheint. Je stärker seine Verhaltensbeiträge der Kritik ausgesetzt sind, umso mehr zieht sich ein Kind zurück. Es entsteht ein negativer Kreislauf, dem verhaltenstherapeutisch orientierte Konzepte mit der Verstärkung gewünschten Verhaltens entgegenzusteuern versuchen. Auch Strategien, die auf Belohnung setzen, kehren jedoch den dominanten Fluss der Kommunikation von den Eltern zum Kind nicht um. Das Kind bleibt Objekt einer Bewertung, auch wenn sie unter positivem Vorzeichen erfolgt (Rosenberg 2007). Wenn die Beziehung zu den Eltern bereits belastet ist, reagieren viele Kinder aversiv auf Versuche der Verhaltenssteuerung, die aus meiner Sicht oft einer authentischen Kommunikation im Wege stehen. Versagen auch die von Experten erteilten Erziehungsratschläge, steigert sich das Gefühl elterlicher Inkompetenz (Rotthaus 2002); die Entfremdung zwischen Eltern und Kind nimmt zu. In zugespitzten Fällen wird nur noch darauf reagiert, wie sich ein Kind nach außen sichtbar verhält; ein Bemühen, Gefühle und Motivationen des Kindes zu erkunden, findet nicht mehr statt.

Spieltherapie ermöglicht es in vielen Fällen, wieder eine Annäherung zwischen Eltern und Kind in Gang zu bringen. Viele Kinder nutzen das Spiel, um schwierige Aspekte in der Beziehungsgestaltung zu den Eltern zu thematisieren. Vermittelt durch ihre symbolischen Gestaltungen, kann ihr Erleben den Eltern wieder zugänglich gemacht werden. Eltern können dem Kind wieder mit neuem Verständnis begegnen, beide Seiten können auf befriedigendere Weise miteinander in Kontakt treten.

Die therapeutische Arbeit berührt auf dieser Ebene intime Bereiche der Eltern-Kind-Beziehung. Vom Kind werden Aspekte veröffentlicht, die in der Vergangenheit zwischen Eltern und Kind nicht gut gelungen sind. Die auf Symbolebene gefundenen Bilder können sehr deutlich sein; Scham- und Schuldgefühle werden berührt. Damit die Begegnung mit Spielinhalten zu einer guten Erfahrung wird, ist ein behutsames Vorgehen nötig. Besteht zu den Eltern ein Vertrauensverhältnis, das von Respekt vor der Intention ihrer Erziehungsbemühungen getragen wird, können sich bedeutsame Wendepunkte ergeben. Es erleichtert einen Zugang, wenn im Rahmen einer mehrgenerationalen Perspektive auch Lebenshintergründe der Eltern erkundet werden.

Wie sich die Beziehungen in seiner Familie im Verlauf einer solchen Arbeit verändert haben, reflektiert *Justin*, neun Jahre alt, in einer Sandbildgeschichte:

In einem alten Zoo werden zwei Löwenkinder geboren. Sie werden zuerst von ihren Eltern getrennt, weil sich die Löweneltern noch an die Babys gewöhnen müssen. Die Eltern werden nur unter Aufsicht der Tierpfleger zu ihren Kindern gelassen, unter Aufsicht werden sie brav.

Zur gleichen Zeit wie der Zoo entstand eine alte, »rumpelige« Stadt. In der Nähe des Zoos wird eine neue Stadt gebaut, sie ist modern und reich. Die Löwen werden vorübergehend dort untergebracht.

Währenddessen wird der Zoo modernisiert. Die Vögel, früher in einem geschlossenen Käfig gehalten, können frei herumfliegen. Es gibt ein Netz, mit dem sie eingefangen werden können, wenn das nötig sein sollte. Auch die Löwen werden in ihr neues Gehege gebracht. Dort können Eltern und Kinder zueinanderkommen, sie können aber auch mit einer Schiebetür voneinander getrennt werden. Für die Anfangszeit gibt es eine Videoüberwachung, weil die Zoowärter den Eltern noch nicht ganz trauen. Anschließend wird die alte Stadt neu aufgebaut.

Als Metapher für den eigenen Raum der Spieltherapie lässt Justin die Löwen eine Zeit lang an einem anderen Ort unterbringen. Die entscheidende Veränderung vollzieht sich unterdessen in der Umgestaltung des Zoos, die sowohl größere Freiheit als auch eine nähere Form der Beziehungsgestaltung ermöglicht. Justin war in seiner Familie keiner physischen oder psychischen Gewalt ausgesetzt. Für sensible Kinder stellt es aber bereits eine Belastung dar, den Erwartungen ihrer Eltern nicht entsprechen zu können. Wie in Justins Familie betrifft dies oft die Einhaltung von Alltagsregeln, die eher auf die Bedürfnisse von Erwachsenen als von Kindern zugeschnitten sind.

Damit sich Eltern an ihre »Löwenkinder« gewöhnen können, ist ein Wiedereinzug des Spielerischen in den Familienalltag hilfreich. Oft setzt dies eine bessere Abgrenzung gegenüber Stressoren voraus, die aus dem Berufsleben in die Familie hineingetragen werden, daneben auch eine konstruktive Konfliktgestaltung auf Paar- und Elternebene.

Das Leben mit Kindern aktualisiert darüber hinaus eigene Kindheitserfahrungen, die einen gelassenen Umgang mit Alltagssituationen erschweren können. Als Kindertherapeutin teilen sich mir Eltern auch mit eigenen Kindheitsanteilen leichter mit. Die Spieltherapie öffnet sich zu einer Arbeit in anderen Settings, in denen im Spiel angestoßene Themen weiter verfolgt werden können.

Am Ende einer Sandbildgeschichte lässt *Katharina* ein Rhinozeros in einen Spiegel schauen. Dort kann es beobachten, wie hinter ihm junge Tiere miteinander spielen. Die Rhinozerosmutter hatte vergessen, wie sie selbst früher gespielt hat. Deshalb war sie zuvor wütend auf ein junges Pferd losgegangen, das sich mit seinem Bruder gebalgt hat.

Der »Spiegel« des Sandbilds konfrontiert Frau L. mit Erinnerungen an ihre Kindheit, in der unbeschwertes Spiel von Sorgen überschattet wurde. Statt die Beziehung zu Katharina weiter mit eigenen Erlebnissen zu belasten, nimmt sie sich Zeit zur Reflexion. In Elterngesprächen findet sie Anerkennung dafür, was sie als Kind für ihre kranke Mutter getan hat. Zur Trauer über verpasste Möglichkeiten treten dabei auch Erinnerungen an das, was in der eigenen Kindheit trotz allem schön war. Frau L. kann Katharina mit neuem Verständnis begegnen.

9.2 Unterbrechung von Misshandlung und Gewalt

Sehr oft treten in der Spieltherapie Themen zutage, die aus der familiären Kommunikation ausgeblendet werden.

> *Sebastian,* sechs Jahre alt und eher verträumt und schüchtern, greift sich in der ersten Therapiestunde eine Haipuppe. Mit ihr auf der Hand führt er mir wilde Kämpfe vor, aus denen jeweils der Hai als Sieger hervorgeht. Sebastian bestätigt, dass ihm das Spiel Spaß gemacht hat. Ich erfahre, dass er selbst gern so sei wie der Hai. Auf die Frage, was dann in seinem Leben anders sei, erhalte ich die Antwort: »Als Hai würde ich königlich behandelt.«
>
> Weitere Nachfragen fördern Erschreckendes zutage: Als Hai würde Sebastian von seinem Bruder nicht mehr geärgert, vor allem aber würde er von seinen Eltern nicht mehr mit einer Reitgerte geschlagen.

Sebastian ist kein Einzelfall. Viele Mitteilungen, die Kinder in der Spieltherapie machen, beziehen sich auf Erfahrungen von Gewalt und Misshandlung. Das Schlagen geht dabei über die verbreiteten »Klapse« oft weit hinaus; zum Einsatz kommen trotz geänderter Gesetzgebung auch heute noch Stöcke, Riemen und Gürtelschnallen. In der Spieltherapie höre ich – nach meinem Eindruck – öfter von solchen Übergriffen als Kollegen, die rein familientherapeutisch arbeiten.

Spieltherapie kann in einem systemisch orientierten Setting viel dazu beitragen, Misshandlungsprozesse zu unterbrechen und ihnen vorzubeugen. Meine Position als Therapeutin sehe ich dabei an der Seite des Kindes, ohne eine zugewandte Haltung zu allen Mitgliedern des Systems aufzugeben. Misshandlungen erfolgen in einem multifaktoriellen Kontext, sie sind eingebunden in ein mehrgenerationales Beziehungsgefüge. Für ein ressourcenorientiertes Vorgehen ist es wenig gewinnbringend, den lebensgeschichtlichen Hintergrund von Eltern auszublenden und eine Interpunktion vorzunehmen, in der ein misshandelnder Elternteil ausschließlich als Täter wahrgenommen wird.

Bewahrt man eine Haltung von Allparteilichkeit, bei der ein Schutz des Kindes Priorität hat, ist es möglich, parallel mit Kind und Eltern zu arbeiten, da Kinder trotz erlebter Gewalt Loyalität zu ihren Eltern empfinden. Als Erstes müssen die Misshandlungen beendet werden, damit das Kind in einer sicheren Umgebung lebt. Ist dies in der Elternarbeit erreicht worden, kann sich eine traumatherapeutisch orientierte Bearbeitung anschließen.

Meist reagieren Eltern erleichtert, wenn das Thema der Misshandlungen vom Kind geöffnet wurde. Manche Therapieanfragen wirken auf mich wie ein indirekter Versuch, für einen anderen Umgang mit dem Kind Unterstützung zu finden.

Tim, sechs Jahre alt und kurz vor der Einschulung, wird mit den Symptomen von Enuresis und Enkopresis zur Therapie angemeldet. Sein erstes Sandbild zeigt einen Zug, in dem Schulkinder zu einer Kirche fahren. Das Bild wirkt friedlich und unspektakulär. Bei der Erkundung der einzelnen Elemente ergibt sich jedoch ein anderes Bild: Ich erfahre, dass Tim mit einem ähnlichen Bambusstock geschlagen wird, wie er ihn im Sandbild neben die Schienen gelegt hat.

Ich erzähle Tim, dass ich schon viele Kinder kennengelernt habe, die von ihren Eltern geschlagen wurden, und es mir wichtig ist, zu helfen, dass dies aufhört. Ich teile ihm auch mit, dass die meisten Eltern meiner Erfahrung nach selbst gern mit dem Schlagen aufhören würden. Tim ist damit einverstanden, dass ich ein Gespräch mit seinen Eltern suche. Beim Aufräumen erfahre ich, dass ein kleiner Zwerg aus dem Zug gesprungen ist, der sich jetzt im Sandspielregal versteckt hält: Symbolisch sucht Tim bei mir Sicherheit.

Tims Eltern wirken erleichtert, als ich sie auf die Misshandlungen anspreche. Zu Schlägen kam es vor allem dann, wenn der Vater nach der Arbeit auf den Sohn traf, der, in sein Spiel versunken, nicht auf Ansprache reagierte. Er erkennt, wie seine eigene Impulsivität und die Verträumtheit des Sohnes auf ungünstige Weise zusammentreffen; Tims Nichtreagieren bezieht er nicht länger auf sich. Um in ruhigerer Stimmung zu Hause anzukommen, legt der Vater nach der Arbeit »Auszeiten« ein, in denen er sich körperlich betätigt. Daneben suchen wir nach einem Ritual, mit dem der zum Schlagen verwendete Rohrstock ausrangiert werden kann. Die Eltern entwickeln die Idee, ihn seiner ursprünglichen Bestimmung zuzuführen und an ihm Blumen hochranken zu lassen; diese Verwendung soll den Wunsch symbolisieren, dass sich jeder in der Familie auf seine Art entfalten kann.

Parallel zu den Interventionen auf Elternebene baut sich Tim im Sand sichere Orte, dabei findet er positive Gegenbilder zur erlebten Gewalt. Als Sandbild entsteht ein Paradies, danach eine ganze Serie von Bildern aus der heilen Welt der sieben Zwerge, die im Bergwerk arbeiten und abends einen gedeckten Tisch vorfinden.

Als die Welt auch für Tim wieder sicher geworden ist, kann er sich den Erlebnissen der Vergangenheit zuwenden. Im Rollenspiel lässt er mich erleben, was ihm passiert ist: Als Hund werde ich von Schlangen erschreckt, von Tigern gebissen und von Pferden getreten. Als ich anschließend ohne Essen in der Hütte liege und meine Schmerzen beklage, werde ich von Tim getröstet. Was mich erschreckt hat, waren nur Attrappen. Ich habe sie für wilde Tiere gehalten; in Wirklichkeit war es »nur« ein Stock.

Die Konfrontation mit Tims subjektivem Erleben der erlittenen Misshandlungen bestärkt die Eltern noch mehr in ihrem Entschluss, in der Erziehung auf körperliche Gewalt zu verzichten. Tim erzählt mir, zu Hause seien alle »viel lieber« geworden.

Im Sandkasten baut er anschließend die Geschichte des Hundes noch einmal nach. Diesmal findet sie ein gutes Ende. Die Katze, Gegenspielerin des Hundes, hat eine Krone, von der sie noch nichts weiß; der Hund besitzt eine Schatzkarte, mit der man die Krone finden kann. Zunächst ist die Karte so vollgeregnet, dass man sie nicht erkennen kann, später bleibt sie lange unter einer Schneedecke verborgen. Wieder wird dem Hund Gewalt angetan; vor dem Einschlafen fragt er sich, ob das denn nie aufhören wird.

Doch dann taut der Schnee, Gras kommt zum Vorschein. Der Hund wird wach und ist fröhlich. Hund und Katze sehen sich an – jetzt sind sie Freunde. Mithilfe der Schatzkarte entdecken sie die Krone der Katze. Sie ist jetzt »ein Haus für eine kleine Maus.«

9.3 Narrative Traumabegegnung in der Spieltherapie

Tims Geschichte leitet zu der Frage über, wie traumatische Erlebnisse spieltherapeutisch bearbeitet werden können. Sein Rollenspiel zeigt bereits einige Faktoren, die dabei günstig sind. Oft werden sie von Kindern spontan angewendet:

- Tim öffnet das Thema der Misshandlungen indirekt, indem er seinem Sandbild einen Gegenstand hinzufügt, der zunächst keine Bedeutung zu haben scheint. Er überlässt es mir, dies mitzubekommen und genauer nachzufragen. Damit testet er meine Aufmerksamkeit als Therapeutin, die in der Begleitung traumatherapeutischer Prozesse besonders wichtig ist.
- Zu Beginn der Therapie baut er sich ausschließlich gute »Gegenbilder« zu den Schreckensbildern der erlebten Gewalt (Reddemann 2001).
- Tim wendet sich einer spieltherapeutischen Traumabegegnung erst zu, als für ihn im Alltagsleben Sicherheit hergestellt ist.

- Er kleidet seine Misshandlungserlebnisse in eine Geschichte, die nicht von ihm, sondern einer neutralen Figur, einem Hund, handelt.
- Im Rollenspiel spielt er nicht selbst dessen Rolle, sondern delegiert die Opferposition an mich – beides ermöglicht ein dissoziierteres Erleben der Traumageschichte.
- Die Geschichte wird jeweils in einem Durchgang bis zum Ende gespielt, ohne in der traumatischen Szene stecken zu bleiben.
- In der Einordnung der Traumaereignisse findet eine Neubewertung statt: Überwältigendes Erleben (Schlangenbisse und Tritte von Pferden) verwandelt sich in die neutralere Schilderung, mit einem Stock geschlagen worden zu sein.
- In beiden Spielvarianten gibt es ein Ende, das Trost bzw. Versöhnung beinhaltet.[23]

Traumatherapie folgt heute allgemein einem Phasenmodell, nach dem zunächst eine ausreichende Stabilisierung erfolgt, bevor gegebenenfalls mit geeigneten Mitteln zu einer Traumabegegnung bzw. -konfrontation übergegangen wird. Den Abschluss bildet eine Integration der Traumaereignisse in die eigene Lebensgeschichte.

Neben anderen Verfahren hat die imaginative Traumatherapie Techniken bereitgestellt, die im Therapieverlauf vor Retraumatisierungen schützen können (Reddemann 2001 und 2004). Die Tresortechnik hilft dabei, sich aufdrängende Erinnerungen sicher zu deponieren. Sichere Orte stellen einen inneren Raum zur Verfügung, der sich jederzeit aufsuchen lässt; innere Helfer unterstützen die Stabilisierung.

Auch in der Traumakonfrontation werden imaginative Techniken eingesetzt: Die Handlung wird auf einen imaginären Bildschirm projiziert, wobei der Grad des Abstands zum rekonstruierten Geschehen von den Klienten selbst kontrolliert werden kann. Das Vorgehen wurde für die Arbeit mit Kindern adaptiert (u. a. Krüger u. Reddemann 2007, Hanswille u. Kissenbeck 2008) und durch Mal-

23 Mit dem Symbol der Krone zeigt Tim gleichzeitig ein unbewusstes Wissen darüber, worauf es bei einer veränderten Beziehungsgestaltung zum Vater ankommt: Erst als die Katze ihre Krone entdeckt hat, kann sie mit dem Hund Freundschaft schließen. Die Krone verstehe ich als Metapher für die Übernahme einer (erwachsenen) Vaterposition, während die Misshandlungen – wie so oft – in einer Altersregression ausgeführt wurden: Tims Vater fühlte sich von seinem eigenen Sohn nicht beachtet und zurückgewiesen.

techniken ergänzt, auf die an dieser Stelle nur hingewiesen werden kann.[24]

Umgang mit posttraumatischem Spiel und der Aufbau von Spielfähigkeit

Dorothea Weinberg merkt an, dass eine Arbeit mit Imaginationen Bedingungen voraussetzt, die traumatisierten Kindern oft nicht zur Verfügung stehen. Sie berichtet von einem Screeningverfahren für Grundschulkinder, mit dem in Kroatien kriegstraumatisierte Kinder herausgefiltert und einer Traumabehandlung zugeführt werden sollten. Genutzt wurde dazu die Methode der Fantasiereise: »Die Lehrerin führte eine solche Fantasiereise mit ihrer Klasse durch, und wer dabei die Augen offen hielt, unruhig war oder erstarrt auf seinem Platz hockte, galt mit hoher Wahrscheinlichkeit als traumatisiert.« (Weinberg 2005, S. 213).

Als »sicherer und stabiler« empfiehlt Weinberg für solche Kinder ein »Arbeiten auf der Ebene der ›zweiten Realität‹« (a. a. O., S. 214), der Ebene des Spiels. Das Handeln im Spiel kann dabei helfen, dem Erleben von Hilflosigkeit und Ausgeliefertsein neue Erfahrungen entgegenzusetzen. Spieltherapie ist darüber hinaus auch in Fällen anwendbar, in denen andere Vorgehensweisen an ihre Grenzen stoßen: Strukturierte Traumatherapiemethoden eignen sich vor allem zur Behandlung bewusster und abgrenzbarer Traumata; als Indikationen für traumabezogene Spieltherapie gelten dagegen »nicht erinnerbare oder permanente Trauma-Erfahrungen«, darunter sehr frühe Ereignisse, Vernachlässigung und Gewalt durch Hauptbezugspersonen (a. a. O., S. 118).

Um Spiel als Medium nutzen zu können, benötigen manche Kinder zunächst eine strukturierende Unterstützung. Misshandelte oder vernachlässigte Kinder waren in der Vergangenheit einem Übermaß oder einem Mangel an Stimulation ausgesetzt. Fehlt ihnen die Fähigkeit, ihre Umgebung spielerisch zu erkunden, sind sie mit einer nondirektiven Therapiegestaltung überfordert.

---

24 Traumabegegnung über die »innere Zeitreise« (Hanswille u. Kissenbeck 2008, S. 332 ff.), Traumabegegnung durch Malen im Familiensetting bei außerfamiliär ausgelöstem Trauma (A. Korittko nach Hanswille u. Kissenbeck 2008, S. 341), »Strukturierte Trauma-Intervention« bei dem Kind bewussten und abgrenzbaren Traumaerfahrungen (Weinberg 2005, S. 118 ff.)

> »Kinder, die körperlich misshandelt oder sexuell missbraucht wurden, können ängstlich, extrem wachsam und depressiv sein, dissoziative Zustände und/oder Entwicklungsverzögerungen aufweisen. Sie können sozial unreif sein und darauf angewiesen sein, dass ihre Umgebung ihnen Verhaltenshinweise gibt. Vielleicht haben sie in einer gefühlsarmen Umgebung gelebt, in einer von chaotischer Emotionalität geprägten oder in einer unbeständigen Umgebung. In jedem Fall können ihre natürlichen Spielneigungen gestört worden sein und so zu ängstlichem, ungeordnetem oder chaotischem Spiel geführt haben.« (Gil 1991, S. 71).

Um Spielfähigkeit zu fördern, muss die Gestaltung des Spielkontakts an die Besonderheiten des Kindes angepasst werden. »Das chaotische, zerfahrene Kind« benötigt nach Eliana Gil eine »restriktivere Umgebung«, die seine Wahlmöglichkeiten begrenzt (a. a. O., S. 71). Da in meinem Arbeitskontext ein Raumwechsel oder eine Anpassung der Einrichtung zwischen den Therapiestunden nicht möglich sind, führe ich ein solches Kind zielgerichtet zu einer Aktivität hin, die seine Aufmerksamkeit absorbiert und ihm erleichtert, ein Spiel aufzunehmen. Zu wenig stimulierte Kinder können durch ein modellhaftes Spielverhalten der Therapeutin dazu angeregt werden, in ein Spiel einzusteigen.

Eine Strukturierung durch konkrete Spielvorschläge kann darüber hinaus nötig sein, um Kindern aus Zuständen von Lähmung und Dissoziation herauszuhelfen. Dies gilt auch, wenn ein Kind in posttraumatischem Spiel verharrt. Posttraumatisches Spiel ist gekennzeichnet durch ständige Wiederholungen bei gleichzeitiger Affektvermeidung; es enthält weder eine narrative Struktur, Höhepunkte noch das Ende eines Handlungsbogens.

Einen potenziellen Nutzen solchen Spiels sieht Gil darin, dass das Kind bei der Erinnerung an Angst auslösende Ereignisse in eine aktive Haltung übergeht und dabei ein Gefühl von Beherrschung und Befähigung gewinnen kann. Wenn es fixiert bleibt und sich keine Veränderungen ergeben, sollte das Spiel jedoch unterbrochen werden:

- Das Kind kann aufgefordert werden, die Spielsituation zu verlassen und sich körperlich zu bewegen.
- Um starre Abläufe zu unterbrechen, kann es gebeten werden, die Wahrnehmungen und Gefühle einer Figur zu beschreiben.
- Hypothetische Fragen können eine Veränderung des Spielablaufs anregen; insbesondere die Frage nach einer möglichen Hilfsfigur.

- Bedrohliche Figuren können eingesperrt, bedrohte Figuren in Sicherheit gebracht werden.
- Gespräche und zielgerichtete Interventionen können helfen, zwischen »damals« und »heute« zu unterscheiden (Gil 1991, S. 82; Brächter 2008, S. 43).

Traumatisches Spiel lässt sich auch transformieren, indem Sicherheit spendende Interventionen aus einer Spielrolle heraus in den Spielverlauf eingebracht werden. Weinberg beschreibt ein solches Vorgehen am Beispiel eines Jungen, der bei einem Unfall mehrere Familienangehörige verlor und selbst schwerverletzt überlebte. Nachdem Jonas während traumatischer Reinszenierungen im Spiel ungeschützt mit dem Kopf auf den Boden fiel, bot sie sich ihm als »Alarmsystem« an:

> »Er hatte sich bei seinen Schaukeleien als Flugzeugpilot vorgestellt, sodass ich mich jetzt zum in seinem Bordcomputer eingebauten Alarmsystem erklären konnte. Jonas griff diese Idee mit Erleichterung und Begeisterung auf: Endlich konnte er angstfrei spielen! Denn das Alarmsystem schaltete sich automatisch ein – indem ich ihn in seinem wilden Schaukeln auffing und zur Ruhe brachte –, wenn er die Kontrolle verlor. Seine Schaukelspiele steuerten nun nicht mehr zwanghaft auf den Absturz zu, sondern er konnte Meere überfliegen und erste Abenteuer im Spiel erleben. Wenn es schließlich zum Flugzeugabsturz kam, wurde er integraler Bestandteil eines Rollenspiels mit Rettungseinsätzen, Martinshorn und Sanitätern. Und damit löste sich das typische, repetitive traumatische Spiel auf.« (Weinberg 2005, S. 57 f.)

Traumatisches Erleben und die Arbeit mit Trauma-Narrativen

Die Bezeichnung »posttraumatisches Spiel« wird teilweise kritisiert, da die eigentlichen Qualitäten des Spiels hierbei gerade nicht gegeben sind. »Gelingt ein *Spiel*, welches *spielerisch* daherkommt, also wirklich *Spiel im ursprünglichen Sinn des Wortes* ist, ist bereits eine Distanzierung von traumatischen Erlebnisinhalten hergestellt« (Krüger u. Reddemann 2007, S. 231; Hervorhebungen im Original). Werden traumatische Szenen reinszeniert, fehlt dem Spiel der Möglichkeitsraum des »Als-ob«, in dem neue Lösungen gefunden werden können. Hierbei auftretende Dissoziationen sind nicht zu verwechseln mit der therapeutischen Nutzung einer Außenperspektive bei Traumarekonstruktionen, durch die Klienten den Grad der Erlebnisintensität bewusst steuern können.

Traumatisches Erleben lässt sich Kindern mit dem Bild eines zerbrochenen Spiegels beschreiben, bei dem jeder Splitter einen Teil der Erinnerung enthält (Hanswille u. Kissenbeck 2008). Losgelöst von einer zeitlichen Einordnung, werden traumabezogene Erinnerungseindrücke als gegenwärtig und bedrohlich wiedererlebt. Sie werden nicht den modulierenden Prozessen des Gedächtnisses unterworfen, die mit der Zeit »ein in sich stimmiges, narratives und ganzheitliches Erinnerungsmodell der eigenen Vergangenheit schaffen« (Weinberg 2005, S. 89). Die mangelnde Möglichkeit, das Geschehene zu verbalisieren, erschwert die Verarbeitung und die Integration in die Lebensgeschichte. Traumatherapie gleicht einer Zusammenfügung des Spiegels, damit die Erinnerung im Gedächtnis abgelegt werden kann. Dies bedeutet gleichzeitig, aus Erinnerungsfragmenten eine Geschichte zu konstruieren, die in die eigene Biografie integriert werden kann.

Hier setzt eine Arbeit mit Trauma-Narrativen an. Verschiedene traumatherapeutische Verfahren[25] verwenden die Technik, Geschichten über ein Tier oder ein (anderes) Kind zu erzählen, die Details der erlebten Traumasituation enthalten und vom Kind aus ausreichender Ich-Distanz verfolgt werden können. Beim Erzählen werden die Ebenen von Verhalten, Gefühl, Körpererleben und Gedanken angesprochen[26]; von einem sicheren Anfangspunkt wird die Geschichte zu einem sicheren Ende gebracht.

In der Spieltherapie entwickeln Kinder selbst Traumageschichten, die der Struktur solcher Trauma-Narrative entsprechen. Wie in Tims Hundegeschichte wird das eigene Erleben dabei oft an eine Stellvertreterfigur delegiert. Das Kind kann regulieren, wie stark es sich während des Spiels in die Figur einfühlt; bei Bedarf kann es in eine Außenperspektive wechseln. Spielt es selbst die Rolle der Figur, ist eine assoziiertere Traumabearbeitung möglich. Hier ist die Therapeutin als Regisseurin besonders gefordert, um das Kind vor intrusivem Erlebnismaterial zu schützen.

Traumatherapeutische Verfahren gehen bei der Annäherung an belastende Erfahrungen zum Teil sehr vorsichtig vor. Sie arbeiten mit dem Konzept des inneren verletzten Kindes, das in gefährlichen Situationen an einen sicheren Ort gebracht wird; daneben werden

---

25 Die narrative Expositionstherapie (Schauer, Neuner u. Elbert 2005) und die Traumaerzählgeschichte (Lovett 2000); beide dargestellt bei Hanswille u. Kissenbeck 2008, S. 342.
26 Diese Ebenen entsprechen dem BASK-Modell: Behaviour, Affect, Sensation, Knowledge (Braun 1988, zitiert nach Hanswille u. Kissenbeck 2008, S. 72)

von Therapeutenseite aktiv Hilfsfiguren ins Spiel eingeführt. Beide Interventionen haben in emotional fragilen Situationen ihre Berechtigung, aber auch den Nachteil, dass die Spielhandlung des Kindes durch therapeutische Interventionen unterbrochen wird.

Solange es zu verantworten ist, halte ich es für eine stärkendere Erfahrung, wenn ein Kind im Spiel selbst den Weg aus einer rekonstruierten Traumasituation findet und sich einen geschützten Ort aufbaut. Dies schließt auch die Erlebnismöglichkeit eigener körperlicher Stärke mit ein.

Nach meiner Erfahrung hat die Angst vor möglicher Retraumatisierung dazu geführt, dass manche traumatisierten Kinder in einer Art Vakuum leben, in dem ihnen handfestere Kontaktangebote versagt bleiben. Gunther Schmidt formuliert ein Unbehagen an pathologieorientierten Traumatherapiekonzepten, die »suggerieren, dass man traumatisierte KlientInnen wie zerbrechliche Porzellanfiguren behandeln müsse«, ohne ihre zum Teil »ungeheure Überlebenskompetenz« zu sehen (im Vorwort zu Hanswille u. Kissenbeck 2008, S. 15). Körpertherapeutische Konzepte betonen die Bedeutung von Körperprozessen bei der Traumabewältigung (Levine u. Kline 2005). Entsprechende Erfahrungen können Kinder nicht machen, wenn in der Therapie auf eine körpernahe Erlebnisebene verzichtet wird.

In der Spieltherapie mit traumatisierten Kindern verwende ich traumatherapeutische Techniken als Hintergrundkonzept. Sie bieten mir die Sicherheit, Geschichten der Kinder folgen zu können, ohne dass sich die Angst vor Retraumatisierung auf Beziehungsebene störend auswirkt. Zu wissen, was ich tun könnte, falls sich ein Kind zu früh mit Erinnerungen konfrontiert, hilft dabei, dem Spiel einen sicheren Rahmen zu bieten. Nach meiner Erfahrung reicht es in den meisten Fällen aus, den Umgang mit assoziiertem und dissoziiertem Erleben sicher zu handhaben. Geht ein Kind zu intensiv in eine Situation herein, kann es sich daraus wieder lösen, wenn man auf Metaebene Fragen zur Spielgestaltung stellt. Im Gegenzug kann assoziiertes Erleben gefördert werden, wenn ein Kind Zugang zu seinen Ressourcen gewinnt und seine Kraft spürt. Hierzu gehört auch ein Nachholen von Bewegungsmöglichkeiten, die ihm in der Traumasituation versagt blieben.

Wählt ein Kind in einer rekonstruktiven Spielsequenz die Ebene des Rollenspiels, ist eine sorgfältige Handhabung der Rollen besonders wichtig. Kleinschrittig kann daran erinnert werden, dass man sich auf der Ebene von Rollen bewegt. Täterrollen lassen sich an Puppen delegieren, um dem Kind als Therapeutin stützend zur Verfügung zu stehen.

Zentral ist bei intensiven Erlebnisprozessen die Möglichkeit einer Trennung zwischen »damals« und »heute«. Mit dem Trauma verknüpfte Ereignisse, auf die sich das Kind im Spiel bezieht, müssen gegenüber der Gegenwart deutlich abgegrenzt werden. Zum Ende einer Stunde muss sichergestellt sein, dass sich das Kind wieder in der Gegenwart verankert hat und die Therapie gut verlassen kann.

Mich beeindruckt immer wieder, wie Kinder mit Traumaerfahrung ihre Therapie im freien Spiel so gestalten, dass sich ein heilsamer Prozess entwickeln kann:

> *Sarah,* zu Therapiebeginn fünf Jahre alt, hatte in den ersten Lebensmonaten einen relativ guten Start, bis ihre Mutter durch einen Rückfall in Drogenabhängigkeit nicht mehr in der Lage war, sich ausreichend um sie zu kümmern. In den folgenden drei Jahren wurde Sarah vernachlässigt, oft allein gelassen und am Bett festgeschnallt, hinzu kamen Misshandlungen und mehrere Krankenhausaufenthalte. Zusätzliche sexualisierte Gewalt durch Bekannte im Umfeld lässt sich weder ausschließen noch bestätigen.
>
> In der Therapie steigt Sarah schnell in Rollenspiele ein. Sie fällt vom Pferd, wird vom Auto überrollt und stürzt beim Krankentransport von der Bahre. Im Krankenhaus muss sie operiert werden; sie darf sich nicht bewegen, obwohl sie dabei Schmerzen hat. In der Rolle einer Sanitäterin versuche ich, Sarah schützend zu begleiten, bin aber angesichts der immer neuen Verletzungen selbst in einer machtlosen Position. Sarah lässt mich spüren, wie viel ihr in ihrem Leben schon passiert ist. Statt im Spiel einen Schutz bieten zu können, den es im realen Leben nicht gegeben hat, erhalte ich die Funktion, »Zeuge« zu sein und »dadurch Wirklichkeit, auch die Wirklichkeit des Leidens anzuerkennen« (Oestereich 2005, S. 69). Gleichzeitig sucht Sarah im Spiel aktiv Körperkontakt: Sie will von mir aufgehoben, getragen und gehalten werden. Im Gegensatz zu früher ist sie in furchterregendem Erleben nicht allein.
>
> Die Therapie verläuft in den nächsten Wochen unter engmaschiger Supervision. Anfangs bewegt sich die Spielhandlung an der Grenze posttraumatischen Spiels, bei dem Spielszenen unverändert wiederholt werden. Nach und nach verändert sich jedoch der Ablauf; nach Unfallszenen und Rettungsaktionen verlagert sich der Schwerpunkt zur Begegnung am Krankenhausbett. Teile der Handlung werden spielerischer; im Sinne eines »Ich wär' jetzt vom Pferd gefallen, das müssen wir nicht groß spielen« findet Sarah einen distanzierteren Umgang mit

ihrer Geschichte. Daneben sorgt sie in einer für ihr Alter unglaublichen Art für eine sichere Rahmung des Spielgeschehens. Rollenspiele werden von ihr selbst so rechtzeitig beendet, dass noch Zeit bleibt, die Stunde gut abzuschließen. Im Sandkasten entstehen Sicherungsbilder, auf denen Kinder beim Spielen von Polizisten beschützt werden; beim Malen vergewissert sich Sarah ihrer gegenwärtigen Lebenssituation, indem sie sich im Kreis ihrer Pflegefamilie zeichnet.

Da Sarah auch während traumabezogener Szenen nicht in Gefahr scheint, zu dissoziieren oder von Erinnerungen überwältigt zu werden, setze ich das Rollenspiel fort. Sarah kontrolliert den Spielablauf und erteilt mir genaue Regieanweisungen. Zu einer Gratwanderung wird es, als ich in einer Arztrolle Operationen vornehmen soll, vor denen sie Angst zeigt. Obwohl ich sie körperlich nicht berühre, unterbreche ich immer wieder, um den Spielcharakter der Handlungen zu betonen; manche Anforderungen lehne ich ab. Zunehmend spüre ich, dass es Sarah darauf ankommt, der »Behandlung« Widerstand entgegenzusetzen: Zuerst vorsichtig, dann immer kräftiger erprobt sie die Kraft ihrer Arme und Beine. Ich gebe ihr dazu Gelegenheit, indem ich dagegen halte; später tritt Sarah gegen Kissen und Decken. Hatte sie in früheren Spielsequenzen teils regungslos auf dem Bett gelegen, löst sich jetzt die Traumastarre. Nach heftigem Beginn wird das Kräftemessen spielerischer; Anspannung und Aggression gehen über in ein Genießen korrektiver Bewegungserfahrungen.

Nach einigen Wochen beginnt Sarah damit, die Rollenspielhandlungen in eine Zeitfolge einzuordnen: Auf einer Tafel lässt sie mich das Alter notieren, in dem das Kind ins Krankenhaus eingeliefert wird. Wir sprechen darüber, was Kinder in diesem Alter bereits gelernt haben, ob sie schon laufen oder sprechen können. Sarah spielt die entsprechenden Aktivitäten nach, krabbelt durch den Raum und spricht Babysprache. Jenseits der Traumaerfahrungen rekonstruiert sie ihre eigene Entwicklungsgeschichte. Dem Mädchen im Krankenhaus gibt sie einen anderen Namen; die dort spielenden Erlebnisse grenzt sie von ihrer sonstigen Biografie ab. Auch im Krankenhaus nehmen »behandlungsfreie« Phasen zu, in denen sie sich versorgen lässt und die Zuwendung der Krankenschwestern genießt.

In der letzten Phase der Krankenhausspiele konfrontiert sich Sarah mit ihrer Mutter, zu der im realen Leben kein Kontakt besteht. Sie bringt ihre Mutter in Verbindung mit dem Erleben von Gewalt und Verlassensein. Neben Angst, Wut und Trauer zeigt sie ihr gegenüber auch eine starke Sehnsucht.

Im Krankenhaus möchte das Mädchen von seiner Mutter besucht werden. Ich stelle die Mutter durch eine Puppe dar. Zunächst soll sie nur durch ein Fenster ins Zimmer schauen. So, wie ich es von Sarahs

Mutter weiß, lasse ich die Puppe darüber sprechen, wie leid es ihr tut, was ihre Tochter erleben musste, und wie sehr sie sich darüber freut, dass sie sich so gut entwickelt hat. Mit großer Aufmerksamkeit hört Sarah zu, anschließend darf ihre Mutter näherkommen. Sarah umarmt die Puppe, sie möchte sie im Arm halten und von ihr eine Geschichte erzählt bekommen. Mit der Puppe zwischen uns liegen wir lange ruhig nebeneinander. Während sie meinen Geschichten zuhört, streichelt Sarah die Mutterpuppe; sie kann sich entspannen.

Als das Mädchen im Spiel drei Jahre alt geworden ist, braucht es keine Krankenhausbehandlung mehr. Da es aber weiß, wie es verletzten Kindern dort geht, möchte es ihnen helfen. Sarah wählt die Rolle eines Clowns, der Kinder im Krankenhaus fröhlicher macht. In der anschließenden Therapiephase setzt sie sich mit ihrem aktuellen Lebenskontext in Schule und Pflegefamilie auseinander.

Das »unfühlbare und unsagbare Innere mit Sprache zusammenzuführen« bedeutet einen Schritt zur Integration (Weinberg 2005, S. 56). Als Ziel einer Traumatherapie gilt die Entstehung eines kohärenten Trauma-Narrativs, das in die eigene Lebensgeschichte eingegliedert werden kann. Dazu gehört eine Realisierung des Geschehenen im Sinne einer »Personifikation (›Es ist wirklich mir [...] passiert‹)« und einer »Präsentifikation (›Es war damals‹)« (Hanswille u. Kissenbeck 2008, S. 320).

Mit längerem Abstand zu den Krankenhausgeschichten begegnen wir uns gegen Ende der Therapie in den Rollen von Hund und Katze. In diesem Spiel lässt mich Sarah erleben, was ihr selbst geschehen ist. Als Hund werde ich geschlagen und getreten, ich habe Schmerzen und große Angst. Sehr treffend beschreibt Sarah den Vorgang der Dissoziation: »Dann hättest du dich tot gestellt.« Lange sieht sie zu, wie ich reglos am Boden liege, bevor sie fortfährt: »Am nächsten Morgen wärst du aufgewacht und dir hätte alles wehgetan.«

Selbst noch als Katze verkleidet, sieht mich Sarah an und sagt: »Das ist mir auch passiert.«

Dekonstruktion traumadeterminierter Geschichten im Umfeld des Kindes

Trauma-Narrative, mit denen überstandene Lebensereignisse in die eigene Biografie integriert werden, unterscheiden sich von Traumaerzählungen, die eine dauerhafte Prägung durch das Erlebte betonen und einen Opferstatus festschreiben können (Levold 1994). Welche

Geschichten im Umfeld eines Kindes über traumatische Ereignisse erzählt werden, hat entscheidenden Einfluss darauf, wie das Trauma verarbeitet werden kann und welche Entwicklungsmöglichkeiten Betroffenen offenstehen (Oestereich 2005).

Traumatheorien fördern eine Sichtweise, nach der eine Traumatisierung kausal determiniert bestimmte Erlebens- und Verhaltensaspekte nach sich zieht. Dass auch hier äußere Einwirkungen durch den Organismus autonom verarbeitet werden, wird weit weniger rezipiert. Das Gleiche gilt für therapeutische Veränderungsmöglichkeiten. In manchen Lebenskontexten wachsen Kinder unter dem Einfluss von Überzeugungen auf, die im Kern eine negative Prophezeiung beinhalten: einmal Trauma, für immer traumatisiert.

In der Arbeit mit Bezugspersonen ist eine Neukonstruktion von Traumageschichten oftmals unverzichtbar. Werden statt der erlebten Schrecken Bewältigungskompetenzen in den Vordergrund gerückt, erhält die Lebenserzählung eines Kindes eine andere Akzentuierung. Wenn Narrative über persönliche Stärken und hilfreiche Begegnungen entstehen, hat dies auch Auswirkungen auf die aktuelle Beziehungsgestaltung zum Kind.

Ressourcenorientierte Therapiekonzepte fokussieren auf Elemente, die es aus der Bewältigung einer traumatischen Situation zu bewahren gilt; »das, woran man sich erinnern soll«, wird getrennt von anderen Aspekten im Gedächtnis abgelegt (Signer-Fischer, Gysin u. Stein 2009, S. 128; Signer-Fischer 2001; 2007). Hierzu gehören alle Verhaltensaspekte, durch die sich ein Kind in einer Traumasituation schützen konnte: eine Körperdrehung beim Sturz aus großer Höhe ebenso wie ein Heraustreten aus dem Körper bei extremer Gewalt. Betont wird die Würde des Kindes, die durch die Traumatisierung nicht verletzt werden konnte, und der Kern der Persönlichkeit, der unverletzt blieb und in der Therapie visualisiert und gemalt werden kann (ebd.).

Bestärkend wirkt darüber hinaus die Suche nach Wachstumsprozessen, die durch ein Trauma angestoßen wurden (Hanswille u. Kissenbeck 2008, S. 138).

> Sarah findet ein schönes Bild für posttraumatisches Wachstum, indem sie sich nach ihrer »Heilung« anderen Kindern zuwendet: Sie hat besondere Erfahrungen gemacht, die sie in der Tätigkeit als Krankenhausclown nutzen möchte.

9.4 Mehrgenerationale Traumatisierung und Kinderperspektive

Traumatisierungen werden oft mehrgenerational weitergegeben. Sind Eltern selbst traumatisiert, können desorganisierte Bindungsmuster und Entwicklungstraumatisierungen entstehen. Irritation, Angst und Unsicherheit angesichts nicht nachvollziehbarer Handlungen von Elternteilen sind für Kinder innerfamiliär meist nicht kommunizierbar. Solche Gefühle mit einer außenstehenden Person teilen zu können gilt in der Resilienzforschung als wichtiger protektiver Faktor.

David, neun Jahre alt und nach einer Mobbingphase zur Therapie angemeldet, malt ein »Albtraummonster«, das ihn in seinen Träumen in der Mitte auseinanderreißen will. Als Hilfsfigur wählt er einen Power Ranger. Ein Treffen am sicheren Ort (als nächstem Schritt der Cartoontherapie) scheitert zunächst daran, dass sich David einen solchen Ort nicht vorstellen kann.

Wie oft in solchen Situationen versuche ich, einen sicheren Ort in einer Trance finden zu lassen. In der Imagination sieht sich David im Maul eines Dinosauriers. Es ist dunkel, er hält sich an einem Zahn fest und zündet ein Streichholz an, damit der Dinosaurier ihn nicht verschluckt und ihn wieder ausspuckt.

David ist mit mir einer Meinung, dass dies kein sicherer Ort gewesen ist.

Da ich von seiner Religiosität weiß, schlage ich vor, sich von Engeln einen besseren Ort zeigen zu lassen. Nach der vorausgegangenen Erfahrung lasse ich ihn diesen Ort »ausdenken«; vor ihn stelle ich zwei Engelfiguren. David sieht sich auf einer Blumenwiese, wo er sich ein Lagerfeuer angezündet hat. So malt er sich auch in den Cartoon. Der Power Ranger sendet ihm die Botschaft, dass das Albtraummonster ein Pflaster an der Hand braucht: Seine Hand blutet. Ich betone, wie wichtig es ist, dass sich der Power Ranger um die Verletzung des Monsters kümmern kann: Ein Kind ist dazu noch nicht in der Lage.

Davids Mutter hat in ihrer Lebensgeschichte mehrfache Traumatisierungen erlebt; neben verschiedenen Symptomen leidet sie unter Schmerzen an der gleichen Hand, die auch beim Monster verbunden wird. Es wird freundlicher und heißt jetzt: »Gut-Schlaf-Monster«.

In das letzte Bild malt sich David, wie er unter Bäumen liegt und schläft. Der Himmel ist hell und die Sonne scheint.

Zwischen David und seiner Mutter kommt es zu heftigen Eskalationen, die mit wechselseitiger Gewalt ausgetragen werden. Zu Therapiebeginn versuche ich zunächst, Triggerkreisläufe zu unterbrechen (Hanswille u. Kissenbeck 2008, S. 337). In einer gemeinsam gebauten Sandbildskulptur wird deutlich, wie sich in Konfliktsituationen Vergangenes in die Gegenwart mischt. Mutter und Sohn erkennen, wie sie sich gegenseitig mit bedrohlichen Personen aus anderen Kontexten »verwechseln«; mit Stoppsignalen helfen sie sich dabei, in der Realität zu bleiben. Neben familientherapeutischen Interventionen bleibt die Spieltherapie ein wichtiger Ort, um David von Verantwortungs- und Schuldgefühlen zu entlasten.

Sind Elternteile traumatisiert, können Kinder im Spiel ihre Sorgen zum Ausdruck bringen, ohne explizit über ihre Eltern sprechen zu müssen. Auch wenn sie sich auf bewusster Ebene mit eigenen Anliegen beschäftigen, weisen Zeichnungen und Spielhandlungen auf elterliche Symptome hin. Wie Davids Albtraummonster bluten viele externalisierte Problemfiguren aus Wunden, die Traumaerfahrungen der Eltern spiegeln. Sie sind deshalb »böse«, weil sie selbst verletzt wurden. Indem die Verantwortung für den Heilungsprozess starken Hilfsfiguren übertragen wird, werden Kinder aus der Verantwortungsposition entlassen.

Gleichzeitig verändern Kinder ihre innere Repräsentation des Elternteils: Durch Bilder der Verletzungen werden elterliche Traumaaspekte externalisiert. Bedrohliche Verhaltensweisen werden nicht mehr dem Elternteil als Person zugeschrieben, sondern als Traumafolge konzeptualisiert. Die im Cartoon vorweggenommene Heilungsgeschichte vermittelt ein Bild davon, wie Vater oder Mutter ohne ihre Beeinträchtigungen sein könnten. Kinder gewinnen auf diesem Weg ein »gutes« Elternbild, vor dessen Hintergrund irritierende Handlungen als Ausnahme erscheinen. Meist findet zum Abschluss von Geschichten eine Versöhnung statt.

Traumatische Erlebnisse sind bei vielen Eltern dissoziiert; sie stehen der bewussten Erinnerung nicht zur Verfügung oder werden in ihren Auswirkungen auf die Lebensgestaltung nicht realisiert. Über den »Umweg« der Kindertherapie kann es gelingen, Eltern wieder mit solchen Ereignissen in Kontakt zu bringen. Oft lassen sie sich für eine Auseinandersetzung mit der eigenen Lebensgeschichte gewinnen:

Ayla, sechs Jahre alt, erfindet für ihre Mutter ein Handpuppenspiel, in dem eine verletzte Prinzessin nur von einem Frosch gerettet werden kann. Sie wurde von einem Krokodil ins Bein gebissen, als es ihre Zauberkugel gestohlen hat.

Der Prinzessin tut ihr Bein sehr weh, aber niemand hört auf sie. Alle denken, sie will nur singen und feiern. Der Frosch hört als Einziger, dass die Prinzessin nicht singt, sondern schreit. Zunächst will er ihr nicht helfen, weil sie ihn belogen hat und mit anderen feiert. Doch dann trifft er selbst auf die »Bösen« und erfährt, was mit der Prinzessin passiert ist. Er lässt sich in einen Prinzen verwandeln, piekst das Krokodil, sodass ihm die Zauberkugel aus dem Mund fällt, und überreicht sie der Prinzessin. Sie wird geheilt. Die beiden heiraten und feiern ein großes Fest »mit allen, die sie kannten«.

Im Elterngespräch berichtet Aylas Mutter davon, in ihrer Jugend durch Beinbrüche als Folge eines Unfalls schwer verletzt gewesen zu sein. Der Moment des Aufpralls hole sie immer wieder ein; seitdem spüre sie eine große Unruhe und lebe ihr Leben in rasendem Tempo. Nachdem sie sich die Auswirkungen dieses Traumaereignisses vergegenwärtigt hat, sucht sie für sich selbst therapeutische Unterstützung. Bereits vorher beginnt sie damit, ihren Alltag zu ordnen und ruhiger zu gestalten.

Spieltherapie kann es Kindern auch erleichtern, gegenüber »alten Geschichten« auf Abstand zu gehen:

Malte, neun Jahre alt, ist davon überzeugt, dass sich sein »Bauchschmerzmonster« niemals ändern wird, genauso wenig wie sein Großvater, der Oma und Mutter schwer misshandelt hat. Da die Großmutter im Haus der Familie wohnt, ist Malte ständig mit Geschichten aus der Vergangenheit konfrontiert.

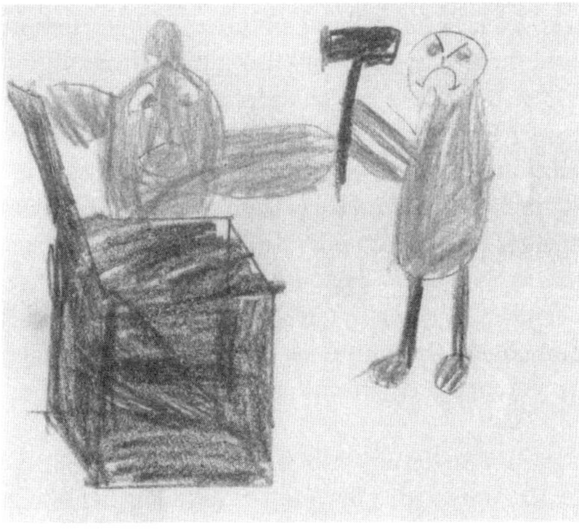

Abb. 32: Dann mach ich die Kiste ganz fest zu

Ihm hilft die Idee aus der Traumatherapie, Belastendes, das sich nicht ändern lässt, sicher zu verpacken: Den »Bauchschmerz-Opa« malt er in eine Kiste, daneben sich selbst mit grimmigem Gesicht und einem Hammer in der Hand: »Dann mach' ich die Kiste ganz fest zu!« (Abb. 32). Im nächsten Bild steht er fröhlich neben der Kiste, sogar das Bauchschmerzmonster sieht freundlicher aus. Malte tritt zu Hause dafür ein, dass er die Geschichten von früher nicht mehr hören will; auch gegenüber Leistungserwartungen kann er sich besser abgrenzen. Seine Bauchschmerzen verschwinden.[27]

Kindertherapie ist nur begrenzt wirksam, wenn ein wichtiger Ansatzpunkt therapeutischer Interventionen bei den Eltern liegen würde. Sie kann für Kinder trotzdem von existenzieller Bedeutung sein, um mit Verhaltensweisen zurechtzukommen, deren Verständnishintergrund selbst den Eltern nicht zugänglich ist. Liegen Veränderungsmöglichkeiten nicht im Einflussbereich des Kindes, gibt es oft nur wenig Ansatzpunkte für ein zielgerichtetes therapeutisches Handeln. Wichtigste Aufgabe ist es in solchen Fällen, emotionalen Beistand zu leisten und Kinder in ihrem Erleben nicht allein zu lassen:

Fabian, neun Jahre alt, ist wegen einer sekundären Enuresis und Ängsten in Therapie; daneben neigt er zu selbstverletzendem Verhalten, indem er seine Arme blutig kratzt. In der Spieltherapie zieht es ihn zu düsteren Sandbildgeschichten, die kein gutes Ende finden.

Ein Mann zielt auf ein Baby. Er will es töten, weil es nicht erleben soll, was ihm selbst passiert ist. Um ihn herum stehen falsche Freunde, die nicht eingreifen, weil der Mann ihr Boss ist.

Ein anderer Mann soll an Gewalthandlungen gehindert werden. Ein Starfighter fliegt gegen ihn, um ihn mit einem Stoß ins Herz zu töten – ohne Erfolg. Der Mann hat sein Herz auf der falschen Seite.

In einer Familienskulptur lässt Fabian die Figur des Vaters zu Tode kommen: Ein »Krokodil namens Einsamkeit« frisst die Vaterschlange.

Um dem Sog destruktiver Szenarien entgegenzusteuern, rege ich den Bau einer Insel an, zu der nur Fabian Zutritt hat. Seine Insel müsste Hunderttausende Kilometer weit entfernt sein, damit er sich dort sicher fühlen könnte. Es entsteht eine erste, noch karge Insel aus Ton, später ein wohnlicherer Ort mit einer Hütte. Fabian sitzt als Punk auf einer Bank am Feuer, auf der Nachbarinsel wohnt ein Hund, der auf ihn aufpasst.

Neben der Sicherungsarbeit auf Symbolebene versuche ich, Fabian in seiner Verantwortung als ältester Sohn der Familie zu entlasten. Sei-

27 zuerst veröffentlicht in Brächter 2008.

ne Eltern haben sich getrennt, nachdem sich der Vater im letzten Jahr stark veränderte. Durch seinen selbstgefährdenden Lebensstil ist nicht nur der finanzielle Status der Familie bedroht; Fabian fürchtet auch, dass dem Vater etwas zustoßen könnte. Gemeinsam unterziehen wir seine Ängste einer Realitätsprüfung; in seinem Auftrag unterrichte ich die Eltern über seine Sorgen. Das selbstverletzende Verhalten nimmt ab, Fabian wendet sich wieder stärker seinen Freunden zu.

Eine endgültige Wende bringt die Bearbeitung von Ereignissen aus der Großelterngeneration. In einer Eigentherapie stößt Fabians Vater auf den Hintergrund seiner Veränderung; er erkennt Bezüge zur NS-Vergangenheit seines Vaters, der als SS-Offizier an der Erschießung von Menschen beteiligt war. Zu diesem Zeitpunkt war sein Vater in seinem jetzigen Lebensalter.

Nach einer entscheidenden Familienrekonstruktion kommt der Zyklus der Sandbildgeschichten zu einem Ende: Wieder steht ein Herrscher auf einem Hügel. Alles Geschehen wird von ihm kontrolliert, weil er den Menschen als Geist seine Befehle eingibt. Er ist jedoch nicht mehr unbesiegbar. Im Sturzflug gelingt es Superman, den Herrscher vom Thron zu stürzen.

Fabian nennt sein Sandbild: »Die Verbindung von Lebenden und Geistern wird durchtrennt«.

9.5 Neue Selbstbilder in alten Kontexten

Kinder werden in der Regel mit individuumszentrierten Veränderungserwartungen zur Therapie vorgestellt; nicht immer sind die im Umfeld eines Problems wichtigen Personen zur Mitwirkung zu gewinnen. Lässt sich ihr Lebenskontext nicht verändern, kann eine Einzeltherapie Kindern dabei helfen, sich in ihrem Herkunftssystem neu zu orientieren. Es kann entlastend sein, sich auf der Ebene innerer Repräsentationen mit Familienbeziehungen auseinanderzusetzen. Eigenes Verhalten lässt sich in einen neuen Kontext stellen, Schuldzuweisungen können zurückwiesen werden. Zugeschriebene Verhaltensweisen und Delegationen lassen sich hinterfragen:

Moritz, acht Jahre alt, wird in seinem Aktionsradius in einer Weise eingeschränkt, die seinem Alter nicht mehr entspricht. Seine Mutter kontrolliert ihn im Auftrag des Vaters, zwischen ihr und Moritz gibt es darüber viele Konflikte. Dass ihm so wenig zugetraut wird, schreibt Moritz seiner »Dummheit« zu: Er wertet sich sehr ab; wenn er Hausaufgaben nicht lösen kann, schlägt er sich selbst. Sein Vater, nach früheren Verlusterfahrungen um den Sohn besorgt, steht einer Psychotherapie ablehnend gegenüber.

Im Sandkasten schickt Moritz eine Expedition in unbekannte Länder: Sie hat den Auftrag, die Wüste zu bewässern. Dort begegnet sie einem jungen Tiger, der in seinem Wald keine Beute mehr findet, und einer Dinosaurierin, die ein Ei ausbrütet. Besorgt, dass ihr Ei durch den Motorlärm zu früh aufgehen könnte, läuft die Dinosaurierin der Expedition entgegen. Sie wird erschossen, weil sie die Forschungen behindert. Währenddessen kratzt der junge »Dino« schon an seiner Schale: Er will heraus. Leider hat seine Mutter das nicht mehr gehört.

Als der Tiger die Dinosaurierin fressen will, schlüpft der Dino mit einem lauten Knall: Er ist schon fast so groß wie seine Mutter! Erschrocken flüchtet der Tiger zurück in den Wald. In einer bewegenden Szene beugt sich der junge Dinosaurier über seine Mutter. Er fragt sie, wieso sie nicht auf ihn gehört habe, jetzt sei er ganz allein. Aus dem Zug steigt ein Forscher, er hat Babymilch dabei und tröstet den Dinosaurier.

In den folgenden Stunden beschäftigt sich Moritz mit der Geschichte eines Hais, dessen Vater es verlernt hat, im offenen Meer zu schwimmen. Tierforscher helfen ihm dabei, sich wieder auf ein Leben in Freiheit vorzubereiten.

Besonders schwer fällt eine Neuorientierung, wenn Kinder in einer Familie eine stützende Funktion für einen Elternteil übernommen haben.

»Familie Verrückto«[28] ist das Sandbild eines zwölfjährigen Jungen, dessen Mutter eine schizophrene Episode durchlebt hat. Es ist fiktiv und einem Computerspiel nachempfunden; dennoch trifft es sein Erleben der Familiensituation. Es zeigt seine parentifizierte Rolle als Stütze der Mutter und die Ausrichtung seiner Aufmerksamkeit auf das, was (im Konflikt) mit den Eltern passieren könnte:

Eine Familie baut auf ihrem Grundstück zuerst einen Zaun, danach wird gemeinsam das Erdgeschoss errichtet. Plötzlich beginnen Mutter und Vater, getrennte Türme zu bauen. Der Turm des Vaters, das Empire State Building, wird so hoch, dass er kurz nach der Vollendung einstürzt. Seine Bausteine verwendet die Mutter anschließend für einen noch höheren Kirchturm. Er hält nur, wenn er von Markus gestützt wird – bevor er schließlich auch zusammenfällt.

Auf die Frage, wie es den Kindern der Familie geht, wendet sich Markus dem zweiten Sandkasten zu. In der Nähe der einstürzenden

28 zuerst veröffentlicht in Brächter 2005.

Türme können die Kinder nichts für sich bauen, sie bekommen einen »Herzinfarkt«. In einem separaten Sandkasten errichten sie ihre eigene Welt, in der schon Babys allein auf sich aufpassen.

Kindern wird bei der psychiatrischen Behandlung von Elternteilen nur selten ermöglicht, sich mit ihren Fragen und Ängsten mitzuteilen; in einer Atmosphäre von Sprachlosigkeit bilden sich in Familien oft starre Muster aus, die eine Bewältigung psychischer Krisen erschweren. Wenn sich die »Elterntürme« gegenseitig stützen könnten, hätten die Kinder der »Familie Verrückto« andere Entwicklungsmöglichkeiten.

Werden Kinder mit eigenen Symptomen zur Therapie vorgestellt, eröffnet sich die Chance, ihnen (und den Eltern) ein Forum für ihr Erleben der Familiensituation zu bieten. Spieltherapie kann Kinder dabei unterstützen, sich wieder stärker auf eigene Entwicklungsperspektiven zu beziehen.

Das Bild der Türme zeigt deutlich, welche überfordernden Aufgaben Markus in seiner Familie übernommen hatte. Mit dem Bau einer separaten Welt gibt er sich die Erlaubnis, sich eigenen Interessen zuzuwenden. Möglich ist dies nur, wenn jemand anderes die Mutter stützt und die Eltern davon abhält, weiter gegeneinander zu arbeiten. Elterngespräche helfen der Mutter, ihr eigenes Maß zu finden und sich nicht länger an der »Turmhöhe« ihres Mannes zu orientieren.

9.6 Neu-Spielen schwieriger Lebensgeschichten

Narrative Therapie kann nicht nur dazu anregen, Lösungsideen für die Zukunft zu entwickeln. Ihre besondere Stärke liegt darin, auch in zurückliegende Lebensphasen veränderte Perspektiven einzuführen. Vergangenheit ist in der Therapie in Erinnerungen präsent, wobei ich die Ebene von Körpererinnerungen ausdrücklich einschließen möchte. Therapeutisch erreichbar ist die Art, wie frühere Ereignisse in die Lebensgeschichte eingeordnet werden und welcher Sinn ihnen zugeschrieben wird.

Wird über die Vergangenheit gesprochen, bleibt sie nicht unverändert. Gespräche können dazu beitragen, Interpretationsmuster zu bestätigen und Geschichten zu verfestigen. Dies wirkt sich ungünstig aus, wenn angenommen wird, das Leben sei durch Vergangenes auf schlechte Bahnen festgelegt. Gespräche können solche Muster aber auch irritieren. Ein »Re-Telling« der eigenen Lebensgeschichte (White 2007) bietet die Chance, Erlebtes unter neuem Fokus zu betrachten und ihm neue Bedeutung zu verleihen. Eine solche Rekonstruktion der Vergangenheit kann die Weichen für das zukünftige Leben entscheidend ändern.

Kinder nutzen zum Neu-Erzählen schwieriger Lebensereignisse das Medium des Spiels. Möglichkeiten zu Reframings sind bei ihnen jedoch eng an den Verarbeitungsprozess der Eltern gebunden. Wenn Eltern negative Folgen für das Leben ihres Kindes befürchten, können ihre Ängste den Entwicklungsraum zum Teil stärker einschränken, als es die vergangenen Ereignisse selbst vermocht hätten.[29] Besonders bindend wirken Schuldgefühle, dem Kind bestimmte Erfahrungen nicht erspart zu haben.

Ein »Re-Playing« von Lebensphasen kann in der Spieltherapie vor allem dann eine Wirkung entfalten, wenn es im engen Dialog mit Reflexionen auf Elternebene erfolgt. Einschränkende Überzeugungen kann ein Kind nachhaltiger auflösen, wenn sich parallel auch die Sichtweise der Eltern bewegt. Umgekehrt können sich Eltern leichter aus Sorgen lösen, wenn sie durch Einblick in die Spieltherapie den Eindruck gewinnen, dass ihr Kind der Zukunft zuversichtlicher entgegensieht.

Hanna, sieben Jahre alt, leidet unter Ängsten, seit sie bei einem Fest gemeinsam mit ihrer Mutter in einer Schultoilette eingeschlossen war. Die Furcht vor geschlossenen Räumen hat sich in der Zwischenzeit auf andere Situationen ausgedehnt. Hanna reagiert panisch, wenn sie auch nur für kurze Zeit allein bleiben soll; insgesamt hat sie sich stärker zurückgezogen.

Im Elterngespräch erfahre ich von Ängsten der Mutter, die eine Hintergrundgeschichte zur Episode beim Schulfest bilden. Frau N. hat sich von ihrem Mann getrennt, als er ihr gegenüber nach Alkoholkonsum wiederholt gewalttätig geworden war. Zu ihm besteht seit Längerem kein Kontakt mehr. Frau N. befürchtet, dass den Kindern die frühen Erlebnisse geschadet haben könnten und sich das Suchtverhalten des

29 Den hohen Einfluss elterlicher Erwartungen belegt u. a. Selma Fraiberg am Beispiel von Behinderungen. Ihre Studie über Eltern mit blindgeborenen Kindern zeigte, dass »nicht allein die Behinderung über das Schicksal des Kindes entscheidet, sondern vor allem die Phantasien seiner Eltern über das Ausmaß und die Bedeutung dieser Beeinträchtigungen« (Ludwig-Körner 2008, S. 6).

Vaters auf sie übertragen könnte. In der familiären Interaktion hat sich ein ungünstiges, sich selbst verstärkendes Muster herausgebildet: Während Hanna in der Angst vor geschlossenen Türen ein Objekt für die sorgenvolle Familienatmosphäre gefunden hat, steigert ihre Ängstlichkeit noch die Besorgnis der Mutter.

In der Therapie formuliert Hanna sehr engagiert das Ziel, ihre Angst zu überwinden. Obwohl die Situation im Toilettenraum schon länger zurückliegt, muss sie immer wieder daran denken. In einem Cartoon externalisiert sie das Wesen, das ihr diese Erinnerungen aufdrängt. Sie malt »Spuki«, ein Gespenst mit herabgezogenen Mundwinkeln, das gut zur besorgten Haltung der Mutter passt. Als Hilfsfigur entsteht eine Zauberin, »die Wunderbare«.

Da sich Hanna einen sicheren Ort nicht vorstellen kann, bauen wir ihn zunächst im Raum auf; als Zauberin werde ich in Hannas Höhle eingeladen. Gemeinsam überlegen wir, welches Geschenk dem Gespenst helfen könnte, sich zu verändern. Hanna hat schnell eine Idee: Spuki besitzt eine alte, kaputte Kasperlepuppe, die repariert werden muss. Zurück am Maltisch, setzt sie ihren Einfall um. Spukis Puppe bekommt neue Augen, eine neue Nase, einen fröhlichen Mund und neue Hände – Körperteile, die man gut gebrauchen kann, um verschlossene Türen zu öffnen.

Hannas Veränderungsidee weist zurück auf die Familiengeschichte: In der Gestalt der Kasperlepuppe trug das Gespenst etwas mit sich herum, das in der Vergangenheit beschädigt wurde. Symbolisch werden diese Spuren gelöscht und die Puppe in einen guten Zustand versetzt. Als ihm die neu gestaltete Puppe überreicht wird, verändert sich auch Spuki: Das Gespenst erhält eine neu gestylte Frisur und blickt fröhlicher in die Gegend. Das letzte Bild zeigt Hanna, die ebenfalls fröhlich guckt.

In den folgenden Stunden baut Hanna aus Ton einen Schutzengel; erstmalig erprobt sie wieder, eine Toilettentür selbst ab- und aufzuschließen. Gemeinsam mit der Mutter installieren wir ein Trainingsprogramm, mit dem sie ihre Erfolge im Alltag fortsetzen kann.

In einer Therapiestunde rekonstruieren wir das Erlebnis, das Hannas Ängste aktuell ausgelöst hat. In einer Bilderfolge malt sie zunächst die Ausgangssituation: Hanna ist mit ihrer Schwester und der Mutter beim Martinsfest, die Mädchen halten bunte Laternen in der Hand. Beim Zeichnen gerät die Mutter sehr klein, ihre Füße reichen nicht bis auf die Erde. Hanna weiß jedoch Abhilfe: »Dann kriegt sie eben eine lange Hose an.« Mit kräftigen Strichen malt sie sich die Mutter so, wie sie sie in der folgenden Situation gebraucht hätte: groß, stabil und mit beiden Beinen auf dem Boden (Abb. 33).

Die Szene im Toilettenraum wird weniger sorgfältig ausgestaltet; Hanna vermeidet ein zu intensives Erleben, indem sie diesen Abschnitt der Geschichte rasch hinter sich bringt. Kräftig und farbig gerät dagegen der Weckmann auf dem letzten Bild. Zum Ankern des guten Endes bauen wir in der folgenden Stunde einen Weckmann aus Ton.

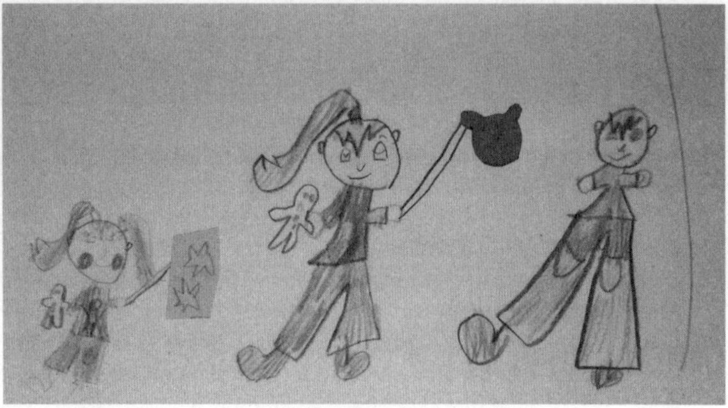

Abb. 33: Die Mutter zieht eine lange Hose an

Ein Rollenspiel hilft dabei, Hannas Erinnerungen noch weiter in günstiger Weise zu modulieren. Ihre Regieanweisungen bestätigen meinen Eindruck, dass Frau N. in der Situation wenig Kapazitäten zur Verfügung standen, sich der Tochter tröstend zuzuwenden; als Mutter soll ich mich nur mit der verschlossenen Tür beschäftigen. Im Selbstgespräch überlege ich, was man sich in einer solchen Situation Beruhigendes sagen könnte. Hanna ergänzt meine Vorschläge: »Die Tür wird schon wieder aufgehen, hier sind ja noch andere Leute, gleich wird jemand kommen.« Beim Spielen gestalten wir die Szene neu, indem wir die selbstberuhigenden Sätze wiederholen.

Gegen Ende der Therapie entsteht »Pennys Geschichte«, in der sich Hanna – weit über die aktuelle Symptomatik hinausgehend – ihre Lebensgeschichte neu erzählt. Penny, zwei Jahre alt, ist beim Spielen im Sand versunken und ruft um Hilfe. Die Eltern stehen in der Nähe, aber handeln nicht. Eine Katze versucht, Penny aus dem Sand zu ziehen. Im Hintergrund sieht man das Haus, in dem die Familie wohnt, ein Baum ist bei einem Sturm umgefallen. Die Szene wirkt wie erstarrt, sie scheint endlos zu dauern. Gerettet wird Penny schließlich von einem Polizisten, der auf einem Motorrad herbeikommt.

Im anderen Sandkasten spielt Penny anschließend »Einbuddeln und Herausholen« mit ihrer Katze. Die Elterfiguren sehen zu; danach graben sie Penny aus. In wechselnden Rollen ziehen sich Mutter, Penny und Katze gegenseitig aus dem Sand. Das rettende Handeln, auf das

Penny im ersten Sandbild so lange warten musste, wird spielerisch immer wieder nachgeholt. Nach einem Sandsturm wird schließlich auch der Vater aus dem Sand gezogen (Abb. 34).

Am Ende der Stunde wendet sich Hanna wieder ihrem Ausgangs-Sandbild zu. Sie spielt mir vor, wie die Familie nach Hause zurückkehrt. Die Mutter sucht sich einen neuen Mann.

In der letzten Therapiestunde baut Hanna ihr Abschlussbild: »Pennys Schätze«. Es zeigt ein Baby, das unter einem Netz geschützt in seinem Bett schläft. Ein Zwerg kommt zu Besuch, um mit dem Baby, den Puppen und einer Schlange zu spielen. Die große Schwester wird gerade sieben Jahre alt, so alt, wie Hanna jetzt ist. Sie liegt zwischen zwei Engeln und betet. Die Mutter hat von ihr eine Statue geschenkt bekommen, vom Baby eine goldene Teekanne. Der Vater schläft an einem anderen Ort, weiter weg irgendwo allein. Im Sand sind Schätze verborgen.

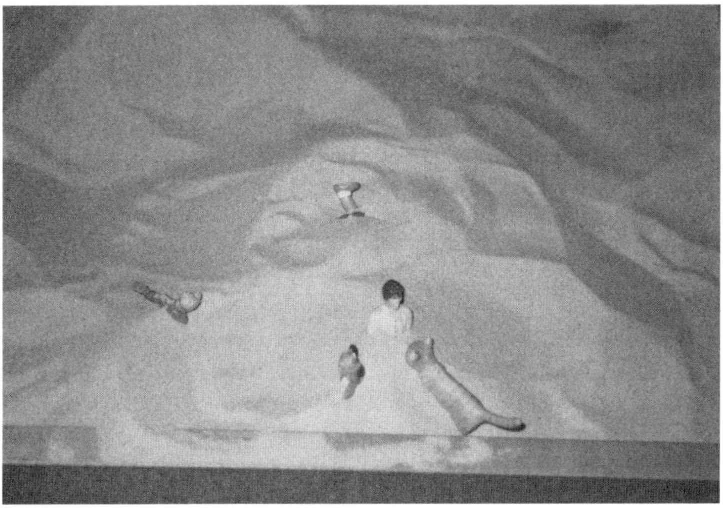

Abb. 34: Versinken und Ausbuddeln

Mit Penny als Protagonistin erzählt Hanna ihre Lebensgeschichte, eine Geschichte mit schwierigem Anfang und einem Ende, das in die Zukunft hineinreicht und neue Perspektiven für die Mutter einschließt. Für ihre frühe Zeit findet sie im Abschlussbild friedlichere Bilder, als es sie zum Teil gegeben hat: Bilder davon, wie es gut gewesen wäre und sie es gebraucht hätte. Sie integriert die Zeit als Baby, in der es noch Schlangen gab, ihre jetzige geschützte Lebenssituation und eine Zukunft, in der unentdeckte Schätze auf sie warten. Hannas größter Wunsch ist weiterhin, dass ihr Vater aufhört zu trinken und in die Familie zurückkehrt.

Sie weiß aber, dass sie das nicht erreichen kann. Im Sandbild söhnt sie sich damit aus, dass der Vater einen anderen Platz eingenommen hat. Später will sie ihn einmal kennenlernen. Der Mutter bringt sie Dankbarkeit entgegen.

Frau N. kann die Entwicklung ihrer Tochter fördernd begleiten. Im Gegensatz zum Therapiebeginn ermutigt sie Hanna, sich mit potenziell ängstigenden Situationen zu konfrontieren. Der Kreislauf von Angst und Sorge ist unterbrochen.

9.7 Eigene Geschichten zu AD(H)S

Nach kinder- und jugendpsychiatrischen Leitlinienempfehlungen gehört analytische Spieltherapie bei AD(H)S nicht zu den in ihrer Wirksamkeit belegten Verfahren; besonders nondirektive Spieltherapie gilt als ungeeignet. Neben einer eventuellen Medikation werden verhaltensmodifizierende Zugänge favorisiert, die Elterntrainings, ergotherapeutische Behandlungen zur Konzentrationsförderung sowie soziale Kompetenztrainings umfassen.

Goetze schließt sich der Sicht an, dass spieltherapeutische Arbeit bei Kindern mit AD(H)S-Symptomatik einer Abwandlung bedarf. Hierzu stellt er eine »personenzentrierte kognitive Verhaltensmodifikations-Spieltherapie« vor (Goetze 2002, S. 338). Die Therapie soll Kinder dabei unterstützen, Gefühle zu verstehen und angemessen auszudrücken, die Aktivitätsdauer zu steigern und Selbstkontrolle zu erlernen. Sein spieltherapeutisches Vorgehen auch bei AD(H)S begründet Goetze damit, dass »Lernvorgänge, die während eines symbolischen Spiels auf freiwilliger Basis stattfinden, wesentlich nachhaltiger sind als jene, die durch eine direkte Instruktion ausgelöst werden«. Strategien zur Verhaltensänderung werden in die Spielhandlung eingebettet; ein Kasper kann beispielsweise sagen: »Halt! Ich darf nicht so schnell sein, sonst gelingt mir das wieder nicht. Also mache ich das ganz langsam« (a. a. O., S. 340).

Mit seiner Modifikation des nondirektiven Ansatzes rückt Goetze von der Prämisse ab, Kinder in der Therapie ihre Themen selbst finden und dabei auch ihr Tempo selbst bestimmen zu lassen. Um sie zu längerem Verweilen bei gewählten Spielaufgaben zu motivieren, ist für ihn im Rahmen von Spieltherapie sogar ein Tokenprogramm vorstellbar: Ein Kind wird belohnt, wenn es eine zuvor verabredete Spieldauer eingehalten hat (a. a. O., S. 337).

Aus meiner Sicht geht es an der Lebenssituation gerade vieler von AD(H)S betroffener Kinder vorbei, eine Therapie einseitig auf eine Behandlung von Symptomen auszurichten. Evidenzbasierte Erfolgsstudien, die ausschließlich den Rückgang symptomatischen Verhaltens messen, lassen außer Acht, dass an Symptomen ein »ganzer Mensch« hängt. Kinder kann es traurig und verzweifelt machen, sich als »anders« zu erleben und manchen Alltagsanforderungen trotz normaler Intelligenz nicht gewachsen zu sein. Tangiert ist daneben auch die Beziehungsebene zu den Eltern.

Narrative Spieltherapie bietet die Möglichkeit, sich in einem umfassenderen Sinne mit dem Problemsystem auseinanderzusetzen, das im Umfeld der Symptomatik entstanden ist. Welche Themen dabei im Vordergrund stehen, ist individuell sehr unterschiedlich; fast immer berühren Geschichten der Kinder jedoch ihr Selbstwertgefühl. Metaphorisch geht es um verborgene Schätze, die nur unter hohem persönlichen Einsatz erschlossen werden können:

Tom, fünf Jahre alt, vergräbt Schätze in der »Zukunftsecke« des Sandkastens. Der Weg dorthin ist mit Kakteen übersät; Gräben und Hindernisse müssen überwunden werden. Kurz vor dem Ziel weist auch noch ein Zerrspiegel in die falsche Richtung. Zum Glück machen sich starke Figuren bereit, den Schatz zu suchen: ein Zauberer und der Weihnachtsmann, begleitet von einer Piratin, die mit einem Säbel in der Hand die Kakteen nicht fürchten muss (Abb. 35).

Toms Sandbild zeigt Parallelen zu seinem Leben. Mit hohem Tempo und Impulsivität gestaltet sich sein Weg schwieriger als der Weg anderer Kinder. Wie im Kakteenfeld stößt er öfter an, wenn er mit den Regeln des Kindergartens oder seinen Freunden in Konflikt gerät.

Im Rollenspiel bekomme ich einen Eindruck davon, wie sich Tom im Alltag fühlen muss: Als Dieb werde ich ständig auf frischer Tat ertappt; immer wieder werde ich zu Zwangsarbeit verurteilt und muss Straßen bauen.

Bei einer Rollenumkehr lässt sich Tom nicht einsperren. Vom Dieb wechselt er die Rolle eines Zauberers, der sich durch seine Künste der Verfolgung entzieht. Die Figur des Zauberers, durch das Rollenspiel positiv aufgeladen, bietet anschließend gute Transfermöglichkeiten in den Alltag. Als Erstes möchte Tom den Streit im Kindergarten wegzaubern. Er erfindet den Spruch »Hokus-Pokus-Liebibus«, der ihn bei Konflikten zurückhalten soll. Zugeschnitten auf jeweils aktuelle Situationen erfinden wir in den folgenden Stunden weitere Zaubersprüche, oft gereimt und gut zu merken, die er zu Hause aufhängt und auswendig lernt. Toms Verhaltensprobleme bilden sich zurück; er bleibt ein lebhafter und aktiver Junge.

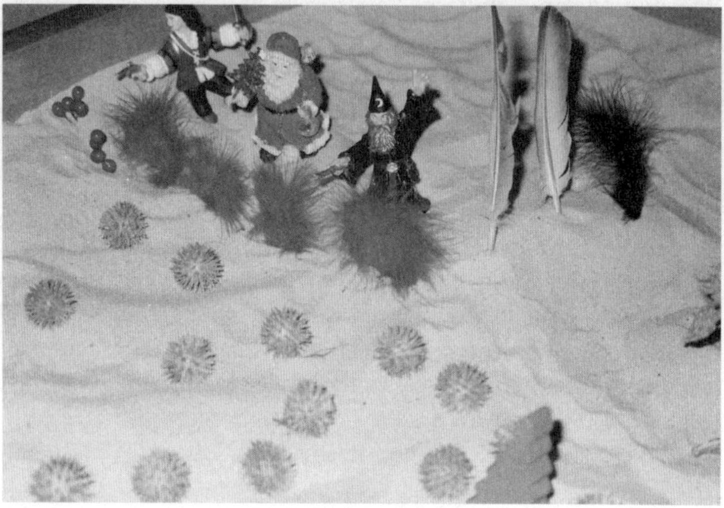

Abb.35: Auf der Suche nach den verborgenen Schätzen

AD(H)S-Symptome bleiben nicht ohne Auswirkung auf den Familienalltag. Heftige Gefühle entstehen vor allem dann, wenn auch Elternteile die Symptomatik zeigen. In ihrer Reizoffenheit und hohen Empfindsamkeit reagieren betroffene Kinder stark auf familiäre Konfliktsituationen. Wenn therapeutische Unterstützung gesucht wird, ist die Beziehung zum Kind meist bereits sehr belastet.

Verhaltenstherapeutisch orientierte Programme können Kindern helfen, ihre Aufmerksamkeit mithilfe einer Belohnungsmotivation auf anliegende Tätigkeiten zu richten; Alltagshürden wie Hausaufgaben lassen sich teilweise leichter überwinden. Die »klassische kognitiv-behaviorale Arbeit« ist jedoch »fast immer direktiv. Das ›richtige‹, das produktivere elterliche Verhalten wird vorgestellt und gewöhnlich auch, wie man es schafft, dieses Verhalten anzuwenden« (Gammer 2007, S. 117).

Nach meiner Erfahrung kann ein solches Vorgehen Beziehungskonflikte auch verstärken. In der benannten Weise durchgeführt, transportieren Elterntrainings die Idee, bei einem »richtigen« Umgang mit dem Kind ein gewünschtes Ergebnis zu erzielen. Reagiert es auf die umgesetzten Ratschläge nicht wie erwartet, entstehen nicht selten neue Schuldzuschreibungen und Selbstvorwürfe. Belohnungssysteme ändern nicht unbedingt die Gefühle, die einem Kind entgegengebracht werden. Gerade in angespannten Konstellationen neigen Eltern dazu, Versuche der Verhaltensmodifikation isoliert anzuwenden und die ebenfalls empfohlenen häuslichen Spielzeiten mit dem Kind nicht einzuhalten. Wird eine aversive Haltung mit Techniken maskiert, entstehen für das Kind verwirrende Botschaften. Besonders negativ wirkt es sich aus, wenn Belohnungsstrategien nicht durchgehalten werden und Eltern plötzlich in bestrafendes Verhalten zurückfallen.

Kinder mit AD(H)S tragen ein erhöhtes Misshandlungsrisiko. Aus diesem Grund halte ich es für dringend geboten, den Beziehungsaspekten im Umfeld der Symptomatik besondere Aufmerksamkeit zu schenken. Sehr hilfreich empfinde ich dabei eine Arbeit mit Externalisierungen, mit denen die konfliktbehaftete Symptomatik von der Person des Kindes abgezogen wird. Im Gespräch mit der Familie lässt sich untersuchen, was Probleme »mit dem Tempo« oder »mit der Zeit« in der Beziehung zwischen Eltern und Kind angerichtet haben. Oft kann die Frage viel in Bewegung bringen, wie es ein Symptom schaffen konnte, sich der Liebe zwischen Eltern und Kind in den Weg zu stellen; in manchen Fällen wurde danach eine weitere Therapie nicht mehr für nötig gehalten. Gelingt es einer Familie, sich »gegen den Streit« zusammenzuschließen und sich mit Besonderheiten des Kindes zu versöhnen, kann mit ihnen ein bestmöglicher Umgang gefunden werden. Sandbildskulpturen können einen solchen Prozess unterstützen.

Systemische Konzepte zu AD(H)S können hier nicht umfassend vorgestellt werden; ein Schwerpunkt liegt im Gegensatz zu verhaltenstherapeutischen Trainings jedoch auf der Arbeit im Kreis der Familie. Soweit verhaltensmodifizierende Elemente einbezogen werden, geschieht das in einem veränderten Rahmen; Eltern werden dabei unterstützt, selbst für sie passende Lösungen zu finden. Neben Änderungen auf Verhaltensebene dient Familientherapie dem Ziel, »nährenden Kontakt« in der Familie zu stärken (Gammer 2007, S. 118). Großen Wert legen systemische Ansätze auf ein Reframing defizitorientierter Beschreibungen (»Gefühlsmenschen«, die sich »gern bewegen«/Bonney 2001). Symptome werden in »Fähigkeiten« umdefiniert, die ein Kind noch erlernen muss, zum Beispiel still zu sein oder ruhig zu warten (Furman 2005). Kinder werden aktiv einbezogen, indem sie hierfür eigene Namen suchen: So bezeichnet »dreibeiniges Pferd« die Fähigkeit eines Jungen, in der Schule an seinem Platz zu bleiben.[30]

Spieltherapie kann ein multimodales lösungsorientiertes Vorgehen (Keil 2007) ergänzen, indem sie einen Raum für das individuelle Erleben der Symptomatik zur Verfügung stellt. Kinder mit AD(H)S nutzen die Möglichkeiten des Spiels in gleicher Weise wie andere Kinder, um sich mit ihnen wichtigen Anliegen zu beschäftigen. Sobald sie in eine Aktivität hineingefunden haben, kann dabei eine hohe Intensität entstehen. In ihren Geschichten setzen sie sich mit Symptomaspekten auseinander, die als einschränkend und konfliktträchtig empfunden werden; gesucht wird nach einem Selbstkonzept jenseits von Entwertung und Ablehnung. Spielbegleitend versuche ich, eine Trennung zwischen Verhalten und Person einzuführen und Kinder von negativen Zuschreibungen zu entlasten.

Sehr zielgerichtet werden in die Spielhandlung auch Fähigkeiten integriert, die im Sinne Ben Furmans noch zu lernen sind. In vielen Varianten geht es darum, das eigene Tempo zu regulieren, Kraft zu dosieren, Signale zu beachten, abzubremsen, anderen den Vortritt zu lassen und Zusammenstöße zu vermeiden. Während solche Kompetenzen im Spiel geübt werden, ergeben sich Möglichkeiten zu bestärkenden Kommentaren. Ich lenke die Aufmerksamkeit darauf, wie gut bestimmte Aktionen gelungen sind und worauf es bei ihnen ankommt.

Einen wichtigen Aspekt von Spieltherapie bietet daneben die Thematisierung der Beziehungsebene:

> *Julian,* neun Jahre alt, gestaltet im Sandkasten eine Szene, in der ein Boot ungesteuert in See sticht. Der Motor wurde vom Fahrer eingeschaltet; er selbst konnte nicht mehr hineinspringen, weil er mit einem anderen Bootsfahrer »zu viel gequatscht« hatte. Rasch leiht er sich eine Fernbedienung und rudert hinterher. Für den Fall, dass er von Piraten angegriffen wird, hat er ein Gewehr dabei.
>
> In der nächsten Sandbildgeschichte tritt der im Gewehr bereits angedeutete Aspekt noch deutlicher zutage. Zunächst baut Julian eine Straßenbahnlinie; in Warteposition steht ein »Notfallauto« bereit, falls ein Waggon einen Motorschaden hat und explodiert.

---

30 Mitteilung von Ben Furman beim Workshop zu »Ich schaffs« auf der 5. Kindertagung der MEG, 3.-5.11.2005.

Anschließend steigt der Fahrer des Notfallautos in ein Schiff um. Es »schrottet« die Straßenbahnhaltestellen, weil es nicht anhalten kann. Wenn sich das Schiff nicht bewegt, versinkt es im Sand und die gerammten Fahrzeuge fliegen ihm um die Ohren. Aber der Fahrer gibt nicht auf. Er denkt sich: »Ich versuche da rauszukommen, und ich komme da raus.« Es gelingt ihm, indem er einfach Vollgas gibt.

Ich rege an, für das Boot eine Umgebung zu bauen, die besser zu ihm passt; eine Straßenbahnlinie ist schließlich keine gute Strecke für ein Schnellboot. Nachdem vom ersten Sandbild nur Verwüstung übrig geblieben ist, gestaltet Julian im anderen Sandkasten eine schöne Landschaft am Meer. Das Schiff erhält einen Anlegeplatz, an dem es endlich in Ruhe ankern kann. Von dort aus macht es Ausflüge zu einer Insel, auf der ein wilder Stamm lebt.

Unterwegs wird das Schiff jedoch von einem Piloten angegriffen: »Zickizack« will die Kontrolle über das Boot haben, weil es das schnellste Boot der Insel ist.

Das Boot versucht, so zu tun, als sei es ein langsameres Boot. Wenn sich das Flugzeug nähert, fährt es extra langsam. Sogar die Monitorüberwachung wird ausgetrickst, indem ein Film von einem langsamen Boot gezeigt wird. Aber »Zickizack« guckt gar nicht richtig hin und wirft weiter Bomben ab. Schließlich gelingt es der Küstenwache, den Piloten zu stoppen und die Bomben zu entschärfen.

Elterngespräche bestätigen meinen Eindruck, dass Julian zu Hause unter großem Druck lebt. Vor allem dem Vater fällt es schwer, sich auf sein Bewegungsbedürfnis einzustellen. In Bildern und Geschichten weist Julian darauf hin, wie stark er von den an ihn gestellten Erwartungen überfordert ist.

Ein Cartoon zeigt ein »Hängekopfmonster«, das ihn nachts im Schlaf bedroht. Sein Kopf ist nach unten gewachsen; wo er eigentlich sitzen würde, kommt aus Rohren Feuer heraus. Das liegt daran, dass das Monster nichts von Liebe versteht.

Um dies zu ändern, lädt er es zu einer Kasperlevorführung ein. Als der Kasper sagt: »Hallo, liebe Kinder!«, fühlt es sich angesprochen. Es würde am liebsten sagen: »Kasperle, ich liebe dich!« Es bekommt einen roten Kopf, sein Gesicht wird sichtbar. Aus den Rohren kommt kein Feuer mehr, sein Kleid wird bunter. Julian freundet sich mit dem Monster an; er verliert die Angst, dass es ihm nachts die Ohren abbeißt.

Botschaften aus der Spieltherapie können dazu beitragen, verhärtete Konflikte aufzulösen und Kindern wieder mit Zuwendung zu begegnen. Bei Eltern kann Empathie entstehen, die im konfliktreichen Zusammenleben oft abhandengekommen ist. Kinder fördert Symbolspiel in der Fähigkeit, sich in sozialen Beziehungen zu orientieren.

Ein Zuwachs an Selbstwertgefühl trägt dazu bei, in Konfliktsituationen entspannter zu bleiben und nicht mehr so leicht »auszurasten«.

Welche positiven Veränderungen in Gang kommen können, zeigt Julians Abschlussbild der Spieltherapie:

> Ein Mann sitzt am Wasser in einer geschützten Höhle. Er hat ein Gerät, um Wasser und Lufttemperatur zu messen; mit seiner Kamera kann er weit aufs Meer hinaus blicken und Schiffe fotografieren, die ihm sein Essen bringen. Mit seinem Ruderboot kann er angeln fahren. Als Haustier hat er einen kleinen Seehund, der manchmal wegschwimmt, aber immer wieder zu ihm zurückkehrt.
>
> Auf der Vergangenheitsseite des Sandkastens ist ein Kampfjet geparkt: Er spielt in dieser Geschichte nicht mehr mit.

9.8 Spieltherapie als Musterunterbrechung

Ein ausschließlich symptomorientierter Zugang übersieht, dass viele der mit AD(H)S verknüpften Schwierigkeiten aus einem Passungsproblem mit dem gegenwärtigen Schulsystem resultieren. Kinder, die ihre Aufmerksamkeit nur schwer auf nicht eigenmotivierte Themen fokussieren können, lernen in einer Schule, die eigenen Lerninteressen überwiegend nur wenig Raum geben kann. In einem anderen Umfeld hätten sie möglicherweise ganz andere Chancen. Dies in der Therapie zu reflektieren, verhilft zu einem Abstand, der Selbstdefinitionen weniger stark an Leistungsmessung bindet. Richten sich therapeutische Bemühungen dagegen einseitig darauf aus, Aufmerksamkeitsfähigkeiten zu trainieren, werden die Anforderungen des heutigen Schulsystems als absolut gesetzt. Besonderheiten in der Aufmerksamkeitsorganisation der Kinder gelten demgegenüber als Defizite.

> »ADHD-Kinder sind so genannten normalen Probanden darin überlegen, ihr (Delay-)Verhalten zu kontrollieren, wenn es ›wirklich um etwas geht‹. Sie verfügen durchaus über die Kompetenz der Impulskontrolle, wenn sie dazu intrinsisch motiviert sind oder von außen dazu angeregt werden.« (Bonney 2001, S. 396 f.)

Kinder, deren Leben von schulischen oder sozialen Defiziterfahrungen geprägt ist, kann Spieltherapie in ihrem Selbstwert stärken. Wenn sich zwischen Eltern und Kind bereits ungünstige Interaktionskreisläufe herausgebildet haben, bietet sie die Chance einer Musterunterbrechung. Besonders günstig wirken dabei die Kompensationsmöglichkeiten der Sandspieltherapie: Sandbilder geben einen Einblick in Qualitäten des Kindes, die es in seinem Alltagsverhalten noch nicht zeigen konnte.

> »In vielen Sandbildern ist die Kompensation von einseitig gelebten bewussten Einstellungen offensichtlich: Brave, angepasste, gehemmte Kinder bauen ohne große Umwege Schlachten und Kämpfe auf [...]; Kinder mit aufsässigem, störenden Verhalten können sehr stille, symbolisch begrenzte und formal ausgesprochen ästhetische Bilder aufbauen.« (von Gontard 2007, S. 108)

Werden Eltern Sandbilder gezeigt, in denen sie ihr Kind von einer anderen Seite kennenlernen, bleibt dies nicht ohne Auswirkung auf ihre Wahrnehmung des Kindes. Es wird möglich, sich im Kontakt auf die neue, erst wenig entwickelte Seite zu beziehen.

Orhans Therapie beginnt im Anschluss an eine ADHS-Diagnose, parallel wird er mit Methylphenidat behandelt. Bis zur Einschulung hatte Orhan fast nur im Freien gespielt, auch im Kindergarten war er ruhigen Aktivitäten aus dem Weg gegangen. Aufgrund massiver Konflikte und Defiziterfahrungen in den ersten Schulwochen befürchten die Eltern ein Scheitern in der Schule.

Von Beginn an entdeckt Orhan für sich die Sandspieltherapie. Er gestaltet seine Sandbilder mit einer solchen Liebe zum Detail, dass er mit ihnen oft die ganze Therapiestunde über beschäftigt ist. Sein erstes Sandbild zeigt ein »schönes Indianerland«, das von Cowboys angegriffen wird. Bäume und Steine dienen nicht nur dazu, den Figuren Deckung zu verschaffen, die Landschaft wird liebevoll bepflanzt, bis fast mein gesamtes Naturmaterial verbaut ist. Es entsteht eins der schönsten Bilder, die ich – im Zusammenhang mit Kampfhandlungen – gesehen habe. Orhans Eltern sind von dem Ergebnis sehr überrascht. Ihren Sohn einmal ganz anders zu erleben unterbricht die Kette von Misserfolgserlebnissen, mit denen sie seit der Einschulung konfrontiert sind. Auch Orhan genießt es sichtbar, dass es etwas gibt, worauf er stolz sein kann.

In der folgenden Stunde erfahre ich, warum die Cowboys das Indianerland überfallen. Sie sind wütend und traurig, dass sie selbst nicht auch ein so schönes Land besitzen. Ich rege an, den Cowboys im zweiten Sandkasten ein eigenes schönes Land zu bauen.

Als dies gelungen ist, kommt der »zornige kleine Baum« ins Spiel, der im Therapieverlauf zu einer wichtigen Lösungsmetapher wird: ein Baum mit grimmigem Gesicht, der als einziger Baum im Wald keine grünen Blätter hat. Seine Außenseiterposition entspricht Orhans Situation in der Schule: Keinem anderen Kind fällt es so schwer, ruhig an seinem Platz zu bleiben; als Einziger muss er sich den Umgang mit Schere und Arbeitsblättern neu aneignen, der dem Rest der Klasse längst vertraut ist.

In der folgenden Stunde findet der kleine Baum einen Baumfreund. Er erzählt ihm, wie gern er grüne Blätter hätte. Wir schneiden aus Papier eine Krone aus und kleben sie ihm an. Jetzt hat auch er grüne Blätter!

Der Baum, der grüne Blätter bekommt, bildet ein Gegengewicht zum Leistungskontext der Schule. Für Orhan, der mit dem Gestaltwechsel von Bäumen sehr vertraut ist, erfüllt sein Baum fast die Rolle einer »lebendigen Metapher«[31]. Kein Baum, der lebt, bleibt im Frühjahr kahl; die Blätter müssen nichts dazu tun, dass sie wachsen. Orhans »Krone« greift dem voraus, was sich an schulischen Fertigkeiten noch entwickeln kann. Gleichzeitig wirkt sie als Selbstwertattribut und betont eine Gleichwertigkeit jenseits des Leistungsthemas.

Der kleine Baum und sein Freund sind in den folgenden Sandbildern regelmäßig vertreten. Durch ihre Gespräche erfahre ich, wie gefährdet der kleine Baum im Wald lebt. Meist sucht er sich die dichteste Stelle aus, an der er geschützt zwischen anderen Bäumen stehen kann. In der Nähe gibt es viel befahrene Straßen, von denen ein Auto schnell in den Wald fliegen könnte. Von einem Sandhügel rollt eine Lawine auf den Wald zu.

Der kleine Baum kennt diese Gefahr: Schon oft sind Lawinen über ihn hinweggerollt. Mit aller Kraft musste er sich am Boden festhalten, um nicht umgerissen zu werden. Zum Schutz des Baumes errichtet Orhan am Waldrand eine Sperre. Ich schlage vor, dahinter Grassamen auszustreuen, damit sich keine neue Lawine bilden kann. Als Gras den Sandhügel überwachsen hat, verlassen plötzlich viele wilde Tiere den Wald. Tiger und Dinosaurier treten ins Freie, die man zuvor dort nicht vermutet hätte. Der kleine Baum findet endlich Ruhe.

Die Musterunterbrechung durch die Spieltherapie erleichtert es, einen guten Zugang zu den Eltern zu finden. Unsere Gespräche und regelmäßigen Kontakte am Ende der Spielstunden sind der einzige Ort, an dem ohne Bezug auf Leistungsthemen über Orhan gesprochen wird. Die Eltern schildern die Seiten, die sie an ihrem Sohn zu schätzen wissen: seine Naturverbundenheit, seine weit schweifenden Interessen, seine Liebe zu Tieren und sein großes Einfühlungsvermögen. Dass ihre liebevolle Verbindung zu Orhan von mir wahrgenommen wird, erleich-

31 Bei der Verwendung »lebendiger Metaphern« wird Klienten beispielsweise nahegelegt, sich um eine bestimmte Pflanze zu kümmern, deren Wachstum den eigenen Entwicklungsprozess spiegeln kann (vgl. z. B. Mills u. Crowley 1998, S. 172 ff.).

tert es den Eltern, sich mit den bedrohlichen Szenen in seinen neueren Sandbildern zu konfrontieren. Dabei deutet sich an, welche Lawinen über Orhan hereingebrochen sind.

Die Therapie wirkt in der Familie stark spannungsregulierend; dass Orhan früher Misshandlungen ausgesetzt war, erfahre ich erst, als die Eltern bereits aufgehört haben, ihren Sohn zu schlagen. Als die häusliche Situation für ihn sicher geworden ist, kann Orhan mit einer Bearbeitung beginnen: Immer wieder werden Vater und Sohn von einem überschäumenden Meer davon gerissen und von Schlangen bedroht, bis sie schließlich erschöpft an einen Strand gespült werden und sich ein neues Haus bauen können.

Eins der letzten Sandbilder zeigt ein gutes Ende der Geschichte: Zwei Kinder rudern übers Meer in ein noch unbekanntes Land. Als sie sehen, wie schön es dort ist, holen sie ihre Eltern nach. In dem Land ist es so friedlich, dass man auf einer Schlange Skateboard fahren kann; Wölfe fressen einem aus der Hand. Im Hintergrund steht der kleine Baum mit grünen Blättern. Orhan ist in seinem schönen Land angekommen (Abb. 36).

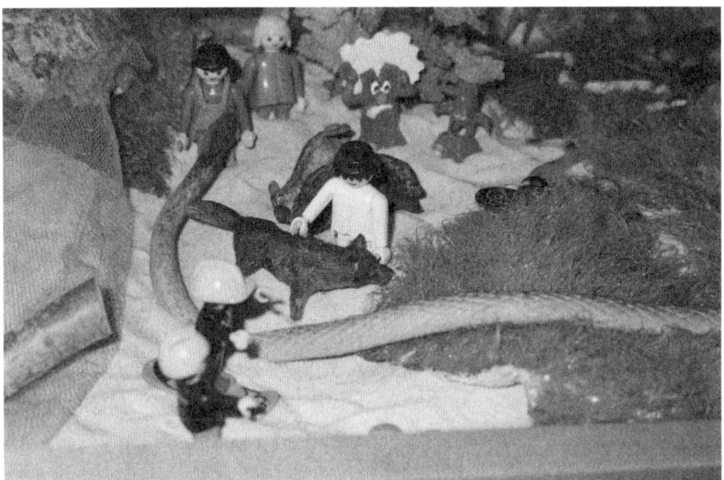

Abb. 36: Ein Land, in dem man Wölfe streicheln kann

9.9 Stabilisierung in depressiven Phasen

Während manche Kinder Trauer und Verzweiflung nach außen agieren, ziehen sich andere nach innen zurück. Gerade in depressiven

Phasen kann es sehr wichtig sein, Bilder inneren Erlebens wieder nach außen zu bringen.

Spieltherapie wirkt in akuten Phasen depressiven Erlebens als Krisenintervention; als Medium wird dabei oft die Sandspieltherapie gewählt. Mit seinem klar vorgegebenen Rahmen bietet der Sandkasten ausufernden Emotionen eine Begrenzung. Beim Gestalten kommen die Kinder wieder ins Handeln; wenn dreidimensional gebaut wird, ist Kraft erforderlich. Durch das Festklopfen des Sandes bereiten sich Kinder auch selbst festen Boden. Durch eigenes Handeln ein Sandbild zu formen vermittelt ein Gefühl von Selbstwirksamkeit.

Da Sandspiel Kindern in der Regel Spaß macht, wechseln sie während des Gestaltens in eine andere Stimmungslage. Leicht lassen sich zum Ende der Stunde Pläne schmieden, wie beim nächsten Mal an das Gebaute anschlossen werden soll. Auch wenn es keinen Hinweis auf eine suizidale Gefährdung gibt, ist mir eine solche Art des Abschieds in depressiven Phasen besonders wichtig.

In ihrem Spiel verwenden Kinder Metaphern, die für depressives Erleben typisch sind. Sie beschreiben das Gefühl, in einer Sackgasse zu stecken, die Empfindung, der Boden könne unter einem wegbrechen, die Angst, abzustürzen und Kontrolle zu verlieren. Beim Sandspiel werden solche Metaphern bildhaft inszeniert. Sandbilder bieten eine Bühne, auf der die bedrohlichen Situationen aus eigener Kraft bewältigt werden können. Während ein Kind im Spiel Lösungen in Gang setzt, sorgt es dafür, sein eigenes Leben wieder abzusichern und in die Hand zu nehmen.

Sandspielprozesse verlaufen dabei in der Regel in mehreren Phasen. Nach ihrer Stabilisierung entdecken Kinder für sich Ressourcen, die sie bisher zur Lebensbewältigung noch nicht genutzt haben. Entsprechende Fähigkeiten lassen sich im Spiel erproben; Lösungsmetaphern können auf den Alltag übertragen werden.

Gegen Ende der Therapie setzen sich Kinder vermehrt mit ihrem sozialen Umfeld auseinander. Sie haben genug Stärkung erfahren, um sich mit lange zurückgehaltenen Anliegen nach vorn zu wagen. Häufig geht es dabei um eine Positionierung des Kindes in Familienkonflikten. In anderen Settings können seine Themen weiter bearbeitet werden.

Paul, sechs Jahre alt und sehr intelligent, beginnt seine Spieltherapie nach einer ADHS-Diagnose; parallel erfolgt eine Medikation mit Methylphenidat. Das Verhältnis zu den Eltern ist angespannt, seit er auch in der Schule in viele Konflikte verwickelt ist; er hat mehrfach geäußert, nicht mehr leben zu wollen.

In der Sandspieltherapie verfolgt Paul konsequent ein Thema, das ihn sehr interessiert: den Bau von Eisenbahnlinien. Er nutzt sie als Vorlage, um die eigene »Absturzgefahr« zu thematisieren; parallel zur Befestigung der Bahnstrecken stabilisiert sich seine emotionale Befindlichkeit.

Pauls erster Zug startet aus einem Sackbahnhof, der von hohen Gebirgszügen umschlossen ist. Um einen Weg hinaus zu finden, muss er für ihn einen langen Tunnel graben. Bevor ein Waggon angehängt werden kann, testet die Lok die engen Kurven; die Probefahrt gelingt.

In der zweiten Stunde fährt die Bahn durch ein bröckeliges Gebirge aus Kalkfelsen. Sie startet an einer Nothaltestelle, die extra eingerichtet wurde, falls im Hochgebirge etwas am Getriebe kaputt geht. An der Strecke wird Lawinenschutz angebracht; Teile der Gleise sind bereits abgestürzt. Um weiterzukommen, muss die Bahn über ein nur behelfsmäßig repariertes Loch fahren. Die Lok schafft es; der Waggon bleibt jedoch über dem Abgrund hängen. Über einen in den Fels geschlagenen Notabstieg können sich die Passagiere in Sicherheit bringen.

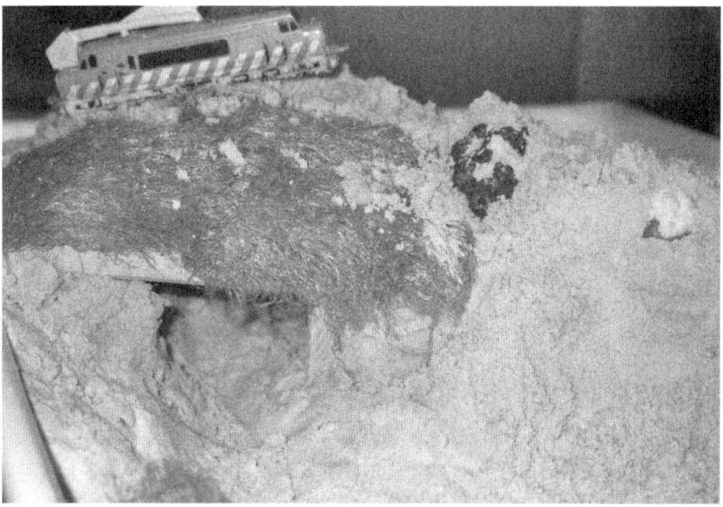

Abb. 37: Die Tunnel werden stabil

In der dritten Stunde sehen Pauls Eisenbahnlinien bereits anders aus. Sein Zug fährt durch einen modernen, von Pfeilern gestützten Tunnel (Abb. 37). Auf einer steilen Strecke mit scharfen Kurven, Brücken und an einem Bach vorbei scheint das Zugfahren Spaß zu machen. Ein »starker Magnet« hält den Zug auf den Schienen fest.

In der nächsten Sandbildgeschichte erfahre ich, wieso die Bahnlinien überhaupt in einen so schlechten Zustand geraten konnten: Ein Krieg hat das Land »ausgeraubt«; es gibt kein Geld mehr für Lawinenschutz. Auf der Strecke gibt es Löcher, die man nicht gut erkennen kann. Berghänge wären normalerweise mit Seilen gesichert, die jetzt fehlen. Im Tunnel fallen Steine auf die Scheibe, sodass der Fahrer nichts mehr sieht.

Auf der Fahrt um die engen Kurven nimmt der Zug immer wieder Felsen und Erde mit, dadurch macht er sich seinen Weg breiter. Den Dreck auf den Scheiben schüttelt er ab, indem er sich ruckartig selbst einen Hang herunterstürzt. Auf einer steilen Rampe überschlägt er sich, er gibt aber nicht auf und kommt immer wieder auf die Räder.

Nach und nach werden Pauls Landschaften freundlicher. Bahnhöfe erhalten Schutzdächer, sodass man beim Aussteigen trocken bleibt. Eine »kleine Weichenstellerstation« sorgt dafür, dass Züge bei Zusammenstößen nicht mehr »falsch programmiert« werden, wie das früher oft passiert ist. Sie funktioniert gut und verhindert weitere Unfälle. Nachdem die Gefahren auf den Schienen gebannt sind, lässt Paul Flugzeuge starten. Indem es metaphorisch um Möglichkeiten zur Selbststeuerung und Temporegulierung geht, lassen sich Kommentare gut auf die Symptome des ADHS beziehen.

Gegen Ende der Spieltherapie kommt Paul wieder auf die Eisenbahnlinien zurück. In einer Sandbildgeschichte thematisiert er Konflikte, denen er in seinem Umfeld ausgesetzt war. Für sich selbst hat er die Einschätzung gewonnen, auch mit seinen »Fehlern« liebenswert zu sein:

»Es war einmal ein Droidenfahrzeug[32]*, das raste schneller, als es eigentlich durfte. Eigentlich brauchte es eine tiefer gelegte Extrastrecke für schnelle Loks. So rannte es die Bäume einfach nur um. Ein einzelner Droid merkte, dass es kein richtiges Droidenfahrzeug war: Es war gefälscht!*

Der Droid schoss auf das Fahrzeug, es kippte gegen einen Felsen. Der Felsen stürzte auf den Droiden und der war das eigentliche Opfer.

Das gefälschte Droidenfahrzeug fuhr davon. Es fuhr auf eine Brücke zu, die eingestürzt war. Ein paar Droiden holten einen Roboter, den größten aller Zeiten, der rettete das gefälschte Droidenfahrzeug vor dem Absturz: Er ließ es über sich fahren.«

Am Ende der Stunde spreche ich mit Paul darüber, dass er in seiner Geschichte offenbar zu dem Droidenfahrzeug gehalten hat. Für ihn ist das keine Frage: Es war ein *liebes* gefälschtes Droidenfahrzeug!

32 »Droiden« sind (zum Teil menschenähnlich gestaltete) Roboter aus »Star Wars«.

9.10 Wege aus Wut und Verzweiflung

Als »externalisierende Störungen« gelten Verhaltensprobleme durch Spieltherapie als schlecht beeinflussbar. Zeigen Kinder Aggressionen oder »oppositionelles Verhalten«, wird wie bei AD(H)S empfohlen, den Symptomen mit verhaltenstherapeutischen Maßnahmen zu begegnen. Für das Sandspiel kommt die SAT-Studie (Sandspiel-Therapiestudie) der Deutschen Gesellschaft für Sandspieltherapie zu anderen Aussagen:

> »Bezüglich der Syndromskalen zeigten sich deutliche Abnahmen von klinisch relevanten Verhaltensauffälligkeiten auf folgenden Skalen: somatische Beschwerden, zurückgezogenes, ängstlich/depressives, aber auch aggressives Verhalten. Signifikant nahmen Aufmerksamkeitsprobleme und schizoid/zwanghaftes Verhalten ab. Diese vorläufigen Ergebnisse zeigen, dass Sandspieltherapie nicht nur internalisierendes Verhalten beeinflusst, sondern erstaunlicherweise gerade externalisierende Auffälligkeiten reduziert.« (von Gontard 2007, S. 63)

Hinter einer erhöhten Aggressionsbereitschaft können sich sehr unterschiedliche Lebenssituationen verbergen. Mit einem narrativen Ansatz ist es möglich, einen Zugang zu ihnen zu finden und die motivationale Ebene zu erreichen.

Aggressives Verhalten kann entstehen, wenn Handlungen anderer Kinder als Angriff fehlgedeutet werden; hier halte ich Wahrnehmungstrainings für durchaus angebracht. Das gleiche Verhalten kann aus Misshandlungserfahrungen resultieren, die ständige Wachsamkeit hervorrufen und die Reizschwelle sinken lassen. Es kann darauf hinweisen, dass ein Kind mit seiner familiären Situation überfordert ist und sich in Ausbrüchen ein Ventil schafft.

Erinnert man sich an die »fliegende Faust« von Hanno, der in seiner Familie beständig mit Gewalt konfrontiert war (S. 100), oder an den »heißen Platz« des Löwen, mit dem Markus auf seine parentifizierte Position in der Familie hinwies (S. 63), scheint mir ein rein verhaltensmodifizierendes Vorgehen zu kurz zu greifen. Mitteilungen, die auf dem Weg des Symptoms gemacht werden, könnten keinen Eingang in die Therapie finden.

Umgekehrt kann sich destruktives Verhalten auflösen, wenn man Hintergrundgeschichten der Kinder Raum gibt, – sofern nicht im Fall noch andauernder Misshandlungen zunächst für Sicherheit gesorgt werden muss.

Wie eine narrativ orientierte Spieltherapie aus Verhaltensproblemen heraushelfen kann, möchte ich anhand des abschließenden Fallbeispiels beschreiben. Es ermöglicht einen weiteren Einblick in die Methode des Rollenspiels, die während des gesamten Therapieverlaufs zur Bearbeitung genutzt wurde.

»Die neue Welt«

Jan, zehn Jahre alt, lerne ich in einer Phase kennen, in der es ihm sehr schlecht geht. Er wird als ablenkbar, müde und zornig beschrieben; seinen jüngeren Bruder Marlon greift er körperlich an. Aufgrund von Wahrnehmungsstörungen und motorischen Problemen ist Jan in seiner Entwicklung verzögert; Marlon hat ihn im Bereich schulischer Leistungen bereits überholt. Zusätzlich hat vor Kurzem der Vater, der Jan besonders wichtig war, die Familie verlassen.

Sein erstes Rollenspiel beginnt Jan aus der machtvollen Position eines Erfinders. Er baut für mich ein Laserschwert, für das er einen Stein im Diamantenwald sucht. Danach repariert er eine Krake. Er versucht, ihr mit einem Schraubenzieher Leben einzuhauchen; anschließend baut er ihr einen »Richtungsregler« ein, ohne den die Krake explodieren würde. Ihr Herz ist nur eine Pumpe, aber sie kann mit ihrem Gehirn Gefühle empfinden.

Mit dem »Richtungsregler« nimmt Jan Bezug auf eine frühe Phase seines Lebens: Nach einer Frühgeburt war er in den ersten Lebensmonaten schief ausgerichtet, da er nur auf einem Ohr hörte; er konnte keinen Blickkontakt halten und nahm nach Auskunft der Ärzte die Stimme der Mutter nicht wahr.

Der Erfinder gibt mir die Krake mit nach Hause. Sorgsam legt er sie mir in die Arme, zu ihr bekomme ich eine Fernbedienung. Die Gebrauchsanweisung enthält Sicherheitshinweise: Wenn der Krake nicht gefällt, wie sie gelenkt wird, schaltet sie ihr »Sicherheitssystem« ein und fährt ihre Waffen aus.

Folgt man dem Konzept des inneren Teams, symbolisiert Jan mit Erfinder und Krake unterschiedliche Aspekte seiner Person. Dabei vollzieht er eine Aufteilung in einen – grandios überhöhten – Ressourcenteil und einen Teil, der umsorgt werden muss. In Form der Krake wird mir dieser Teil anvertraut.

Als die Krake eine Weile bei mir gelebt hat, sendet sie negative Wellen aus. Jan wechselt vom Erfinder in die Rolle eines Arztes. Zur »Abkühlung« gibt er der Krake eine Spritze, danach versorgt er sie mit Kräutern. Fürsorglich wendet er sich seinem bedürftigen Teil zu, statt ihn abzuwerten. Nach ausgedehnten Versorgungshandlungen bringt er auch der Wut der Krake Empathie entgegen. Im Spiel wird sein eigener Zorn normalisiert: Als die Krake »beinah durchbrennt«, wird sie durch

Schlangengift gerettet. Die Krake war wütend, sie wollte keine Fernsteuerung mehr. Sie hatte eine Temperatur von 120 Grad, bei der auch Menschen »durchbrennen« würden.

Nach diesen Erfahrungen hört die Krake auf Stimmen. Statt sie zu steuern, kann man mit ihr reden.

In der zweiten Stunde werde ich als Bankdirektor überfallen und ausgeraubt. Hilferufe werden durch Bomben vereitelt. Beim Wählen wird mir der Arm durchschossen, das Telefon explodiert. Das alles passiert, weil ich das Gesicht des Bankräubers gesehen habe: Zorro möchte verhindern, dass jemand von seiner Tat erfährt.

Während Zorro mich in der Gefangenschaft mit Essen versorgt, kommen wir uns langsam näher. Schließlich werde ich sogar in sein Haus eingeladen, wo Zorro eine letzte Bombe zündet. Ihre Wirkung heißt »die neue Welt«. Wenn diese Bombe hochgeht, kann man die Vergangenheit vergessen.

Zorro erzählt mir, er könne nur Schlechtes tun, weil er nichts anderes gelernt habe. Er hat keine Idee, wie er damit aufhören könnte. Jan nimmt selbst ein Reframing vor, indem er Zorros Taten in Verbindung mit einer ihm fehlenden Fähigkeit[33] bringt. Ich greife die Umdeutung auf und erzähle, dass heutzutage viele Menschen im Lauf des Lebens einen neuen Beruf erlernen müssen. Gemeinsam planen wir Zorros Umschulung; er würde gern Jäger werden. Wir trainieren, wie man sich vorsichtig anschleicht, genau zielt und sorgsam mit der Natur umgeht. Zum Abendessen schießen wir uns einen Braten und machen Feuer, Zorro zaubert weiteres Essen und Musik herbei. Als es dunkel wird, halte ich Nachtwache. Zorro schläft »seit zweihundert Jahren« zum ersten Mal gut.

In der folgenden Stunde wechselt Jan in die Rolle eines Zauberers, der im Therapieverlauf zu einer wichtigen Ressourcenfigur wird. Als Zauberlehrling werde ich in die hohen Berge eingeladen. Dort lerne ich, den »Fühlungsgrad« der Menschen auf der Erde zu bestimmen; die Erde kann eine Hölle sein oder ein Paradies. Ich lerne, in die Zukunft zu blicken und durch meinen Zauberstab Mut in Menschen fließen zu lassen, die davon zu wenig haben: Mut ist Zauberkraft, nur in anderer Substanz.

So vorbereitet, konfrontiert sich Jan in den anschließenden Stunden verstärkt mit seiner Wut.

Ein Computerspiel wird gestohlen. Außerhalb der Spielkonsole angewendet, würden Milliarden Kampfroboter »in die Echtheit eingeschmiedet«. Gestohlen wurde aber nur eine Internetversion. Als Techniker gelingt es Jan, die echte CD zu schützen. Sie wird von Panzerglas umgeben, bei Diebstahlsversuch zerstört sich das Gerät von selbst.

33 Vgl. Ben Furmans (2005) »Ich schaffs«-Konzept.

Im Kampf gegen die Diebe müssen wir die Erde verlassen. Sie wissen nicht, dass wir Astronauten sind und von »Celsius« kommen, dem kältesten Planeten des Alls. Von dort sind wir geflohen, weil es so viel Böses gab, noch mehr als hier. Der Beschuss durch die Diebe zwingt uns, unsere Schutzwälle zu verstärken und uns erneut ins Raumschiff zurückzuziehen. Wir nehmen Kurs auf »Heisius«, wo es wärmer ist und weniger Böses gibt.

Das fünfte Rollenspiel berührt am dichtesten Jans persönliche Situation: Er spielt einen Jungen, der seinen Vater verloren hat; der Vater wurde im Krieg erschossen. Zum Trost darf der Junge »Ballerspiele« spielen. Ein wirklich gefährliches gibt ihm die Mutter, wenn er wegen des Vaters besonders wütend ist. Jans Verzweiflung und Trauer stehen greifbar im Raum.

Ich rege an, das Spiel an einem sicheren Ort zu deponieren, damit der Junge nicht unkontrolliert darauf zurückgreifen kann. Jan wirkt über diesen Vorschlag sehr erleichtert. Er baut einen Tresor aus stabilen Holzklötzen. Bevor er ihn verschließt, fügt er einen Erinnerungsstein an seinen Vater hinzu: Früher hat er mit ihm ein ganzes Königreich besessen.

Auch ich spiele als Mutter des Jungen Wutspiele. Wir sitzen am Computer, bis wir beide erschöpft einschlafen. Jan entschuldigt sich in der Schule: Er kann so lange nicht kommen, bis er den Verlust des Vaters verarbeitet hat. Für die Trauerphase verordnet er uns eine Kur aus Laptop, Schlafen und Fast Food. Langsam wird jedoch unser Sauerstoff knapp und wir müssen wieder »auftauchen«.

Als Technikexperte baut Jan ein Computerprogramm, mit dem man Erinnerungsbilder an den Vater aufrufen kann. Als er mir eins dieser Bilder beschreibt, verschwimmt die Grenze des Rollenspiels: Trauer und Verzweiflung steigen noch stärker auf; Jan beginnt, seinen Zauberstab anzusägen. Ich erinnere ihn an den Zauberer in den hohen Bergen und dessen Fähigkeit, in die Zukunft zu blicken. Die Frage, welchen Rat der Zauberer wohl für ihn hätte, regt einen Rollenwechsel an. Jan übernimmt die Rolle des Zauberers und zieht sich in die »hohen Berge« zurück. Mit dem Rollen- und Ortswechsel ändert sich auch seine Stimmung. Telefonisch erfahre ich, dass ich mir keine Sorgen um meinen Sohn machen muss: Der Zauberer sieht für ihn eine gute Zukunft voraus, ein Königreich mit seiner Mutter. Zurzeit sei es noch nötig, brutale Spiele zu spielen; das gehe aber vorbei.

Anschließend besucht der Junge den Zauberer und schaut in die Zauberkugel. Beim Blick in die Zukunft ist er glücklich: Er sieht, wie er sein eigenes Königreich gegründet hat.

Nach dieser Stunde wird Jans Umgang mit dem Wutthema spielerischer. Als »Wutspezialist« hilft er mir dabei, mit dieser Emotion umzugehen. Mit einem PC-gesteuerten Wutbekämpfungsprogramm scannt er mir angenehme Vorstellungsbilder ins Gehirn; mit hypnotherapeutischen Techniken sorgt er dafür, dass meine Wut »abfließen« kann.

Im Verlauf der Spieltherapie lässt Jans Technikfixierung nach. Als Astronauten landen wir auf verschiedenen Planeten und testen die Atmosphäre; dabei beklagt er sich über den »ganzen Technikschrott«. Ständig gehen die Raumschiffe kaputt, mit denen wir unterwegs sind; was dagegen hält, ist unsere Beziehung.

Für Frau B. bietet die Therapie eine erste Gelegenheit, die schwere Zeit nach Jans Frühgeburt zu reflektieren. Krankenhausaufenthalte und Operationen wurden von ihr als traumatisierend erlebt; die damalige Angst und Trauer blieben bis zu unseren Gesprächen dissoziiert. Nach einer langen Zeit der »Notabschaltung« beginnen ihre Gefühle wieder »aufzutauen«. Interessanterweise verwendet die Mutter ähnliche Sprachbilder wie Jan in seinen Spielgeschichten.

In der letzten Therapiephase darf auch Marlon an den Rollenspielen teilnehmen; zur Abschiedsstunde lädt Jan darüber hinaus seine Mutter ein. In dieser Stunde gelingt es einem Dieb, die Zeit bis zur »ersten bösen Tat« zurückzuspulen. Als er sie bereut, wird ihm vergeben. Die Geschwisterbeziehung hat sich während der Therapie gebessert; auch zu seiner Mutter konnte eine stärkere Bindung entstehen. Frau B. freut sich darüber, wie gern und oft Jan ihre Nähe sucht.

Ausblick

Möglichkeiten einer narrativen Spieltherapie

Systemische Therapie gilt als »ziel- und ergebnisorientiertes Verfahren« (Retzlaff 2008, S. 121), die »Vorgehensweise ist symptomzentriert« (a. a. O., S. 22) und sollte »praktisch und handlungsorientiert« sein (a. a. O., S. 131). Die Ausrichtung auf die Handlungsebene eignet sich aus meiner Sicht für die Bearbeitung bewusstseinsnäherer Themen, eine Klärung von Konflikten und die Veränderung konkreter, wechselseitig aufeinander bezogener Verhaltensmuster. Mit ihr lassen sich jedoch nicht alle Dimensionen therapeutischer Veränderungsprozesse erfassen.

Daniel Stern (1992; Stern-Bruschweiler u. Stern 1996) beschreibt zwei Wege, auf denen Therapie wirksam sein kann: auf dem Weg einer tatsächlichen Veränderung von Beziehungen und dem Weg einer Veränderung *innerer Repräsentationen* von Beziehungen, innerer Bilder der Realität. Mit Carole Gammer (2007) plädiere ich dafür, auch die Ebene innerer Repräsentationen in eine systemische Therapiegestaltung einzubeziehen.

Narrative Spieltherapie ergänzt die bisher dominierenden Vorgehensweisen systemischer Kindertherapie, indem sie auf der zweiten von Stern benannten Ebene ansetzt. Sie bietet einen Zugang zur innerpsychischen Repräsentation von Erfahrungen, ohne einen systemischen Bezugsrahmen verlassen zu müssen. Mit ihrer Nähe zu emotionalem Erleben trägt sie der Bedeutung von Affekten Rechnung, deren denk- und handlungsleitende Funktion auch in systemischen Konzepten zunehmend erfasst wird.

Narrative Spieltherapie schafft Abstand zu dominanten Geschichten, die im Herkunftssystem über ein Kind zirkulieren. Im Spiel können besondere Momente erlebt werden, aus denen eine Gegengeschichte zu internalisierten Problemzuschreibungen entstehen kann. Spiel bietet einen experimentellen Raum zum Probehandeln, der neue Erfahrungen ermöglicht. Durch seinen Zugang zum vorsprachlichen Erleben erweitert es das Themenspektrum systemischer Therapie. So wird eine Auseinandersetzung mit Selbstkonzepten und Elementen der Bindungsgestaltung möglich, die im Rahmen einer sprachlich orientierten Auftragsklärung nicht benannt werden könnten. Im Spiel entstehen neue Selbstbilder; es erleichtert eine Ablösung aus parentifizierten Positionen, auch wenn der Lebenskontext eines Kindes nicht verändert werden kann.

Auf Elternebene schafft eine systemisch gestaltete Spieltherapie Zugang zu der Sicht des Kindes. Die Teilhabe am therapeutischen Prozess ermöglicht Eltern, sich der emotionalen Seite seiner Geschichten zuzuwenden. Das Setting bewirkt eine Zäsur in eingefahrenen Auseinandersetzungen. Obwohl ein wichtiger Teil der Arbeit im Einzelsetting geschieht, verhilft Spieltherapie zu einer erweiterten Kommunikation in der Familie.

Freies Spiel als Bereitstellung von Mitteilungsmöglichkeiten

Spieltherapie ermöglicht einen Zugang zu Themen, die aus Loyalität zur Familie vom Kind schwer ansprechbar sind: eigene Misshandlungserfahrungen, Sorge um kranke oder psychisch belastete Elternteile, unausgesprochene Trennungsabsichten der Eltern. Mir hat sich in meiner Arbeit oft die Frage gestellt, wo solche Sorgen bei der Anwendung eines manualisierten Therapieverfahrens einen Platz gefunden hätten.

Zurzeit gibt es in der Psychotherapie die Tendenz zu einem Vorgehen, das sich an nach außen gezeigten Symptomen von Klienten orientiert[34]. Innere Prozesse und Fragen, mit denen Kinder befasst sind, lassen sich aus ihrem Verhalten jedoch nicht ablesen. Schulangst kann mit dem Wunsch einhergehen, die eigene Mutter nicht allein zu lassen, Unkonzentriertheit mit der Sorge um einen trinkenden Vater, Mutismus mit der Unmöglichkeit, über Gewalt in der Ehe der Eltern zu sprechen. Ein therapeutisches Vorgehen, das den Schwerpunkt darauf legt, äußerlich sichtbare Auffälligkeiten aufzulösen, nimmt Kindern die Möglichkeit, sich auszudrücken.

34 von Überlegungen zu einer symptombezogenen Zulassung von Therapieverfahren bis hin zur kontroversen Diskussion über störungsspezifische Ansätze innerhalb der systemischen Therapie (von Schlippe u. Schweitzer, 2006).

Lowenfeld bezeichnet »Mitteilung« als »wesentliche(n) Kernpunkt in der Psychotherapie« (1969, S. 450). Kindern die Möglichkeit zu geben, sich im Spiel mitzuteilen und sich an diesen Mitteilungen zu orientieren, verstehe ich auch als Gegenentwurf zu einer auf Symptombehandlung ausgerichteten Psychotherapie.

Therapie als Spiel

Therapeutische Prozesse werden üblicherweise mit einer Arbeitsmetapher beschrieben: Probleme werden *bearbeitet* oder *aufgearbeitet*; Therapeuten sollen nicht mehr *arbeiten* als Klienten.

Gegenüber Spieltherapie ist mir öfter der Einwand begegnet, Probleme von Kindern seien im Kontext der Familie entstanden; an ihrer Lösung sollten daher nicht (nur) das Kind, sondern (auch) die Eltern »arbeiten«. Arbeit und Therapie sind in dieser Beschreibung negativ konnotiert als etwas, das man nicht gern tut. Ich halte es für wichtig zu reflektieren, ob sich hinter der Forderung nach beständiger Elternmitwirkung nicht auch linear-kausale Schuldzuschreibungen verbergen. Hintergrundmetapher wäre dann eine Sicht, die Therapie als »Strafe« oder »Buße« versteht. In der Spieltherapie erleben Kinder das Therapiegeschehen anders.

Versteht man Problementstehung als komplexen Prozess wechselseitiger Interaktionen, stellt sich die Frage, ob alle hieran Beteiligten *gleichermaßen* in eine Therapie einbezogen werden müssen, oder ob man dort anfangen darf, den »Knoten« zu entwirren, wo es am leichtesten gelingt – und Kindern am meisten Spaß macht. Mit meinem Konzept tendiere ich zu der zweiten Alternative. Dass dies nicht einschließt, »Reparaturaufträge« zu übernehmen, die Problemursachen im Kind verorten und familiäre Konflikte unbearbeitet lassen, habe ich an anderer Stelle bereits deutlich gemacht.

Spieltherapie trägt schon im Namen eine Sicht von Veränderungsprozessen, die der Arbeitsmetapher entgegengesetzt ist. Therapie als »Spiel« zu konzeptualisieren widerspricht gängigen Annahmen unserer Gegenwartskultur. In der Erwachsenenwelt gilt Spiel als (unproduktive) Freizeitbeschäftigung; auch der »Spiel-Raum« vieler Kinder wird zunehmend durch Aktivitäten beschnitten, die Fähigkeiten vermeintlich zielgerichteter fördern sollen.

Neurobiologische Forschungen unterstützen dagegen einen spielerischen Weg zur Veränderung. Entwicklungsprozesse gelingen am leichtesten in einer »mood for development«[35]. Systemische Therapie spielt bereits aufgrund ihres konstruktivistischen Hintergrunds mit unterschiedlichen Sichtweisen von Realität. Spiel bietet Kindern ähnliche Möglichkeiten: Beim »Tun als ob« nehmen Kinder eine gewünschte Realität vorweg, experimentieren mit Lösungsideen, ergreifen probeweise die Position anderer Personen und erfahren Zirkularität (Tauber 1999). Als Konstruktion von Wirklichkeit ist Spiel immer auch ein Spiel mit Möglichkeiten.

Narrative Spieltherapie setzt das Vertrauen voraus, dass sich Kinder im Spiel therapeutisch belangvollen Themen zuwenden. Kindern in diesem Sinne die »Führung« des Therapieprozesses zu überlassen nimmt sie als Experten für ihr Leben ernst. Ich bin immer wieder davon beeindruckt, wie genau Kinder ihre Anliegen auf den Punkt bringen, wenn man sie frei spielen lässt. Ihren Geschichten zu folgen steht dabei nicht im Widerspruch zu einer Lösungsorientierung. Mit Fallbeispielen habe ich versucht, einen Eindruck zu vermitteln, wie leicht sich aus dem Spiel heraus Entwicklungen anregen lassen und welche wertvollen Impulse sich für die Arbeit mit der Familie ergeben.

Narrative Spieltherapie erfordert daneben auch Zutrauen in ein Geschehen, das nicht im Voraus planbar ist. Damit liegt sie quer zum Trend, soziale Prozesse operationalisierbar zu machen, zu evidenzbasierter Therapie und manualisierten Verfahren. Da die Therapiegestaltung den Geschichten der Kinder folgt, liegt kein Repertoire an Interventionen vor, die unabhängig vom Spielverlauf eingesetzt werden könnten. Gerade im individuellen Zuschnitt der Therapie sehe ich jedoch einen besonderen Wirkfaktor.

Spieltherapie im Einzelsetting war bisher eine Art »Leerstelle« im multi-systemischen Gefüge systemischer Kindertherapie. In diesem Buch habe ich zu zeigen versucht, wie eine narrativ orientierte Spieltherapie die Optionen systemischer Therapie erweitern kann.

Es würde mich freuen, wenn ich dazu angeregt hätte, sich in der Therapie von Geschichten der Kinder leiten zu lassen. Mit ihren Geschichten zu arbeiten und sie mit den Eltern zu teilen ist eine immer wieder spannende und berührende Erfahrung. Ich hoffe, dass ich einen Teil davon in diesem Buch vermitteln konnte.

---

35 Maria Aarts, Vortrag bei der Tagung »Systemische Hirngespinste. Neurobiologische Impulse und andere Ideen für die Praxis«, Essen, 12.9.2008.

Literatur

Aichinger, A. (1987): Psychodrama-Gruppentherapie mit Kindern. In: H. Petzold u. G. Ramin (Hrsg.): Schulen der Kinderpsychotherapie. Paderborn (Junfermann), S. 271–293.

Aichinger, A. u. W. Holl (1997): Psychodrama – Gruppentherapie mit Kindern. Mainz (Matthias-Grünewald).

Aichinger, A. u. W. Holl (2002): Kinder-Psychodrama in der Familien- und Einzeltherapie, im Kindergarten und in der Schule. Mainz (Matthias-Grünewald).

Amman, R. (1989): Heilende Bilder der Seele – Das Sandspiel, der schöpferische Weg der Persönlichkeitsentwicklung. München (Kösel).

Andersen, T. (1990): Das reflektierende Team. Dortmund (Modernes Lernen).

Andersen, V. (1979): Origin of the »World«. In: M. Lowenfeld (ed.): The Word Technique. London (George Allen & Unwin), S. 278–281.

Anderson, H. (1999): Das therapeutische Gespräch. Der gleichberechtigte Dialog als Perspektive der Veränderung. Stuttgart (Klett-Cotta).

Anderson, H. u. H. Goolishian (1990): Menschliche Systeme als sprachliche Systeme. *Familiendynamik* 15 (3): 212–243.

Anderson, H. u. H. Goolishian (1992): Der Klient ist Experte: Ein therapeutischer Ansatz des Nicht-Wissens. *Zeitschrift für systemische Therapie* 10 (3): 176–189.

Arnold, R. (2009): Seit wann haben Sie das? Grundlagen eines emotionalen Konstruktivismus. Heidelberg (Carl-Auer).

Aster, S. von (2006): Spieltherapeutische Ansätze in der Verhaltenstherapie mit Kindern, Kontakt- und Beziehungsgestaltung mit Kindern, das Spiel als therapeutisches Medium. In: W. Hiller, E. Leibing, F. Leichsenring u. F. Mattejat (Hrsg.): Lehrbuch der Psychotherapie Bd. 5: Verhaltenstherapie mit Kindern, Jugendlichen und ihren Familien. München (CIP-Medien), S. 209–219.

Axline, V. (1972): Spieltherapie im nicht-direktiven Verfahren. München (Reinhardt). [am. Orig. (1947): Play therapy. The inner dynamics of childhood. Boston (Houghton-Mifflin).]

Boal, A. (1979): Das Theater der Unterdrückten – Übungen und Spiele für Schauspieler und Nicht-Schauspieler. Frankfurt a. M. (Suhrkamp).

Bonney, H. (2001): Systemische Therapie bei ADHD-Konstellationen. In: W. Rotthaus (Hrsg.): Systemische Kinder- und Jugendlichenpsychotherapie. Heidelberg (Carl-Auer), S. 386–404.

Brächter, W. (2005): »Familie Verrückto« – Kinder psychisch kranker Eltern in der Spieltherapie. In: Bundesarbeitsgemeinschaft der Kinderschutzzentren (Hrsg.): RisikoKindheit: Meine Eltern sind anders. Eltern mit psychischen Störungen und die Betroffenheit von Kindern. Köln, S. 191–198.

Brächter, W. (2008): »Dann mach ich die Kiste ganz fest zu!« Methoden der lösungsorientierten Kindertherapie bei Kindern mit Gewalterfahrungen. In: Frauen helfen Frauen, Köln (Hrsg.): Dokumentation der Fachtagung »30 Jahre Frauenhäuser in der BRD. Gewalt gegen Frauen im globalen Kontext«, S. 42–45.

Brächter, W. (2009): Geschichten im Sand. Narrative Kindertherapie mit der Methode des Sandspiels. *Kontext* 40 (1): 49–64.

Brächter, W. u. B. Fleming (2009): Die Mutmachgruppe – ein systemisches Therapiekonzept für Kinder mit Ängsten. In: M. Vogt u. F. Caby (Hrsg.): Ressourcenorientierte Gruppentherapie mit Kindern und Jugendlichen. Dortmund (Borgmann), S. 111–120.

Brandl-Nebehay, A. (2003): Zuhören verbindet – Die therapeutische Beziehung im Spiegel lösungsorientierter und narrativer Ansätze. *Systeme* 17 (2): 197–210.

Brem-Gräser, L. (2001): Familie in Tieren. Die Familiensituation im Spiegel der Kinderzeichnung. München (Ernst-Reinhardt), 8. Aufl.

Ciompi, L. (1998): Die affektiven Grundlagen des Denkens – Kommunikation und Psychotherapie aus der Sicht der fraktalen Affektlogik. In R. Welter-Enderlin u. B. Hildenbrand (Hrsg.): Gefühle und Systeme. Die emotionale Rahmung beraterischer und therapeutischer Prozesse. Heidelberg (Carl-Auer), S. 77–100.

Derichs, G. u. C. Höger (2001): Informierte Zustimmung: Eine ethische Herausforderung bei der Behandlung von Kindern und Jugendlichen. In: W. Rotthaus (Hrsg.): Systemische Kinder- und Jugendlichenpsychotherapie. Heidelberg (Carl-Auer), S. 20–40.

Döpfner, M. (2003): Wie wirksam ist Kinder- und Jugendlichenpsychotherapie? *Psychotherapeutenjournal* 2 (4): 258–268.

Dornes, M. (1993): Der kompetente Säugling. Die präverbale Entwicklung des Menschen. Frankfurt a. M. (Fischer).

Fivaz-Depeursinge, E., D. N. Stern, A. Corboz-Warnery u. D. Bürgün (1998): Wann und wie das familiale Dreieck entsteht: Vier Perspektiven affektiver Kommunikation. In: R. Welter-Enderlin u. B. Hildenbrand (Hrsg.): Gefühle und Systeme. Die emotionale Rahmung beraterischer und therapeutischer Prozesse. Heidelberg (Carl-Auer), S. 119–154.

Foerster, H. von (1993): KybernEthik. Berlin (Merve).

Freeman, J., D. Epston u. D. Lobovits (2000): Ernsten Problemen spielerisch begegnen. Dortmund (Borgmann). [am. Orig. (1997): Playful approaches to serious problems. New York (W. W. Norton).]

Freud, A. (1970): Einführung in die Technik der Kinderanalysen. München (Ernst Reinhardt).

Furman, B. (2005): Ich schaffs! Spielerisch und praktisch Lösungen mit Kindern finden. Heidelberg (Carl-Auer).

Gammer, C. (2007): Die Stimme des Kindes in der Familientherapie. Heidelberg (Carl-Auer).

Gardner, R. A. (1971): Therapeutic communication with children: The mutual storytelling technique. New York (Aronson).

Gendlin, E. (1981): Focusing. Technik der Selbsthilfe bei der Lösung persönlicher Probleme. Salzburg (Otto Müller).

Gil, E. (1991): Die heilende Kraft des Spiels. Spieltherapie mit missbrauchten Kindern. Mainz (Matthias-Grünewald).

Goetze, H. (2002): Handbuch der personenzentrierten Spieltherapie. Göttingen/Bern/Toronto/Seattle (Hogrefe).

Gontard, A. von (2007): Theorie und Praxis der Sandspieltherapie. Ein Handbuch aus kinderpsychiatrischer und analytischer Sicht. Stuttgart (Kohlhammer).

Grossmann, K. P. (2003): Der Fluss des Erzählens. Narrative Formen der Therapie. Heidelberg (Carl-Auer), 2. Aufl.

Grossmann, K. P. (2009): Abschied von narrativer Therapie. *Familiendynamik* 34 (1): 6–16.

Guorui, J. (1989): Die 15 Ausdrucksformen des Taiji-Qigong. Uelzen (Medizinisch Literarische Verlagsgesellschaft).

Hanswille, R. u. A. Kissenbeck (2008): Systemische Traumatherapie. Konzepte und Methoden für die Praxis. Heidelberg (Carl-Auer).

Holtz, K. H., S. Mrochen, P. Nemetschek u. B. Trenkle (Hrsg.) (2007): Neugierig aufs Großwerden. Praxis der Hypnotherapie mit Kindern und Jugendlichen. Heidelberg (Carl-Auer), 3. Aufl.

Hüther, G. (2006): Die Macht der inneren Bilder. Wie Visionen das Gehirn, den Menschen und die Welt verändern. Göttingen (Vandenhoeck & Ruprecht).

Imber-Black, E., J. Roberts u. R. A. Whiting (Hrsg.) (2006): Rituale in Familien und Familientherapie. Heidelberg (Carl-Auer).

Kalff, D. (1966): Sandspiel. Seine therapeutische Wirkung auf die Psyche. Zürich (Rascher).

Kalff, D. (1969): Das Sandspiel. Ein Beitrag aus der Sicht C.G. Jungs zur Kinderpsychotherapie. In: G. Biermann (Hrsg.): Handbuch der Kinderpsychotherapie, Band 1. München (Ernst Reinhard), S. 451–456.

Katz-Bernstein, N. (1996): Das Konzept des »Safe Place« – Ein Beitrag zur Praxeologie integrativer Kinderpsychotherapie. In: B. Metzmacher, H. Petzold u. H. Zaepfel (Hrsg.): Praxis der integrativen Kindertherapie. Integrative Kindertherapie in Theorie und Praxis, Bd. 2. Paderborn (Junfermann), S 111–141.

Keil, E. M. (2007): S M I L E – Ein integrativ-lösungsorientiertes Therapiekonzept für AD(H)S-Kinder und ihre Eltern. In: M. Vogt (Hrsg.): Wenn Lösungen Gestalt annehmen. Externalisieren in der kreativen Kindertherapie. Dortmund (Borgmann), S. 93–111.

Kirchmann, E. (1980): Selbstdarstellung mit Ton in der Integrativen Kindertherapie – Beispiele aus der Praxis. *Integrative Therapie* 1/80: 58–69.

Klein, M. (1927): Frühstadien des Ödipuskomplexes. Frühe Schriften 1928–1945. Frankfurt a. M. (Fischer).

Krüger, A. u. L. Reddemann (2007): Psychodynamisch Imaginative Traumatherapie für Kinder und Jugendliche. PITT-KID – Das Manual. Stuttgart (Klett-Cotta).

Lakoff, G. u. M. Johnson (1998): Leben in Metaphern. Konstruktion und Gebrauch von Sprachbildern. Heidelberg (Carl-Auer). [am. Orig. (1980): Metaphors We Live By (University of Chigago).]

Levine, P. A. u. Kline, M. (2005): Verwundete Kinderseelen heilen. Wie Kinder und Jugendliche traumatische Erlebnisse überwinden können. München (Kösel).

Levold, T. (1994): Die Betonierung der Opferrolle. Zum Diskurs der Gewalt in Lebenslauf und Gesellschaft. *System Familie* (7): 20–32.

Levold, T. (1997): Affekte und System. Plädoyer für eine Perspektivenerweiterung. *System Familie* (10): 120–127.

Levold, T. (1998): Affektive Kommunikation und systemische Therapie. In: R. Welter-Enderlin u. B. Hildenbrand (Hrsg.): Gefühle und Systeme. Die emotionale Rahmung beraterischer und therapeutischer Prozesse. Heidelberg (Carl-Auer), S. 18–51.

Lowenfeld, M. (1935): Play in Childhood. London (Victor Gollancz).

Lowenfeld, M. (1939): The World Pictures of children: A method of recording and studying them. *British Journal of Medical Psychology* 18: 65–101.

Lowenfeld, M. (1969): Die »Welt«-Technik in der Kinderpsychotherapie. In: G. Bierman (Hrsg.): Handbuch der Kinderpsychotherapie, Bd. 1. München/Basel (Ernst Reinhardt), S. 442–451.

Ludewig, K. u. U. Wilken (Hrsg.) (2000): Das Familienbrett. Göttingen (Hogrefe).

Ludwig-Körner, C. (2008): Eltern-Säuglings-/Kleinkindpsychotherapie – eine notwendige Spezialisierung. *Psychotherapeutenjournal* 7 (1): 4–11.

Mills, J. C. u. R. Crowley (1998): Therapeutische Metaphern für Kinder und das Kind in uns. Heidelberg (Carl-Auer), 2. Aufl. [am. Orig. (1986): Therapeutic Metaphors for Children and the Child Within. New York (Brunner/Mazel).]

Mitchell, R. u. H. Friedman (1997): Konzepte und Anwendungen des Sandspiels. München/Basel (Ernst Reinhardt).

Mrochen, S. (2001): Die Arbeit mit dem Kind im Kreise seiner Familie – Überlegungen zu einer hypno-systemisch begründeten Kinderpsychotherapie. In: W. Rotthaus (Hrsg.): Systemische Kinder- und Jugendlichenpsychotherapie. Heidelberg (Carl-Auer), S. 91–105.

Mrochen, S., K. H. Holtz u. B. Trenkle (2007): Die Pupille des Bettnässers. Hypnotherapeutische Arbeit mit Kindern und Jugendlichen. Heidelberg (Carl-Auer), 6. Aufl.

Nemetschek, P. (2007): »Wenn ich mal groß bin!« Alltagstrance und familientherapeutisches Arbeiten mit Kindern und Eltern. In: K. L. Holtz et al. (Hrsg.): Neugierig aufs Großwerden. Praxis der Hypnotherapie mit Kindern und Jugendlichen. Heidelberg (Carl-Auer), 3. Aufl., S. 114–172.

Oaklander, V. (1981): Gestalttherapie mit Kindern und Jugendlichen. Stuttgart (Klett-Cotta). [am. Orig. (1978): Windows to our children. Moab, Utha (Real People Press).]

Oestereich, C. (2005): Nach dem Trauma: Nichts ist mehr wie zuvor! Wie können Traumata in die Lebenserzählung integriert werden? *Systeme* 19 (1): 46–71.

Petzold, H. (1987): Puppen und Puppenspiel in der Integrativen Therapie mit Kindern. In: H. Petzold u. G. Ramin (Hrsg.): Schulen der Kinderpsychotherapie. Paderborn (Junfermann), S. 427–488.

Petzold, H. u. G. Ramin (1987): Integrative Therapie mit Kindern. In: Dieselben (Hrsg.): Schulen der Kinderpsychotherapie. Paderborn (Junfermann), S. 359–426.

Pleyer, K. H. (2001): Systemische Spieltherapie – Kooperationswerkstatt für Eltern und Kinder. Vorschläge aus der Praxis einer kinderpsychiatrischen Tagesklinik. In: W. Rotthaus (Hrsg.): Systemische Kinder- und Jugendlichenpsychotherapie. Heidelberg (Carl-Auer), S. 125–159.

Prior, M. (2009): MiniMax-Interventionen: 15 minimale Interventionen mit maximaler Wirkung. Heidelberg (Carl-Auer), 8. Aufl.

Reddemann, L. (2001): Imagination als heilsame Kraft. Zur Behandlung von Traumafolgen mit ressourcenorientierten Verfahren. Stuttgart (Pfeiffer bei Klett-Cotta).

Reddemann, L. (2004): Psychodynamisch Imaginative Traumatherapie. PITT – Das Manual. Stuttgart (Pfeiffer bei Klett-Cotta).

Reiners, B. (2006): Kinderorientierte Familientherapie – Eine neue Methode aus Skandinavien zur besseren Integration jüngerer Kinder in die Familientherapie. *Kontext* 37 (4): 349–359.

Reiners, B. u. B. Sjölin-Nilsson (2009): Unterlagen zum Workshop »Kinderorientierte Familientherapie« in Köln, KIKT, 24.–25.01.2009.

Reiter-Theil, S., H. Eich u. L. Reiter (1993): Der ethische Status des Kindes in der Familien- und Kinderpsychotherapie. *Praxis der Kinderpsychologie und Kinderpsychiatrie* 42: 14–20.

Retzlaff, R. (2008): Spiel-Räume. Lehrbuch der systemischen Therapie mit Kindern und Jugendlichen. Stuttgart (Klett-Cotta).

Revenstorf, D. u. B. Peter (Hrsg.) (2001): Hypnose in Psychotherapie, Psychosomatik und Medizin. Berlin/Heidelberg/New York (Springer)

Rosenberg, M. B. (2007): Kinder einfühlend ins Leben begleiten: Elternschaft im Licht der gewaltfreien Kommunikation. Paderborn (Junfermann).

Rotthaus, W. (2002): Wozu erziehen? Entwurf einer Systemischen Erziehung. Heidelberg (Carl-Auer), 4. Aufl.

Rotthaus, W. (2003): Welchen Platz haben Kinder in der Systemischen Familientherapie? Eine kritische Bestandsaufnahme. *Kontext* 34 (3): 225–236.

Schindler, H. (1995): Die Zeitlinie – eine Möglichkeit zur erlebnisintensiven systemischen Therapie mit EinzelklientInnen. *Systhema* 9: 53–60.

Schlippe, A. von u. J. Schweitzer (1998): Lehrbuch der systemischen Therapie und Beratung. Göttingen (Vandenhoeck & Ruprecht), 5. Aufl.

Schlippe, A. von u. J. Schweitzer (2006): Lehrbuch der systemischen Therapie und Beratung II. Das störungsspezifische Wissen. Göttingen (Vandenhoeck & Ruprecht).

Schmidt, G. (2004): Liebesaffären zwischen Problem und Lösung. Hypnosystemisches Arbeiten in schwierigen Kontexten. Heidelberg (Carl-Auer).

Schmidtchen, S. (1974): Klientenzentrierte Spieltherapie. Weinheim (Beltz).

Schmidtchen, S. (1987): Klientenzentrierte Kindertherapie. In: H. Petzold u. G. Ramin (Hrsg.): Schulen der Kinderpsychotherapie. Paderborn (Junfermann), S. 205–226.

Schmidtchen, S. (1999): Klientenzentrierte Spiel- und Familientherapie. Weinheim (Psychologische Verlags Union).

Schmidtchen, S. (2001): Allgemeine Psychotherapie für Kinder, Jugendliche und Familien. Stuttgart (Kohlhammer).

Schmitt, A. u. M. F. Weckenmann (2009): Settingdesign in der (systemischen) Therapie mit Kindern, Teil I: Indikationen. *Familiendynamik* 34 (1): 74–91; Teil II: Interventionen. *Familiendynamik* 34 (2): 182–192.

Schwartz, R. C. (1997): Systemische Therapie mit der inneren Familie. Stuttgart (Pfeiffer bei Klett-Cotta). [am. Orig. (1995): Internal Family Systems Therapy. New York (Guilford).]

Sickinger, G. (2007): »Kann-No-Mushi« – Eine innere Externalisierung oder wie ein »ärgerlicher Wurm« beruhigt werden kann. In: M. Vogt (Hrsg.): Wenn Lösungen Gestalt annehmen. Externalisieren in der kreativen Kindertherapie. Dortmund (Borgmann), S. 67–72.

Siebenthal, A. von (1987): Kleinsche Kinderpsychoanalyse. In: H. Petzold u. G. Ramin (Hrsg.): Schulen der Kinderpsychotherapie. Paderborn (Junfermann), S. 31–57.

Signer-Fischer, S. (2001): Die Bedeutung der Erinnerung für das Individuum – Umgang mit traumatischen Erlebnissen. In: W. Rotthaus (Hrsg.): Systemische Kinder- und Jugendlichenpsychotherapie. Heidelberg (Carl-Auer), S. 436–445.

Signer-Fischer, S. (2007): Die Stärkung des Selbstvertrauens in der Hypnotherapie. In: K. H. Holtz et al. (Hrsg.): Neugierig aufs Großwerden. Praxis der Hypnotherapie mit Kindern und Jugendlichen. Heidelberg (Carl-Auer), 3. Aufl., S. 34–54.

Signer-Fischer, S., T. Gysin u. U. Stein (2009): Der kleine Lederbeutel mit allem drin. Hypnose mit Kindern und Jugendlichen. Heidelberg (Carl Auer).

Stern, D. (1992): Die Lebenserfahrung des Säuglings. Stuttgart (Klett-Cotta).

Stern, D. (1998): Das narrative Selbst. In: P. Buchheim, M. Cierpka u. Th. Seifert (Hrsg.): Das Narrativ – aus dem Leben Erzähltes. Berlin/Heidelberg/New York (Springer), S. 1–13.

Stern-Bruschweiler, N. u. D. Stern (1996): Die Rolle der mütterlichen Vorstellungswelt und ihre Bedeutung für die verschiedenen Mutter-Kind-Therapien – ein konzeptuelles Modell. In: B. Metzmacher, H. Petzold u. H. Zaepfel (Hrsg): Praxis der integrativen Kindertherapie. Band 1. Paderborn (Junfermann), S. 321–342.

Straub, H. (1987): Psychodramatische Kindertherapie mittels Puppen. In: H. Petzold u. G. Ramin (Hrsg.): Schulen der Kinderpsychotherapie. Paderborn (Junfermann), S. 257–269.

Tauber, T. (1999): Spielen in der systemischen Therapie. Umsetzung der Methoden und Techniken Systemischer Therapie in der Arbeit mit Kindern. *Systeme* 13: 159–172.

Tomm, K. , S. Koji u. S. Kazuko (1990): Kann-No-Mushi – Innere Externalisierung als Kompromiss? *Zeitschrift für systemische Therapie* 8 (2): 114–117.

Vogt, M. (Hrsg.) (2007): Wenn Lösungen Gestalt annehmen. Externalisieren in der kreativen Kindertherapie. Dortmund (Borgmann).

Vogt-Hillmann, M. u. W. Burr (Hrsg.) (1999): Kinderleichte Lösungen. Lösungsorientierte kreative Kindertherapie. Dortmund (Borgmann).

Vogt-Hillmann, M. (1999): Vom Ressourcosaurus und anderen fabelhaften Wesen – Malen und Zeichnen in der kreativen Kindertherapie. In: M. Vogt-Hillmann u. W. Burr (Hrsg.): Kinderleichte Lösungen. Lösungsorientierte kreative Kindertherapie. Dortmund (Borgmann), S. 11–30.

Watkins, J. G. u. H. Watkins (2003): Ego states, Theorie und Therapie. Heidelberg (Carl-Auer).

Weinberg, D. (2005): Traumatherapie mit Kindern. Strukturierte Trauma-Intervention und traumabezogene Spieltherapie. Stuttgart (Pfeiffer bei Klett-Cotta).

Welter-Enderlin, R. u. B. Hildenbrand (Hrsg.) (1998): Gefühle und Systeme. Die emotionale Rahmung beraterischer und therapeutischer Prozesse. Heidelberg (Carl-Auer).

Welter-Enderlin, R. u. B. Hildenbrand (Hrsg.) (2004): Rituale – Vielfalt in Alltag und Therapie. Heidelberg (Carl-Auer).

White, M. (1989): Der Vorgang der Befragung: Eine literarisch wertvolle Therapie? *Familiendynamik* 14 (2): 114–127.

White, M. (2005): Das Wiedereingliedern der verlorenen Beziehung bei erfolgreicher Trauerarbeit. *Systhema* 19 (1): 5–15.

White, M. (2007): Maps of Narrative Practice. New York (W. W. Norton). [dt. (2010): Landkarten narrativer Therapie. Heidelberg (Carl-Auer).]

White, M. u. D. Epston (1993): Die Zähmung der Monster. Literarische Mittel zu therapeutischen Zwecken. Heidelberg (Carl Auer). [am. Orig. (1990): Narrative means to therapeutic ends. New York (Norton).]

Windaus, E. (2007): Behandlungskonzepte der tiefenpsychologisch fundierten und analytischen Therapie bei Kindern und Jugendlichen. In: W. Hiller, E. Leibing, F. Leichsenring u. H. Hopf (Hrsg.): Lehrbuch der Psychotherapie, Bd. 5: Psychoanalytische und tiefenpsychologisch fundierte Kinder- und Jugendlichenpsychotherapie. München (CIP-Medien), S. 231–251.

Winicott, D. W. (1997): Vom Spiel zur Kreativität. Stuttgart (Klett-Cotta), 9. Aufl.

Wirl, Ch. (1999): Es war einmal ... Über das Erfinden von Märchen und (therapeutischen) Geschichten. In: M. Vogt-Hillmann u. W. Burr (Hrsg): Kinderleichte Lösungen. Lösungsorientierte kreative Kindertherapie. Dortmund (Borgmann), S. 47–67.

Zulliger, H. (1963): Heilende Kräfte im kindlichen Spiel. Zürich (Classen).

Über die Autorin

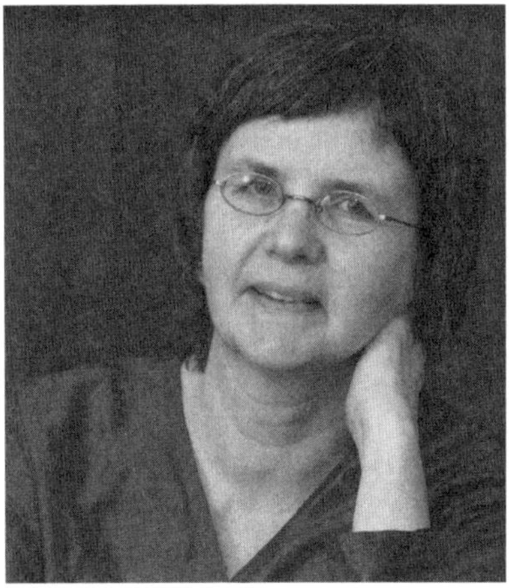

Wiltrud Brächter, Dipl.-Päd., Kinder- und Jugendlichenpsychotherapeutin, Systemische Therapeutin (SG), akkr. Supervisorin für Systemische Therapie mit Kindern und Jugendlichen. Weiterbildungen u. a. in gestalttherapeutischer Arbeit mit Kindern, psychoanalytisch-systemischer Therapie (APF), Kinderhypnotherapie (MEG).

Langjährige Arbeit in autonomen Frauenhäusern mit Frauen und Kindern nach häuslicher Gewalt; Mitgründung des zweiten Kölner Frauenhauses; Tätigkeit in der Schwangerschaftsberatung und in einer Frauenberatungsstelle. Seit 2000 Spiel- und Familientherapeutin in einer kinder- und jugendpsychiatrischen Praxis; Weiterbildungstätigkeit im Bereich systemischer Kindertherapie; Veröffentlichung u. a.: *Der singende Pantomime – Ego-State-Therapie und Teilearbeit mit Kindern und Jugendlichen* (als Hrsg., 2014).

Schwerpunkte: Konzeptionelle Fragen zur Entwicklung einer systemischen Spieltherapie; lösungsorientierte und familienbezogene Anwendungsformen des Sandspiels; Ego-State-Therapie und Teilearbeit mit Kindern und Familien.

Kontakt: www.geschichten-im-sand.de

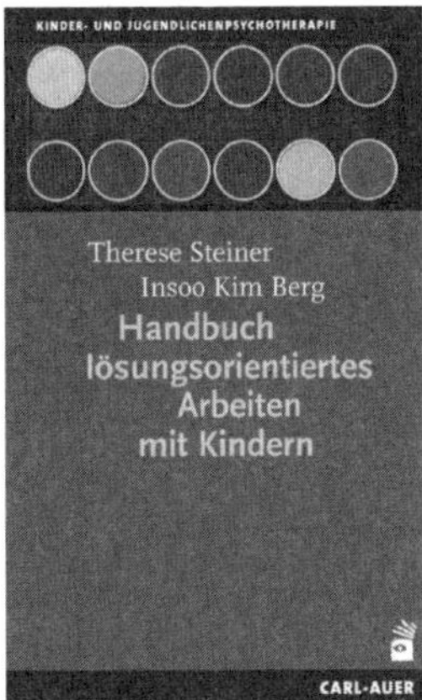
KINDER- UND JUGENDLICHENPSYCHOTHERAPIE
Therese Steiner
Insoo Kim Berg
Handbuch lösungsorientiertes Arbeiten mit Kindern
CARL-AUER